食管鳞状细胞癌：诊断和治疗

[日] 安藤暢敏（Nobutoshi Ando） **主编**

龚太乾　宋伟安 **主译**

李　辉　王　伟 **审校**

科学技术文献出版社
SCIENTIFIC AND TECHNICAL DOCUMENTATION PRESS

·北京·

图书在版编目（CIP）数据

食管鳞状细胞癌：诊断和治疗 / (日) 安藤暢敏主编；龚太乾，宋伟安主译. —北京：科学技术文献出版社，2016.8
书名原文：Esophageal Squamous Cell Carcinoma：Diagnosis and Treatment
ISBN 978-7-5189-1819-5

Ⅰ.①食… Ⅱ.①安… ②龚… ③宋… Ⅲ.①食管癌—鳞状基底细胞癌—诊疗 Ⅳ.① R735.1

中国版本图书馆 CIP 数据核字（2016）第 198125 号

著作权合同登记号　图字：01-2016-4897
中文简体字版权专有权归科学技术文献出版社所有
Translation from the English language edition:
Esophageal Squamous Cell Carcinoma.Diagnosis and Treatment
edited by Nobutoshi Ando
Copyright © Springer Japan 2015
Springer Japan is a part of Springer Science+Business Media
All Rights Reserved

食管鳞状细胞癌：诊断和治疗

策划编辑：李 蕊　责任编辑：丁芳宇　李 蕊　宫宇婷　责任校对：赵 瑗　责任出版：张志平

出 版 者	科学技术文献出版社
地　　址	北京市复兴路15号　邮编 100038
编 务 部	(010) 58882938，58882087（传真）
发 行 部	(010) 58882868，58882874（传真）
邮 购 部	(010) 58882873
官 方 网 址	www.stdp.com.cn
发 行 者	科学技术文献出版社发行　全国各地新华书店经销
印 刷 者	北京时尚印佳彩色印刷有限公司
版　　次	2016 年 8 月第 1 版　2016 年 8 月第 1 次印刷
开　　本	787×1092　1/16
字　　数	330千
印　　张	17.5
书　　号	ISBN 978-7-5189-1819-5
定　　价	128.00元

《食管鳞状细胞癌：诊断和治疗》

译者名单

主　译　龚太乾　宋伟安

审　校　李　辉　王　伟

译　者　（姓氏拼音为序）

查　鹏　龚太乾　李　军　李学昌　刘军强

尚立群　宋伟安　王　伟　文　锋　薛志强

岳彩迎　赵嘉华

译 序
YIXU

　　食管癌是我国最常见的恶性肿瘤之一。近些年，随着经济迅速发展，科学不断进步，新设备、新技术、新药物不断涌现，我国无论是在食管癌的基础研究还是在临床诊断和治疗方面都取得了很大成绩。我国食管癌的病理组织类型 90% 是鳞状细胞癌，而欧美国家食管癌此类型较为少见，多为腺癌，其发生可能与胃食管反流病导致的 Barrett 食管有关。日本是我国的近邻，食管癌的发病率相对较高（男性 10.6/100000，女性 1.5/100000），其病理组织学类型与我国相似，亦以鳞状细胞癌为主。最近由日本著名食管癌专家 Nobutoshi Ando 教授主编的《食管鳞状细胞癌：诊断和治疗》一书，虽然篇幅不长，但内容丰富、理念前沿，几乎涵盖了所有食管癌的诊断和治疗方法。在 TNM 分期中，除了 UICC/AJCC 外，还介绍了本病的日本分期，并单列一章介绍日本食管癌的诊断和治疗指南。在指南中，针对胸段食管癌推荐了右胸切口联合腹部切口的食管癌根治术加三野（颈胸腹）淋巴结清扫。传统开放食管癌切除术创伤大，但术后 30 天死亡率已由 1978—1980 年的 6.8% 降至 2006 年的 1%。微创食管癌切除的普及率在日本一些中心不断提高，其近期疗效与开放手术相当，同样可以沿双侧喉返神经精确施行上纵隔淋巴结清扫。2011 年，在日本 713 家医院接受食管癌切除术的 5354 例患者中有 1751 例（32.7%）采用了微创手术。书中结合大量文献对新辅助治疗、放疗和化疗等做了翔实的介绍。这些都充分显示了日本对食管癌治疗的先进水平。书中最后两章介绍了中国香港和印度食管鳞状细胞癌的诊治经验，也具有一定参考价值。

　　本书由中国人民解放军海军总医院胸外科龚太乾主任和宋伟安教授主译。翻译准确，语言流畅。译者对食管癌的外科治疗，特别是微创食管癌切除术有很高的造诣。相信本书的问世会对广大读者有所裨益。

第三军医大学大坪医院

野战外科研究所胸外科

蒋耀光

食管癌有近十种组织学分型和亚型，每种均呈现不同的形态学表现。在日本，鳞状细胞癌占全部食管癌的近 90%。在我个人职业生涯后期的 1980—1995 年，恰逢国际食管疾病学会的成立和发展，经常召开研讨会，我有幸数次在研讨会上做主题发言。通过学会会议交流我们认识到，关于食管癌原发肿瘤的生长模式、浸润方式以及淋巴结转移的类型等在西方国家与日本之间存在着不同的观点。特别是在食管癌的切除和淋巴结清扫的范围上，两者之间差异显著。这可能缘于在食管癌组织学类型发病率上所存在的客观差异，例如起源于 Barrett 食管的腺癌西方国家远比日本常见。尽管医学取得了长足发展，但每种食管癌组织学亚型的最佳治疗方案仍未确立，仍需要我们进一步展开深入的研究。

本书专注于食管鳞状细胞癌的流行病学、病理学、诊断、分期、统计学等方面的内容。在治疗相关的章节中，作者阐述了各种内窥镜下切除术、微创食管切除术、经胸和（或）经腹食管切除术和食管重建术以及包括化疗、放疗等食管癌治疗的各个方面。本书囊括了食管鳞状细胞癌诊断与治疗各方面的现状。我深信，本书将成为食管癌诊治的"圣经"，而且它也可以为主要诊治食管腺癌的西方学者提供非常有用的参考信息。最后，我很高兴能获此机会给大家推荐这本书，殷切希望本书能为全球食管癌的诊断和有效治疗提供积极的帮助。

日本食管学会名誉主席

Teruo Kakegawa M.D.

前言
QIANYAN

　　食管癌每年导致全球约 386000 人死亡，居男性常见死因的第六位。然而，在亚洲和西方国家间，食管癌治疗的背景特征存在着巨大差异。从组织学的角度来说，与吸烟和饮酒密切相关的鳞状细胞癌在亚洲占绝大多数；而与 Barrett 食管相关的腺癌则在西方国家占绝对优势。在亚洲，尤其是日本，外科医生在食管癌的治疗中起着主导作用；而在西方国家，则是由内科、放射肿瘤科与外科医生共同在治疗中发挥重要作用。在亚洲和西方，外科医生的手术径路因对肿瘤外科的认识不同也存在较大差异，特别是在区域肿瘤的局部控制和淋巴结清扫范围方面。另外，在外科辅助治疗的方案上也存在较大差异。鉴于东西方食管癌治疗上的巨大差异，所以现有的基于西方证据的结果不应直接用于亚洲食管癌的诊治。

　　日本经过长期不懈地努力，对食管鳞状细胞癌的病理进行了深入解读，并引入了新的诊断和治疗方案。本书每章的作者均是活跃在相关领域的一线专家，展示了日本历经半个世纪不断成熟的日本食管鳞状细胞癌的治疗经验。由于本书汇聚了广博的关于食管鳞状细胞癌的信息和进展，因此必将使广大的亚洲医师、研究者以及西方相关领域的专家获益。

　　我对本书各位作者致以深深的谢意，他们在有限的时间内顺利完成了各自的章节。我还要特别感谢 J.P. Barron 先生，他为本书的编写提供了友善的指导。最后，我要感谢日本施普林格公司 Yoko Arai 女士和 Makie Kambara 女士，在她们的帮助下本书得以出版。

安藤畅敏（Nobutoshi Ando）

日本　横滨

目 录
C<small>ONTENTS</small>

8　经胸食管癌切除术

9　外科：微创食管切除术

1

食管鳞状细胞癌的流行病学

Shoichiro Tsugane

日本国家癌症中心　癌症预防与筛查研究部

【摘要】食管癌在全球最常见的癌症中位列第八，在最常见的癌症死因中排名第六。超过80%的食管癌病例及死亡患者存在于发展中国家；在食管癌高发区，接近90%的病例为鳞状细胞癌。全球范围内食管的发病率差异很大。一般来说，食管癌男性比女性更常见，发病率男性是女性的2～4倍；而在日本，男性食管癌大概要高于女性7倍。由于日本人口的老龄化，自1960年开始，食管癌的总发病率和死亡率就保持着上升趋势；但根据年龄进行调整后的发病率则一直持续下降。不过男性食管癌患者越来越多。导致食管鳞状细胞癌的确切危险因素是吸烟和饮酒；而水果和蔬菜的摄取则很可能具有预防食管癌的作用。此外，热饮热食会增加食管热损伤的风险。大约88%的日本男性及52%的日本女性可通过生活方式的改进（如戒烟、限酒，同时摄取足够的水果和蔬菜）来避免罹患食管癌。

【关键词】食管癌；危险因素；吸烟；饮酒；时间趋势

1.1　全球及日本的食管癌

1.1.1　全球范围内食管癌的负担、流行病学差异与趋势

1.1.1.1　全球食管癌负担与流行病学差异[1]

　　食管癌在全球最常见的癌症中位列第八，在最常见的癌症死因中排名第六。据估计，2008年全球新发食管癌患者481000例（占总数的3.8%），死亡406000例（占总数的5.4%）。这些数据既包括腺癌也包括鳞癌。超过80%的食管癌病例和死亡患者存在于发展中国家。

　　食管癌的发病率在全世界范围内差异很大。男性可以相差15倍[世界人口标准化计算后的年发病率（ASR）在南非为22.3/100000，在西非为1.4/100000]，而女性则近乎相差20倍（ASR在南非为11.7/100000，而在密克罗尼西亚/波利尼西亚仅为0.6/100000）（见图1.1）。中国是世界上食管癌发病率最高的国家之一（男性ASR为22.9/100000，

女性 ASR 为 10.5/100000），而日本的发病率也比较高（男性 ASR 为 10.6/100000，女性 ASR 为 1.5/100000）。

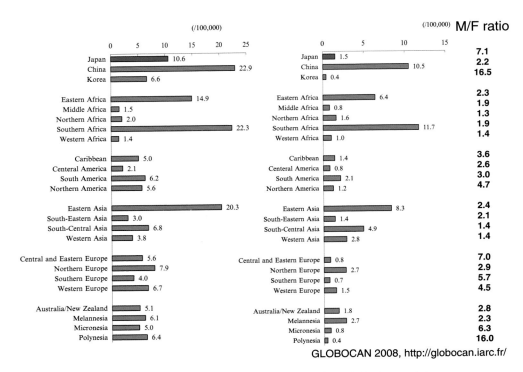

图 1.1　全球食管癌人口标准化计算后的年发病率（2008 年）

　　一般来说，男性食管癌发病率是女性的 2～4 倍。但在日本，男性发病率大概要高于女性 7 倍；而在韩国，男性发病率则是女性的 17 倍之多。这些因性别而存在的差异说明，在不同的地域食管癌发生的病因不尽相同。在日本和韩国，吸烟和饮酒被认为是食管癌的主要病因，男性吸烟和饮酒的情况普遍高于女性可能与男性占主导的高食管癌发病率有关。而在中国和南非，除了吸烟与饮酒之外，一个重要的危险因素是营养缺乏（比如维生素和微量元素的缺乏），这一因素对男性和女性的影响是相等的。当然，导致食管癌发病存在地域差异的原因还不清楚。

1.1.1.2　组织学类型 [2]

　　食管癌高发区的组织学类型中近 90% 是食管鳞癌（见图 1.2），这与食管癌发病低风险人群（如高加索美洲人和欧洲人）正好相反，后者是以腺癌为主。举例来说，在美国，监控、流行病学及最终结果数据库（Surveillance，Epidemiology，and End Results，SEER）提示（非西语裔白人）男性食管癌 ASR 为 5.3，其中 67% 是腺癌，而 25% 为鳞癌。与此相反，日本长崎男性食管癌的 ASR 为 9.1，其中仅 2% 是腺癌，而 93% 是鳞癌。

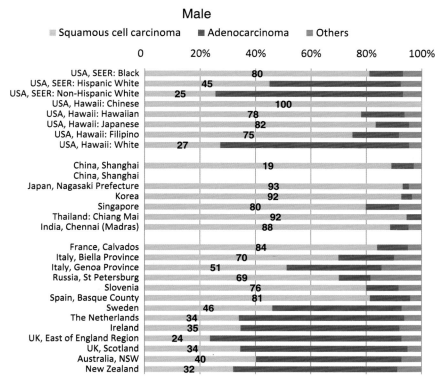

Cancer Incidence in Five Continents Volume IX (2007), http://ci5.iarc.fr/CI5i-ix/ci5i-ix.htm

图 1.2 食管癌组织学分布（1998—2002 年）

1.1.2 日本的食管癌

2011 年，日本分别有 10141 例男性和 1829 例女性死于食管癌，各占男、女癌症死亡总数的 4.8% 和 1.3%。40 岁以上的人群死亡率则随着年龄的增加而快速增长（见图 1.3）。75 岁之前食管癌患者的死亡率，男性为 0.67%，而女性为 0.09%。而在全年龄跨度内，男性食管癌的死亡率增加到 1.17%，女性增加到 0.20%。发病率方面，2007 年共有 17004 名男性和 2990 名女性被诊断为食管癌。75 岁之前食管癌患者的发病率，男性为 1.35%，女性为 0.19%。而在全年龄跨度内，男性食管癌的发病率增加到 2.16%，女性增加到 0.43%。2003—2005 年，男性食管癌患者的 5 年生存率为 32.3%，女性为 41.3%。此数据由日本人口癌症登记系统获得。

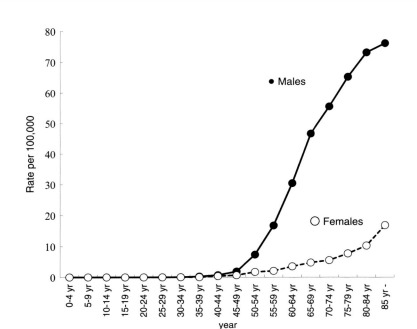

Source: Center for Cancer Control and Information Services, National Cancer Center, Japan

图 1.3　日本食管癌分年龄死亡率（2011 年）

　　1960 年以来，随着日本社会人口老龄化，食管癌的发病率和死亡率都在增加；但是，经年龄标准化调整后的发病率和死亡率总体是持续下降了，但男性患者除外（见图 1.4）。使用可信度较高的日本人口癌症登记系统，采用其 8 年数据（1993—2001 年，见表 1.1）对日本的食管癌组织学分布趋势进行分析[3]。结果发现鳞状细胞癌仍然是日本人最主要的食管癌组织学类型，而腺癌在 2001 年以前未见明显增加。当然，食管腺癌和食管胃交界部腺癌分类标准的不一致有可能造成对食管腺癌发病率的估计不足。

　　在东京国立癌症中心医院接受过手术的进展期胃腺癌患者中，食管胃交界部腺癌发病率有增长的趋势，从 1962—1965 年的 2.3% 增加到 2001—2005 年的 10.0%。其中，Siewert I 型（远端食管腺癌）所占比例非常罕见（仅占食管胃交界腺癌的约 1%）[4]。由于这一结果仅限于接受手术的进展期胃腺癌病例，因此实际 Siewert I 型的比例可能被低估了。

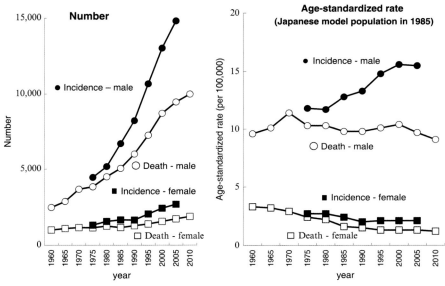

Source: Vital statistics and Estimates from the population-based cancer registry

图 1.4 日本食管癌发病率和死亡率的时间趋势（2011 年）

表 1.1 日本食管癌组织学亚型分布（来自 Shibata 等）

	男性			女性		
	1993—1995 年	1996—1998 年	1999—2001 年	1993—1995 年	1996—1998 年	1999—2001 年
总数（例）(%)	4819 (100)	5734 (100)	6360 (100)	990 (100)	1033 (100)	1157 (100)
组织学类型						
鳞癌（例）(%)	3496 (72.5)	4277 (74.6)	4629 (72.8)	661 (66.8)	686 (68.6)	750 (64.8)
占已知类型食管癌比例（%）	94.3	94.1	93.3	94.3	93.1	91.0
腺癌（例）(%)	125 (2.6)	146 (2.5)	192 (3.0)	19 (1.9)	28 (2.7)	41 (3.5)
其他类型（例）(%)	87 (1.8)	120 (2.1)	140 (2.2)	21 (2.1)	23 (2.2)	33 (2.9)
未确定类型（例）(%)	1111 (23.1)	1191 (20.8)	1399 (22.0)	289 (29.2)	296 (28.7)	333 (28.8)

1.2 危险因素

根据确定性水平列出了已确定的危险因素和保护因素（见表 1.2）。吸烟和饮酒是食管癌尤其是鳞癌最具有说服力的危险因素。

马黛，一种在部分南美洲饮用的传统植物饮品，据认为可能导致食管癌。无淀粉蔬菜、水果及包含 β 胡萝卜素和（或）维生素 C 的食物可能会阻止食管癌的发生。

表 1.2　已知的食管癌危险因素和保护因素

证据	危险因素	保护因素
确定的因素	吸烟[a] 饮酒[b, c]（鳞癌） 肥胖[c]（腺癌）	—
可能的因素	马黛[c]	无淀粉蔬菜[c] 含 β 胡萝卜素的食物[c] 含维生素 C 的食物[c]
有限提示因素	红肉[c] 加工肉[c] 高热量饮料[c]	含膳食纤维的食物[c] 含叶酸的食物[c] 含维生素 B_6 的食物[c] 含维生素 E 的食物[c]

注：[a] IARC 人类癌症危险性因素评价专论，83 卷（2003）；

　　[b] IARC 人类癌症危险性因素评价专论，96 卷（2007）；

　　[c] 第 2 次专家报告，食物、营养、运动和癌症预防：全球前瞻世界癌症研究基金 / 美国癌症研究学院[5]。

1.2.1　吸烟与饮酒

食管鳞癌的主要危险因素是吸烟和饮酒，这在个体研究中占 75% ～ 90%[6]。随着吸烟和饮酒量的增加，食管癌发病的风险也快速上升，且没有证据提示这种风险存在封顶效应。

在日本，4 项队列研究和 11 项病例对照研究验证了吸烟与食管癌发病之间的关系[7]。除了 3 项病例对照研究，所有的队列研究和 8 项病例对照研究均显示了很强的相关性和剂量效应关系（量效关系）。有 12 项荟萃分析研究提示：正在和（或）曾经吸烟者与从不吸烟者患食管癌的总概率分别为 3.73(95%CI, 2.16 ～ 6.43) 和 2.21(95%CI, 1.60 ～ 3.06)。同样，4 项队列研究和 9 项病例对照研究也验证了饮酒与食管癌发生的关系[8]。除了 3 项病例对照研究外，所有的队列研究和病例对照研究均显示了很强的相关性和剂量效应关系（量效关系）。12 项荟萃分析结果表明，经过吸烟因素的校正调整后，曾经饮酒者与从不饮酒者患食管癌的总概率分别为 3.30（95%CI，2.30 ～ 4.74）和 3.36（95%CI，1.66 ～ 6.78）。

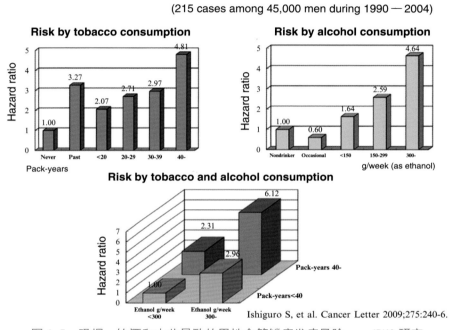

图 1.5　吸烟、饮酒和由此导致的男性食管鳞癌发病风险——JPHC 研究

在一项大样本队列研究中，我们研究了吸烟与饮酒对食管鳞癌的影响[9]（见图 1.5）。44970 例日本中老年男性接受了至少 14 年的随访，期间共计有 215 人被新诊断为食管鳞癌。每周规律性的饮酒 150 ～ 299g 和大于 300g 者，罹患食管鳞癌的危险程度比不饮酒者分别高 2.59 倍（95%CI，1.57 ～ 4.29）和 4.46 倍（95%CI，2.88 ～ 7.48）（p=0.001）。曾经吸烟与正在吸烟的危险性高于从不吸烟者。对正在吸烟的人来说，年包量与每天的支数也与食管鳞癌的发病率有关，并以剂量依赖的模式随吸烟量的增加而风险增加（p=0.001）。就吸烟（小于 40 年包与大于 40 年包）与饮酒（每周小于 300g 与大于 300g）的相互作用来说，还未发现有统计学上的显著差异（相互作用 p=0.70）。

1.2.2　吸烟和饮酒的遗传易感性

从遗传易感性角度来说，食管癌不具有很强的家族倾向性，取而代之的是将研究重点放在了诸如细胞色素 P450（CYP）、古胱甘肽转移酶（GST）、乙醇脱氢酶（ADH）、乙醛脱氢酶（ALDH）等基因上。这些基因可以代谢烟草和酒精衍生出来的可疑致癌物。可能是由于大多数研究受到样本量的局限，所以至今还没有发现确切的烟草衍生物代谢通路。

相反，在乙酰脱氢酶 -1B（ADH-1B）和乙醛脱氢酶 -2（ALDH-2）基因型中则观察到了非常显著的修正效果。与携带 Arg 等位基因的人群相比，那些携带 ADH-1B His 等位基因的人群中，近 95% 的日本人和 10%～20% 的高加索人因 ADH-1B 酶的高乙醇代谢活性作用而使血液中乙醛浓度快速增加。而与 ALDH Glu 等位基因相比，ALDH-2 Lys 等位基因中，大约 50% 的日本人和小于 10% 的高加索人在饮酒后表现出了高浓度的血乙醛，这主要是因为 ALDH-2 酶的催化活性较低。

为了评价因 ADH-1B 和 ALDH-2 多态性导致的酒精代谢差异与食管癌风险之间的关系，曾有荟萃分析对 19 项病例对照研究进行了汇总分析[10]。结果发现，这些病例对照研究大都把重点放在了亚洲人群的食管鳞癌上。针对 ADH-1B，一项纳入了 13 项病例对照研究的荟萃分析表明，相对于 ADH-1B*2/*2（His/His）来说，ADH-1B*1/*1（Arg/Arg）增加了从不 / 罕见 [优势比 odds ratio=1.56（95%CI，0.93～2.61）]、中度 [2.71（95%CI，1.37～5.53）] 和重度饮酒者 [3.22（95%CI，2.27～4.57）] 三类人群罹患食管癌的风险。同样，针对 ALDH-1，一个纳入了 18 项病例对照研究的荟萃分析表明，相对于 ALDH*1/*1（Glu/Glu）来说，ALDH-2*1/*2（Glu/Lys）增加了从不 / 罕见 [1.28（95%CI，0.91～1.80）]、中度 [3.12（95%CI，1.95～5.01）] 和重度饮酒者 [7.12（95%CI，4.67～10.86）] 三类人群食管癌发生的风险。ADH-1B 和 ALDH-2 基因型联合影响分析表明，ADH-1B*1/*1 加上 ALDH-2*1/*2 在重度饮酒者中的食管癌风险最高 [12.45（95%CI，2.9～53.46）]（见图 1.6），但在从不 / 罕见饮酒者中的风险没有显著性增加。最近，在中国进行了一项有关食管鳞癌的大规模全基因组研究，对基因与饮酒相互作用的分析也证实：带有 ADH-1B 和 ALDH-2 危险等位基因的饮酒者与不带有上述危险等位基因者相比，其食管癌患病风险增加 4 倍，而在非饮酒者中则未观察到有风险增加[11]。

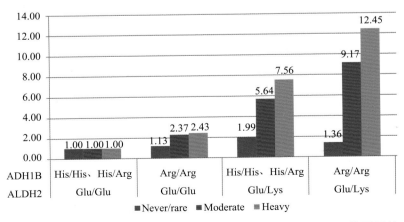

图 1.6　乙醇脱氢酶 -1B（ADH-1B）和乙醛脱氢酶 -2（ALDH-2）基因型的
联合与食管癌发生风险的关系

1.2.3 水果和蔬菜的摄入

虽然吸烟和饮酒是引起食管癌的主要危险因素，但饮食因素也与食管癌关系密切[5]。无淀粉蔬菜和水果的摄取似乎对人体具有保护效果。虽然水果和蔬菜与食管癌之间的明确关系尚不清楚，但柑橘类水果和绿叶蔬菜似乎比其他水果和蔬菜具有更好的保护作用。

通过基于日本人群进行的流行病学回顾性研究，日本癌症预防发展和评估策略研究小组估计水果和蔬菜的摄入可能阻止食管癌的发生（数据未发表，可在此网站获得 http：//epi.ncc.go.jp/ can-prev/）。7项研究，包括2项队列研究和5项病例对照研究，验证了摄取水果与食管癌预防的关系，显示了它们显著的保护效果。还有8项研究，包括3项队列研究和5项病例对照研究，验证了食用不特定蔬菜与特别食用黄绿色蔬菜或十字花科蔬菜之间的关系。大多数研究表明，蔬菜与食管癌预防之间有明显的关系。但是，吸烟与饮酒引起的风险作用却并不因为食用蔬菜而消失。

在一项大宗人群队列研究中，我们观察了果蔬摄入对食管癌的影响[12]（见图1.7）。结果发现，每天增加100g果蔬摄入可以降低11%的食管鳞癌发生率（95%CI，1%～21%）。尤其是大量摄取十字花科蔬菜，可以显著地降低风险（HR per 100g/d，0.44；95%CI，0.23～0.82）。在不考虑吸烟和饮酒的作用时，分层分析可以观察到水果蔬菜的正面影响；但是，这并不能抵消吸烟与饮酒所致的伤害。

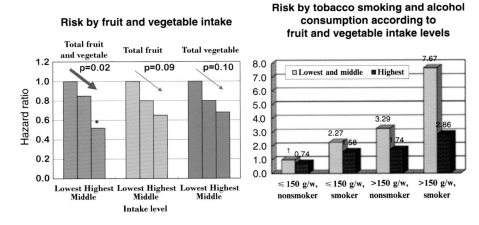

图 1.7 水果和蔬菜的摄取与食管鳞癌发生危险——JPHC 研究

1.2.4 马黛和热饮

说到热饮，一种在部分南美洲巴西、阿根廷和乌拉圭流行的传统植物饮品——马黛，似乎与食管癌的发生有着很强的相关性。一项荟萃分析中，纳入了5项已将吸烟因素进行校正权衡的病例对照研究。结果显示，每天1杯马黛对应食管癌发病率风险为1.16

（95%CI，1.07～1.25）。经典的马黛是使用一个金属吸管，趁热饮用。这有可能会烧伤食管，而反复的损伤即可致癌。不过也有人提出可能是马黛中的化学致癌物成分导致了食管癌的风险。

虽然若干研究显示在西方人群中高温饮食与食管癌的患病风险增加有关，但是这一结论还不是很确定。而且多数研究并没有充分地将吸烟和饮酒因素矫正出去。英国一项基于大众人群的病例对照研究中，包含159例女性食管鳞癌患者，结果发现喝茶是一种食管癌危险因素，表现为饮茶时的温度与食管癌之间具有明显的相关性（p=0.03）[13]。

日本癌症预防发展和评估策略研究小组基于日本大众人群的流行病学研究中，有2项队列研究和3项病例对照研究，结果提示热茶和汤食会增加食管癌发生的风险（数据未发表，http：// epi.ncc.go.jp/can-prev/）。其中一项队列研究发现，热茶（高温绿茶）与非热茶（中温热茶）相比会使人患食管癌的风险增加1.6倍（95%CI，1.2～2.0）[14]。另一项队列研究也显示，热茶与食管癌患病风险的增加之间具有非常显著的联系[15]。

1.2.5　日本食管癌的发病原因

我们研究了各种已知致癌因素在食管癌人群中的贡献比（PAFs），相关数据来自日本人群汇总分析（比如吸烟）、JPHC研究（如饮酒，蔬菜和水果）和在1990年前后的暴露因素数据[16]。吸烟、饮酒、摄入蔬菜不足及摄入水果不足的人口比例在男性中大约分别为58.9%、53.8%、10.4%和10.9%，在女性中则分别为14.7%、28.9%、10.4%和10.9%。考虑到致癌危险因素的联合影响，估计88%的男性食管癌可以通过改善生活方式避免（女性约为52%），比如戒烟、避免过量饮酒以及食用足够的水果和蔬菜。因此，食管癌可以被视为一种与生活方式有关的疾病。

参考文献

[1] Ferlay J, Shin HR, Bray F, et al. GLOBOCAN 2008 v2.0,Cancer incidence and mortality worldwide：IARC CancerBase No. 10 [Internet]. International Agency for Research on Cancer, Lyon, 2010. http：//globocan.iarc.fr. Accessed 15 Aug 2013

[2] Curado MP, Edwards B, Shin HR, et al. Cancer incidence in five continents, vol IX. IARC Scientific Publications No. 160, International Agency for Research on Cancer, Lyon, 2007. http：// ci5.iarc.fr/CI5i-ix/ci5i-ix.htm. Accessed 15 Aug 2013

[3] Shibata A, Matsuda T, Ajiki W, et al. Trend in incidence of adenocarcinoma of the esophagus in Japan, 1993–2001. [J]. Jpn J Clin Oncol, 2008, 38（7）：464–468

[4] Kusano C, Gotoda T, Khor CJ, et al. Changing trends in the proportion of adenocarcinoma

of the esophagogastric junction in a large tertiary referral center in Japan[J]. Gastroenterol Hepatol, 2008, 23: 1662–1665

[5] World Cancer Research Fund, American Institute for Cancer Research. Food, nutrition, physical activity, and the prevention of cancer: a global perspective. World Cancer Research Fund/American Institute for Cancer Research, Washington, DC, 2007

[6] Adami HO, Hunter DJ, Trichopoulos D. Textbook of cancer epidemiology[J]. Oxford University Press, 2002

[7] Oze I, Matsuo K, Ito H, et al. Cigarette smoking and esophageal cancer risk: an evaluation based on a systematic review of epidemiologic evidence among the Japanese population[J]. Jpn Clin Oncol, 2012, 42: 63–73

[8] Oze I, Matsuo K, Wakai K, et al. Alcohol drinking and esophageal cancer risk: an evaluation based on a systematic review of epidemiologic evidence among the Japanese population[J]. Jpn Clin Oncol, 2011, 41: 677–692

[9] Ishiguro S, Sasazuki S, Inoue M, et al. Effect of alcohol consumption, cigarette smoking and flushing response on esophageal cancer risk: a population-based cohort study（JPHC study）[J]. Cancer Lett, 2009, 275: 240–246

[10] Yang S-J, Yokoyama A, Yokoyama T, et al. Relationship between genetic polymorphisms of ALDH2 and ADH1B and esophageal cancer risk: a meta-analysis[J]. World Gastroenterol, 2010, 16: 4210–4220

[11] Wu C, Kraft P, Zhai K et al. Genome-wide association analyses of esophageal squamous cell carcinoma in Chinese identify multiple[J]. Nat Genet, 2012, 44: 1090–1098

[12] Yamaji T, Inoue M, Sasazuki S, et al. Fruit and vegetable consumption and squamous cell carcinoma of the esophagus in Japan: the JPHC study[J]. Int Cancer, 2008, 123: 1935–1940

[13] Sharp L, Chilvers CE, Cheng KK, et al. Risk factors for squamous-cell carcinoma of the oesophagus in women: a case–control study[J]. Br Cancer, 2001, 85: 1667–1670

[14] Kinjo Y, Cui Y, Akiba S, et al. Mortality risks of oesophageal cancer associated with hot tea, alcohol, tobacco and diet in Japan[J]. Epidemiol, 1998, 8: 235–243

[15] Ishikawa A, Kuriyama S, Tsubono Y, et al. Smoking, alcohol drinking, green tea consumption and the risk of esophageal cancer in Japanese men[J]. Epidemiol, 2006, 16: 185–192

[16] Inoue M, Sawada N, Matsuda T, et al. Attributable causes of cancer in Japan in 2005—systematic assessment to estimate current burden of cancer attributable to known preventable risk factors in Japan[J]. Ann Oncol, 2012, 23: 1362–1369

（王伟　译）

2

食管鳞状细胞癌的病理学

Yukihiro Nakanishi

美国杜兰大学医学院　病理科

【摘要】表浅食管癌主要分为三种类型：0-Ⅰ型 [表浅隆起型，此型又包括0-Ⅰp型（带蒂型）和0-Ⅰs型（固着型）两种]、0-Ⅱ型 [表浅扁平型，此型包括0-Ⅱa型（轻度隆起型）、0-Ⅱb型（扁平型）和0-Ⅱc型（轻度凹陷型）三种] 和0-Ⅲ型（表浅凹陷型）。隆起（0-Ⅰ型）或凹陷（0-Ⅲ型）的程度越大，肿瘤在黏膜下层的浸润越深。所有黏膜下层的癌灶都具有淋巴结转移的巨大风险。因此，一般只有上皮内癌灶或仅侵及黏膜固有层的癌灶可以实施内镜下切除。进展期食管癌主要分为四种类型：1型（隆起型）、2型（溃疡局限型）、3型（溃疡浸润型）和4型（弥漫浸润型），其中2型和3型最常见。碘染色法非常实用，不但可以使食管鳞状细胞癌范围可视化，还有助于发现多灶性癌变，这种多灶性癌变形态在上消化道中的风险很高。影响食管癌预后的临床病理学因素包括TNM分期、淋巴结转移、肿瘤浸润深度、脉管受侵、壁内转移、肿瘤血管生成、浸润生长模式、炎性反应、肿瘤出芽、癌巢结构、新辅助治疗效果、手术切除的彻底性以及患者的全身健康状况等。食管鳞状细胞癌的变异亚型有：基底细胞样鳞状细胞癌、癌肉瘤、腺鳞癌、疣状癌和淋巴上皮瘤样癌。

【关键词】食管；病理学；鳞状细胞癌；大体特征；显微特征

2.1　定义

根据日本食管癌分类标准[1-3]及世界卫生组织（WHO）消化系统肿瘤分类标准[4]，食管鳞状细胞癌、表浅食管癌、早期食管癌和进展期食管癌的定义如下。

鳞状细胞癌：一种上皮起源的恶性肿瘤，肿瘤细胞具有鳞状细胞分化特征，微观上表现为角化细胞样细胞，有细胞间桥、角化现象和（或）复层扁平上皮分化[1-4]。

早期食管癌：指食管癌浸润范围限于黏膜层以内，不论是否有区域淋巴结转移[1-4]。

表浅食管癌：指食管癌浸润范围仅限于黏膜层或黏膜下层，不论是否有区域淋巴结转移[1-4]。

进展期食管癌：指食管癌浸润范围已经达到或者超过食管肌层，不论是否有区域淋巴结转移[1, 2]。

局限于黏膜和黏膜下层的食管癌，根据癌灶的浸润深度又各自分成 3 种。其中局限于黏膜内的表浅食管癌包括[1-3]："EP（M1）"，即上皮内癌（原位癌）；"LPM（M2）"，即癌灶侵及黏膜固有层；"MM（M3）"，即癌灶侵及黏膜肌层。到达黏膜下层的表浅食管癌包括："SM1"，即癌灶侵及黏膜下层的上 1/3；"SM2"，即癌灶侵及黏膜下层的中 1/3；"SM3"，即癌灶侵及黏膜下层的下 1/3（见图 2.1）。

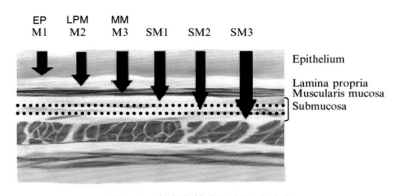

图 2.1　表浅食管癌浸润深度分类

但在内镜下切除的标本中，分类标准是："SM1"定义为肿瘤侵及黏膜下层，距离黏膜肌层下缘 200μm 以内；"SM2"定义为肿瘤侵及黏膜下层，距离黏膜肌层下缘 200μm 以上。

而根据美国癌症联合会（AJCC）[5]和国际抗癌联盟（UICC）[6]的 TNM 分类标准，表浅食管鳞状细胞癌分为如下三种：Tis（包括原位癌和重度不典型增生）、T1a（肿瘤侵犯黏膜固有层或黏膜肌层）以及 T1b（肿瘤侵及黏膜下层）。

2.2　大体特征

2.2.1　标本的处理

病理学专家对标本的规范处理是极为重要的步骤，是获得精准诊断并形成全面的病理学报告的基础，进而方能指导患者的后续处置和预后评估。切除的食管标本，应当将肿瘤浸润最深处对侧的食管壁纵向剖开，然后将食管标本自然延伸，恢复到它在患者体内的本来长度；最后，黏膜面朝外将标本钉定于平直的板面上。使用碘溶液对标本进行喷洒染色后，表浅食管癌标本应当整体切片。内镜下切除的标本，需连续地切成 2～3mm 间隔的小片段，这些片段应平行于标本边缘与肿瘤边缘之间最接近处的连线，这样方可在病理学检查时对标本的侧面和纵向边缘都不会遗漏（见图 2.2）。碘溶液喷洒染色是对鳞状细胞病变标本进行粗检的标准方法，可以非常有效地显示出鳞状细胞病变的轮廓（见图 2.3）。正常鳞状细胞中的糖原在与碘溶液互相作用后会呈现为褐色；而异常的鳞状细胞黏膜，如鳞状细胞不典型增生、鳞状细胞癌、黏膜退化萎缩、角化、角化不全、食管炎等，鳞状上皮细胞常有糖原丢失，从而表现为部分的或全部的无碘染[7-12]。腺黏膜（包括正常胃黏膜、胃黏膜异位和 Barrett 黏膜等）也表现为无碘染[13]，糖原棘皮症则表现为过度碘染[10]。

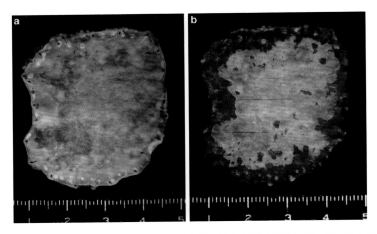

(a) 0-Ⅱc 型表浅食管癌，来自内镜下黏膜下切除标本（由横滨城市大学病理科的 Tateishi 博士和东京驹达主教医院病理科的 Hishima 博士友情提供）；（b）经过固定和碘染后，标本按照 2～3mm 的间隔连续切成片段

图 2.2　0-Ⅱc 型表浅食管癌切除标本

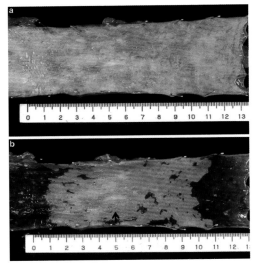

(a) 轻度凹陷型食管癌（0-Ⅱ型），来自手术切除标本；（b）标本碘染后清晰显示出无碘染区，该 0-Ⅱc 型食管癌提示白色无碘染区域（箭头所示）已有黏膜下层受侵。这一标本也可以归类到表浅扩展型食管癌，即范围扩展超过 5cm 的表浅食管癌

图 2.3　轻度凹陷型食管癌切除标本

2.2.2 一般特征

鳞状细胞癌可以发生在食管的任何部位，但最多见于食管中段 1/3[14] 范围内。表浅食管癌可表现为局部黏膜的粉褐色或灰白色病变、浅浅的凹陷、斑块样增厚或黏膜隆起。进展期食管癌则表现为外生性或溃疡性团块，常堵塞食管腔引起狭窄。

2.2.3 表浅食管癌

表浅食管癌被归类为 0 型食管癌。根据病变的隆起或凹陷特征，表浅食管癌又被进一步分为 3 种类型，即：0-Ⅰ型、0-Ⅱ型和 0-Ⅲ型 [1-3]（见图 2.4）。0-Ⅰ型即表浅隆起型，包括 0-Ⅰp 型（带蒂型）和 0-Ⅰs 型（固着型）两种类型。0-Ⅱ型即表浅扁平型，包括 0-Ⅱa 型（轻度隆起型，病变隆起高度达到 1mm），0-Ⅱb 型（扁平型，病变完全扁平）和 0-Ⅱc 型（轻度凹陷型）（见图 2.3）。0-Ⅲ型即表浅凹陷型。

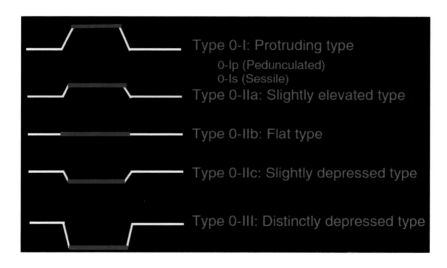

图 2.4　表浅食管癌的大体分型

食管癌肉瘤（肉瘤样癌）是最典型的 0-Ⅰp 型食管癌 [15]（见图 2.5）。0-Ⅱc 型食管癌则是表浅食管癌中最常见的类型 [16, 17]。0-Ⅱb 型食管癌几乎都是局限于黏膜内的病灶，而 0-Ⅱc 型食管癌却涵盖了从黏膜到黏膜下层各种侵犯深度的鳞状细胞癌 [17, 18]。肿瘤隆起或凹陷的程度越大，其浸润黏膜下层的程度就越深 [17, 18]。这一规律尤其适用于那些具有混合生长形态的癌灶。许多表浅食管癌表现为混合的类型，如轻度凹陷型和固着隆起型，即 0-Ⅱc + 0-Ⅰs 混合（见图 2.6）。值得注意的是，根据日本食管癌分类标准，在混合类型中，占比最多的类型先予以描述，然后顺次是其他类型 [1-3]；另外，侵犯深度最深的类型用双引号予以突出标记。

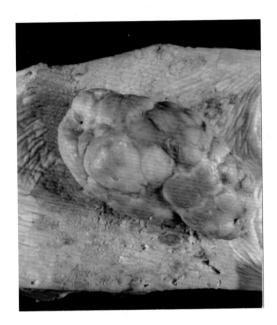

图 2.5　0-Ⅰ型表浅食管癌（癌肉瘤），表现为表面光滑并有突出分叶的息肉样肿瘤。其颈部非常小而窄（在本图中看不到），在该息肉样肿瘤周围还可见坏死的表浅鳞状细胞癌

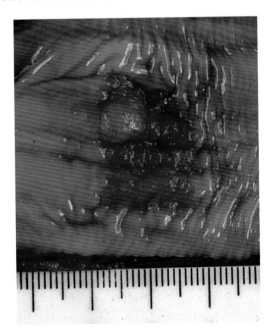

图 2.6　0-Ⅱc+0-Ⅰs 型表浅食管癌，其固着部分（0-Ⅰs 型）为浸润最深处

2.2.4　进展期食管癌

进展期食管癌分为 4 种类型 [1-3]：1 型，即隆起型（见图 2.7a）；2 型，即具有清晰

边界的溃疡型（见图 2.7b）；3 型，也是一种溃疡型肿瘤，但是肿瘤向周围食管壁内浸润，因此边界非常不清晰（见图 2.7c）；4 型，即弥漫浸润型，肿瘤溃疡或隆起的特征不明显（见图 2.7d）。当肿瘤无法归入上述任何一种类型时就划归为第 5 型。在进展期食管癌的周边也可见到表浅食管癌。根据日本食管癌分类标准，如果一例进展期食管癌表现为混合的类型，则进展程度最大的类型先行描述，而不需使用双引号。食管鳞状细胞癌的大体特征分型标准也适用于食管腺鳞癌。

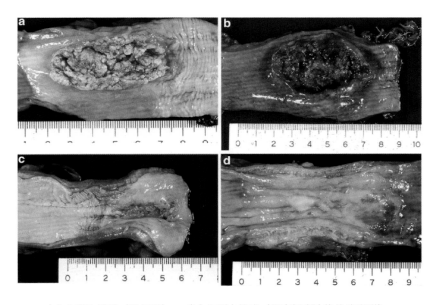

(a) 1 型食管癌（隆起型）；　(b) 2 型食管癌（带有锐利边缘的溃疡型）；
(c) 3 型食管癌（带有模糊边缘的溃疡型）；　(d) 4 型食管癌（弥漫浸润型）
图 2.7　进展期食管癌

最常见的进展期食管癌类型是 2 型和 3 型[16]。隆起型肿瘤（1 型）常见于癌肉瘤（肉瘤样癌）、鳞状细胞癌或恶性黑色素瘤。而当隆起型肿瘤表现出在上皮下生长的特征时，一般是小细胞内分泌癌、基底细胞样鳞状细胞癌或淋巴上皮瘤样癌（具有淋巴基质的食管癌）[19]。

2.2.5　多灶性鳞状细胞癌（区域癌化）

其他部位同时或先后出现额外的癌灶，食管癌患者中较为常见。根据日本全国食管癌综合登记数据，多达 47% 的食管癌患者同时或先后罹患其他部位的肿瘤，而不同部位的发生率从高到低依次为胃、头颈部、结（直）肠和肺。多达 20% 的食管鳞状细胞癌患者同时或先后出现多原发的食管肿瘤[16]。食管鳞状细胞癌，尤其是多灶性鳞状细胞癌，常表现为 Lugol's 碘溶液染色后食管癌周围黏膜内的多个小的无碘染区[8]（见图 2.8）。据报道，头颈部鳞状细胞癌患者——他们具有罹患食管鳞状细胞癌的较高风险，也常具有多灶性无碘染区[8, 20, 21]。多灶性无碘染区的发生概率，据报道与上呼吸—消化道多原发肿瘤及吸烟和饮酒有关[8]。另有报道认为，食管癌患者中，男性以及乙醛脱氢酶2（ALDH-2）等位基因的存在与多灶性无碘染区的发生风险呈正相关[22]。由此可见，碘染法不但有助于将食管鳞状上皮黏膜病变区域可视化，也有助于发现高风险人群中潜在的上呼吸—消化道多原发肿瘤。目前，对食管标本进行碘溶液染色的方法尚未被北美和欧洲的内镜学专家和病理学家普遍采用，但该方法还是应当作为诊断食管鳞状细胞癌的必备方法。

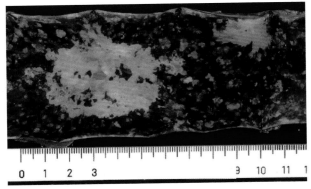

图 2.8　标本碘染后清晰显示出两片未被染色的癌灶区。此外，还在这两片癌灶区周围见到多个小的无碘染区域

2.2.6　危险因素

引起食管癌的危险因素包括饮酒、吸烟、上呼吸—消化道肿瘤史、贲门失弛症（见图 2.9）、重度腐蚀性损伤[23]、喜食热饮[24]、纵隔放疗史[25]、皮肤角化症（胼胝症）[23]、Plummer-Vinson 综合征[26]、不洁食物（如腌制或发霉食品中的亚硝胺）[27]、乳糜泻[28]和扁平苔癣[29]等。

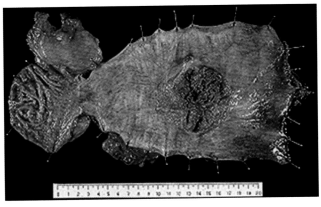

图 2.9　失弛缓症基础上发生的 2 型进展期食管癌

2.3　镜下特征

食管鳞状细胞癌的组织学特点与其他部位的鳞状细胞癌类似，具有增大的、多囊泡的细胞核以及嗜酸性的斑块样的细胞质。根据肿瘤分化程度的不同，可见到数量不等的细胞角化现象以及细胞间桥、伴有或不伴有复层扁平上皮分化。肿瘤细胞可形成大小不一的不规则癌巢，伴有不同程度的结缔组织增生或炎性反应区。以角化为特征的鳞状细胞分化带以及基底细胞样肿瘤细胞形成的模糊栅栏结构围绕在癌巢周边，大体上呈现出正常的复层鳞状上皮结构（见图 2.10）。根据日本食管癌分类标准[1-3]，分化良好的鳞状细胞癌的特点应是 3/4 以上的肿瘤区域为高度角化的复层鳞状上皮所占据（见图 2.10）；分化不良的鳞状细胞癌的特点是角化区域占比不到 1/4；中度分化的鳞状细胞癌则是在前述两者之间。WHO 的分类标准中，肿瘤分化分级主要依据的是细胞有丝分裂活跃度、细胞核异型性和鳞状细胞分化程度，而并未特别提到角化的比例。至今还没有能够得到广泛认可和验证的肿瘤分化分级标准。绝大多数食管鳞状细胞癌都表现出上述典型的组织形态学特征，因此诊断一般不成问题。食管鳞状细胞癌的活检组织或手术切除标本，需要与多种病变相鉴别（尤其是当分化较差时），包括：反应性鳞状细胞上皮增生、未分化癌、神经内分泌癌、低分化腺癌、唾液腺型癌、假性上皮瘤样增生（如带有粒细胞瘤的假性上皮瘤样增生[30]）、放射反应、食管胃交界部增生性息肉[31]、恶性黑色素瘤和转移瘤。活检组织标本中的鳞状细胞癌主要与反应性鳞状细胞上皮相鉴别。免疫组化（如 p63 和细胞角化素 5/6）将有助于鳞状细胞癌的鉴别诊断，复习患者的影像学资料对诊断也有帮助。

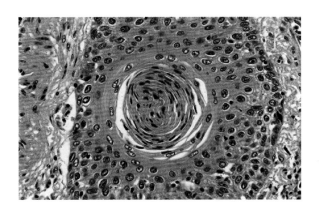

图 2.10　分化良好的鳞状细胞癌，以分层的鳞状细胞分化和突出的角质化为特征

2.4　肿瘤的扩散

食管鳞状细胞癌的转移表现出独特的模式，包括导管（腺体）浸润、变形性骨炎样

播散和类似于在宫颈癌和乳腺癌中经常见到壁内转移等。

2.4.1 表浅食管癌

食管鳞状细胞癌从原位癌的阶段就开始沿水平和纵向进行播散。对黏膜固有层的侵犯则是以肿瘤鳞状细胞往深层方向增生为特征。在疾病发展的早期就出现淋巴结转移是食管鳞状细胞癌与众不同的特征。黏膜固有层及黏膜下层内丰富的淋巴管网是发生淋巴结转移的重要因素[32, 33]。所有食管黏膜下癌灶均具有发生淋巴结转移的切实风险[17, 18]。

2.4.1.1 导管（腺体）浸润

食管黏膜下腺被认为是小唾液腺的延续，广泛散布在食管壁中。食管鳞状细胞原位癌可以延伸到黏膜下腺的管道中。导管（腺体）受侵的情况经常可以在表浅食管癌中见到，发生率为21.3% ~ 22.3%[34, 35]。多因素分析研究发现，肿瘤的最长径与导管（腺体）受侵的发生程度密切相关，这表明管道（腺体）受侵与肿瘤的水平方向生长有关[34]。根据日本食管癌分类标准，肿瘤仅侵犯与黏膜下层相通的导管（腺体）而未直接侵及黏膜下层基质的情况，不应当被归类为黏膜下肿瘤[1-3]。然而，即使是黏膜内癌灶经过了内镜下切除治疗后，由于导管（腺体）浸润的存在，肿瘤组织清除也有不够彻底的可能，肿瘤可能事实上已经扩散到了黏膜下层或达到了食管腺的末端。因此，准确判断经内镜切除的黏膜下癌灶是侵及导管（腺体）、侵及黏膜下层还是侵及淋巴管就变得非常重要，其结果将决定是否要采取外科手术来进一步清除肿瘤。免疫组化检查（如 CD31，D2-40）和弹力纤维染色对鉴别诊断很有帮助。标本切片尽可能深对此也有帮助。

2.4.1.2 弥漫性变形性骨炎样播散

偶尔的情况下，鳞状细胞癌会以变形性骨炎样的方式生长。然而，食管鳞状细胞癌原位癌出现弥漫性变形性骨炎样播散的情况非常罕见，表现为鳞状细胞癌显著的变形性骨炎样播散[36, 37]。鳞状细胞癌原位癌变形性骨炎样播散在组织学上与真正的变形性骨炎（Paget's disease）非常相近。

2.4.2 表浅食管癌患者的淋巴结转移

据报道，表浅食管鳞状细胞癌患者同时伴有淋巴结转移的比例为39% ~ 54%。而上皮内癌 [EP（M1）] 或侵及黏膜固有层 [LPM（M2）] 的食管癌患者同时伴有淋巴结转移的比例仅为1.4% ~ 4.0%[17, 18, 38, 39]。当肿瘤侵及黏膜肌层 MM（M3）或黏膜下层浅层（SM1）时，发生淋巴结转移的概率分别为5% ~ 18% 和26.5% ~ 53.9%[17, 18, 38, 39]，可见后者急剧增高。因此，黏膜内癌 [EP（M1）] 或侵及黏膜固有层的肿瘤 [LPM（M2）] 一般仅需要内镜下切除治疗[1-3]。侵及深度预计达到黏膜肌层 [MM（M3）] 或黏膜下层浅层（SM1），且影像学分析未见淋巴结转移的食管癌可以考虑实施内镜下切除治疗；而估计肿瘤深度已经达到 SM2 或 SM3 的，则不具有实施内镜下切除的指征。当然，临床上对肿瘤侵犯深度的判断并不总是准确的。内镜下切除的优势之一就是可以对切除的标本进行准确的组织病理学分析，有助于确定下一步的治疗方案。之前曾有研究通过多因素分析发现表浅食管癌的淋巴浸润与淋巴结转移密切相关 [38, 39]。

2.4.3　进展期食管癌

进展期食管癌有可能会侵犯邻近的结构，如气管、肺、主动脉、纵隔及心包等。食管远端的肿瘤常侵及胃。食管癌发生远隔脏器转移的情况也很常见，尤其是肝脏转移和肺转移 [14, 16]。

2.4.3.1　壁内转移

食管癌转移到食管或胃即属于壁内转移。壁内转移在切除的食管标本中常常见到，发生率为 11% ～ 15%[40, 41]。食管癌患者中，有壁内转移者较无壁内转移者具有更高的淋巴结转移发生率和肝转移发生率；而且，存在壁内转移的患者，其预后比肿瘤局部复发者还差 [40]。

2.4.3.2　预后因素

影响预后的临床病理学因素包括 TNM 分期 [1-3]、淋巴结转移 [42, 43]、肿瘤浸润深度 [42, 43]、淋巴管受侵 [43]、壁内转移 [40, 43]、肿瘤血管形成 [44]、浸润生长模式 [45]、炎性反应 [45, 46]、肿瘤出芽 [47]、癌巢结构 [48]、结外扩散 [49]、上皮间质转化现象 [50]、新辅助治疗效果 [51]、手术切除的彻底性 [42] 和患者的一般健康状况 [52]。绝大多数研究未发现肿瘤分化程度对生存期有明显影响。在上述这些影响因素中，转移的淋巴结数量是一个简单而可靠的预后因素 [53, 54]。在肿瘤侵犯到黏膜下层的食管癌患者中，即使是那些食管中、下段食管癌患者，上纵隔淋巴结和胃周淋巴结发生转移的情况也很常见 [55]。因此，表浅食管癌患者中出现的孤立的远隔部位淋巴结无须作为疾病进展的信号 [55]。对食管癌患者的生存最具预后价值的不是发生淋巴结转移的区域，而是淋巴结转移的数量 [56, 57]。大量的基因、蛋白以及 Micro-RNA 参与了食管鳞状细胞癌的发生发展 [58-60]，它们大多与细胞信号传导、转录调控、细胞周期或细胞凋亡有关 [58]。这些标记物在肿瘤发生和转移及生存预判中具有潜在的价值。其中，细胞周期素 D1、p53、E- 钙黏蛋白和血管内皮生长因子（VEGF）在食管癌的蛋白质转换和临床意义角度上最具潜在价值 [58]。

2.5　癌前病变（鳞状细胞不典型增生 / 上皮内瘤变）

有两个词常被用以描述侵袭性肿瘤的前期病变，即不典型增生和上皮内瘤变。两者几乎是同义词。不典型增生的定义是，具有组织结构和细胞学异常的上皮内瘤变（见图2.11）[1-4]。根据 WHO 消化系统肿瘤的分类标准[4]，上皮内瘤变分为低级别上皮内瘤变和高级别上皮内瘤变。在低级别上皮内瘤变中，结构和细胞学异常出现在上皮层的下半部分；而在高级别上皮内瘤变中，结构和细胞学异常则更包括了上皮层的上半部分，而且细胞学的变化程度大于在轻度上皮内瘤变。鳞状上皮全层不典型瘤变在日本被定义为鳞状细胞原位癌，这与北美和欧洲所称的高级别上皮内瘤变（高度不典型增生）具有相同的含义，因为两者从组织学特征以及发展为浸润性食管鳞状细胞癌风险上来说是相近的[4, 61]。日本病理学家诊断癌症的时候只是基于所观察到的组织结构和细胞学变化，而无需肿瘤侵犯的组织学证据；但北美和欧洲学者则要求有肿瘤浸润性生长的组织学证据[4, 62]。

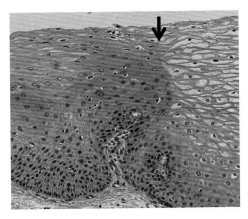

图 2.11　增加的细胞结构、轻度的核异型性以及较深的着色，即可被视为不典型增生
（轻度上皮内瘤变）；可以看到从鳞状细胞（右侧）到不典型鳞状细胞的明显转化
（箭头处标出了正常鳞状细胞上皮和不典型鳞状细胞上皮之间的分界）

　　鳞状上皮不典型增生（上皮内瘤变）与鳞状上皮反应性改变的鉴别诊断有时比较困难。正常鳞状细胞与不典型鳞状细胞在组织中泾渭分明的界限也许可以作为鳞状上皮不典型增生（上皮内瘤变）的诊断依据（见图2.11）。利用 Ki-67 和 p53 进行免疫组化检查也有助于鳞状上皮不典型增生（上皮内瘤变）的诊断[63]。

2.6　变异型

　　食管鳞状细胞癌的变异亚型包括基底细胞样鳞癌、癌肉瘤（肉瘤样癌）、腺鳞癌、疣状癌和淋巴上皮瘤样癌（具有淋巴样基质的食管癌）。

2.6.1　基底细胞样鳞癌

　　基底细胞样鳞癌是鳞状细胞癌中比较少见的变异型，大约占到原发性食管恶性肿瘤的 3%[64, 65]。它在病理学上与鳞状细胞癌具有明显差异，以较差的分化程度和高增殖性为特征[66]。组织学上，典型的基底细胞样鳞癌由相对单一的小圆或卵圆形细胞组成，它们的细胞浆少。这些肿瘤细胞共同形成一个大的、有粉刺样坏死区的的实性癌巢（见图 2.12）。癌巢内可见嗜酸性的透明组织，貌似基底膜样的物质。据报道，基底细胞样鳞癌也具有许多组织学上的变异，有实性癌巢、筛状、微囊、小梁样癌巢和导管分化等[64]。基底细胞样鳞癌伴有唾液腺样分化，肿瘤具有类似唾液腺上皮—肌上皮癌的组织学特征，这也有报道[67]。由于活检时标本一般取自肿瘤的浅表区域，因此许多食管基底细胞样鳞癌在术前会被诊断为食管鳞状细胞癌[64, 66]。如果活检标本中只带有导管分化、筛状结构、实性癌巢或小梁样癌巢，基底细胞样鳞癌就可能会被误诊为腺鳞癌、腺样囊性癌、未分化癌或者神经内分泌癌。

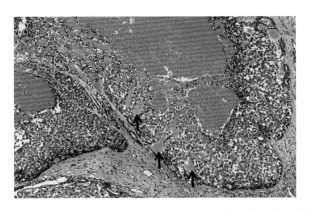

图 2.12　基底细胞样鳞癌的典型组织学特征。相对单一的肿瘤细胞，胞质分散，形成大的实性癌巢并伴有粉刺样坏死；癌巢中含有嗜酸性透明物质，提示为基底细胞膜样物质（箭头所示）

2.6.2　癌肉瘤（肉瘤样癌）

组织学上，癌肉瘤（肉瘤样癌）是由增生的纺锤形肉瘤样细胞和鳞状细胞癌组成的癌巢。这些纺锤形细胞成分可能会表现出骨样、软骨样或骨骼肌样分化，因此这种肿瘤可以被诊断为癌肉瘤。免疫组化检查可见纺锤形肉瘤样细胞展现出不同程度的上皮分化。几乎所有报道过的食管癌肉瘤（肉瘤样癌）都在大体特征上表现为息肉样，而极少表现为溃疡型[15]。总体而言，食管癌肉瘤（肉瘤样癌）呈现出典型的 0-Ip 型表浅食管癌的特征，即巨大息肉样肿瘤伴有光滑的表面及明显的分叶（见图 2.5）；瘤蒂一般非常小而窄。由于肿瘤的大体特征非常有特点，因此很容易被辨认出来。在息肉样癌肉瘤的周围黏膜中也常可见到表浅型鳞状细胞癌（见图 2.5）。

2.6.3　腺鳞癌

腺鳞癌是一种少见的鳞状细胞癌变异亚型。根据我们前期的报道，切除的食管癌中仅有 1% 经病理学检查诊断为腺鳞癌。显微特征上，腺鳞癌组织中同时有浸润性的鳞状细胞癌和腺癌两种成分（见图 2.13）。根据日本食管癌分类标准，腺鳞癌的诊断必需是 HE 染色的标本在显微镜下鳞状细胞癌和腺癌的成分均不低于 20%[1-3]。但依据 WHO 的分类标准，腺鳞癌仅需是在腺管样腺癌成分中掺杂有明显的鳞状细胞癌成分，并没有特别要求这两种成分的比例[4]。尽管一些个案报道暗示食管腺鳞癌具有很高的侵袭性[69, 70]，但据我们自己的数据食管腺鳞癌患者较之食管鳞状细胞癌或食管腺癌患者预后较好[68]。食管腺鳞癌的好发部位和大体外观与鳞状细胞癌相似，但是前者比后者明显要小一些[68]。

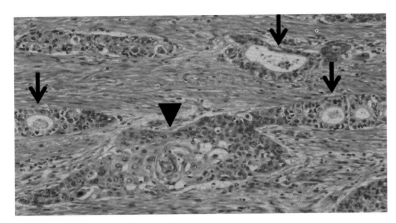

图 2.13 腺鳞癌，同时存在浸润性的鳞状细胞癌（箭头所示）和腺癌（短箭所示）

2.6.4 疣状癌

疣状癌是鳞状细胞癌中一种罕见的、高度分化的变异亚型。疣状癌生长缓慢，病变局限，很少转移[1-3, 71]。这种癌一般表现为外生性的疣状外观，带有粗钝的乳头状突起及隆起的边界，肿瘤细胞高度鳞状细胞分化。由于疣状癌的组织病理学特征较为模糊，因此在诊断上有些挑战性，表浅的组织活检常常不足以确诊。

2.6.5 淋巴上皮瘤样癌（伴有淋巴样基质的食管癌）

淋巴上皮瘤样癌，因常发生于鼻咽部而为人们所熟知。形态学上与鼻咽癌（淋巴上皮癌）极度相似。组织学上，淋巴上皮瘤样癌在上皮下生长，由分化较差的肿瘤细胞组成，瘤细胞具有明显的淋巴样基质[72, 73]。肿瘤细胞的特征是具有大的多孔细胞核、醒目的核仁以及稀少的胞浆。在食管淋巴上皮瘤样癌中曾被检测出 EB 病毒的基因组[74]。这种亚型食管癌的预后似乎相对较好[72]。

参考文献

[1] Japan Esophageal Society. Japanese classification of esophageal cancer, second English version[M]. Kanehara, Tokyo：Knehara, 2008

[2] Japan Esophageal Society. Japanese classification of esophageal cancer, tenth edition：part 1[J]. Esophagus, 2009, 6：1-25

[3] Japan Esophageal Society. Japanese classification of esophageal cancer, tenth edition：part II and III[J]. Esophagus , 2009. 6：71-94

[4] Bosman F, Carneiro F, Hruban R, et al（eds）. WHO classification of tumours of the digestive system, the fourth edition, 4th edn[M]. Lyon：IARC, 2010

[5] Edge SB, Byrd DR, Compton CC, et al（eds）. AJCC cancer staging manual, 7th edn[M]. New York：Springer, 2010

[6] Sobin LH, Gospodarowicz MK, Wittekind C（eds）. TNM classification of malignant tumours, 7th edn[M]. Oxford：Wiley-Blackwell, 2009

[7] Dawsey SM, Fleischer DE, Wang GQ, et al. Mucosal iodine staining improves endoscopic visualization of squamous dysplasia and squamous cell carcinoma of the esophagus in Linxian, China[J]. Cancer, 1998, 83：220-231

[8] Nakanishi Y, Ochiai A, Yoshimura K, et al. The clinicopathologic significance of small areas unstained by Lugol's iodine in the mucosa surrounding resected esophageal carcinoma：an analysis of 147 cases[J]. Cancer, 1998, 82：1454-1459

[9] Nakanishi Y, Ochiai A, Shimoda T, et al. Epidermization in the esophageal mucosa：unusual epithelial changes clearly detected by Lugol's staining[J]. Am Surg Pathol, 1997, 21：605-6092

[10] Mori M, Adachi Y, Matsushima T, et al. Lugol staining pattern and histology of esophageal lesions[J]. Am Gastroenterol,1993, 88：701-705

[11] Park JY, Kim DM, Min BH, et al. Esophageal parakeratosis mimicking endoscopic appearance of superficial esophageal neoplastic lesion such as dysplasia[J]. Dig Endosc, 2012, 24：117-119

[12] Yoshikawa I, Yamasaki M, Yamasaki T, et al. Lugol chromoendoscopy as a diagnostic tool in so-called endoscopy-negative GERD[J]. Gastrointest Endosc, 2005, 62：698-703

[13] Boyce HW. Barrett esophagus. Endoscopic findings and what to biopsy[J]. Clin Gastroenterol, 2003, 36（Suppl 1）：S6-S18

[14] Ozawa S, Tachimori Y, Baba H, et al. Comprehensive registry of esophageal cancer in Japan, 2004[J]. Esophagus, 2012, 9：75-98

[15] Raza MA, Mazzara PF. Sarcomatoid carcinoma of esophagus[J]. Arch Pathol Lab Med, 2011, 135：945-948

[16] Ide H, Ozawa S, Matsubara H, et al. Comprehensive registry of esophageal cancer in Japan, 2000[J]. Esophagus, 2009, 6：27-47

[17] Participants in the Paris Workshop. The Paris endoscopic classification of superficial neoplastic lesions：esophagus, stomach, and colon[J]. Gastrointest Endosc, 2009, 58（Suppl 6）：S3-S43

[18] Kodama M, Kakegawa T . Treatment of superficial cancer of the esophagus：a summary of responses to a questionnaire on superficial cancer of the esophagus in Japan[J]. Surgery, 1998,123：432-439

[19] Takubo K. Pathology of the esophagus, 2nd edn[M]. Tokyo：Springer, 2008

[20] Muto H, Hironaka S, Nakane M, et al. Association of multiple Lugol-voiding lesions with synchronous and metachronous esophageal squamous-cell carcinoma in patients with head and neck cancer[J]. Gastrointest Endosc, 2002, 56：517-521

[21] Katada C, Muto M, Tanabe S, et al. Surveillance after endoscopic mucosal resection or endoscopic submucosal dissection for esophageal squamous cell carcinoma[J]. Dig Endosc, 2013, 25（Suppl 1）：39-43

[22] Cui R, Kamatani Y, Takahashi A, et al. Functional variants in ADH1B and ALDH2 coupled with alcohol and smoking synergistically enhance esophageal cancer risk[J]. Gastroenterology, 2009, 137：1768-1775

[23] Hirota WK, Zuckerman MJ, Adler DG, et al. ASGE guideline：the role of endoscopy in the surveillance of premalignant conditions of the upper GI tract[J]. Gastrointest Endosc, 2006, 63（4）：570-580

[24] Islami F, Boffetta P, Ren JS, et al. High-temperature beverages and foods and esophageal cancer risk – a systemic review[J]. Int Cancer, 2009, 125：491-524

[25] Morton LM, Gilbert ES, Hall P, et al. Risk of treatment-related esophageal cancer among breast cancer survivors[J]. Ann Oncol, 2012, 23：3081-3091

[26] Anderson SR, Sinacori JT. Plummer-Vinson syndrome heralded by postcricoid carcinoma[J]. Am Otolaryngol, 2007, 28：22-24

[27] Palladino-Davis AG, Mendez BM, Fisichella PM, et al. Dietary habits and esophageal cancer[J]. Dis Esophagus（Epub ahead of print）, 2013

[28] Landgren AM, Landgren O, Gridley G, et al. Autoimmune disease and subsequent risk of developing alimentary tract cancers among 4.5 million U.S. male Veterans[J]. Cancer, 2011, 117：

1163–1171

[29] Chandan VS, Murray JA, Abraham SC. Esophageal lichen planus[J]. Arch Pathol Lab Med, 2008, 132：1026–1029

[30] Lack E, Worsham F, Callihan, M，et al. Granular cell tumor：a clinicopathologic study of 110 patients[J]. Surg Oncol, 1980, 13：301–306

[31] Abraham S, Singh V, Yardley J, et al. Hyperplastic polyps of the esophagus and esophagogastric junction[J]. Am Surg Pathol, 2001, 25：1180–1187

[32] Weinberg JA. Lymphatics of the esophagus. In：Haagensen CD, Feind CR, Herter FP, Slanetz CA Jr, Weinberg JA（eds）The lymphatics in cancer[M]. Philadelphia：Saunders, 1972

[33] Rice TW, Zuccaro G, Adelstein DJ, et al. Esophageal carcinoma：depth of tumor invasion is predictive of regional lymph node status[J]. Ann Thorac Surg, 1998, 65：787–792

[34] Tajima T, Nakanishi Y, Tachimori Y, et al. Significance of involvement by squamous cell carcinoma of the ducts of esophageal submucosal glands[J]. Cancer, 2000, 89：248–254

[35] Nishimaki T, Tanaka O, Suzuki T, et al. Tumor spread in superficial esophageal cancer：histopathologic basis for rational surgical treatment[J]. World Surg, 1993, 17：766–772

[36] Chu P, Stagias J, West AB, et al. Diffuse pagetoid squamous cell carcinoma in situ of the esophagus[J]. Cancer, 1997, 79：1865–1870

[37] Ishihara A, Mori T, Koono M. Diffuse pagetoid squamous cell carcinoma of the esophagus combined with choriocarcinoma and mucoepidermoid carcinoma：an autopsy case report[J]. Path Int, 2002, 53：147–152

[38] Eguchi T, Nakanishi Y, Shimoda T, et al. Histopathological criteria for additional treatment after endoscopic mucosal resection for esophageal cancer：analysis of 464 surgically resected cases[J]. Mod Pathol, 2006, 19：475–480

[39] Tajima Y, Nakanishi Y, Ochiai A, et al. Histopathologic findings predicting lymph node metastasis and prognosis of patients with superficial esophageal carcinoma：analysis of 240 surgically resected tumors[J]. Cancer, 2000, 88：1285–1293

[40] Kato H, Tachimori Y, Watanabe H, et al. Intramural metastasis of thoracic esophageal carcinoma[J]. Int Cancer, 1992, 50：49–52

[41] Kuwano H, Nakajima M, Miyazaki T, et al. Distinctive clinicopathological characteristics in esophageal squamous cell carcinoma[J]. Ann Thorac Cardiovasc Surg，2003，9：6–13

[42] Igaki H, Kato H, Tachimori Y, et al. Prognostic evaluation of patients with clinical T1 and T2 squamous cell carcinomas of the thoracic esophagus after 3-field lymph node dissection[J]. Surgery, 2003, 133：368–374

[43] Ide H, Nakamura T, Hayashi K, et al. Esophageal squamous cell carcinoma：pathology and prognosis[J]. World Surg, 1994, 18：321–330

[44] Tanigawa N, Matsumura M, Amaya H, et al. Tumor vascularity correlates with the prognosis of patients with esophageal squamous cell carcinoma[J]. Cancer, 1997, 79：220–225

[45] Sarbia M, Bittinger F, Porschen R, et al. Prognostic value of histopathologic parameters of esophageal squamous cell carcinoma[J]. Cancer, 1995, 76：922–927

[46] Schumacher K, Haensch W, Roefzaad C, et al. Prognostic significance of activated CD8+ T cell infiltration within esophageal carcinomas[J]. Cancer Res, 2001, 61：3932–3936

[47] Miyata H, Yoshioka A, Yamasaki M, et al. Tumor budding in tumor invasive front predicts prognosis and survival of patients with esophageal squamous cell carcinomas receiving neoadjuvant chemotherapy[J]. Cancer, 2009, 115：3324–3334

[48] Nakanishi Y, Ochiai A, Kato H, et al. Clinicopathological significance of tumor nest configuration in patients with esophageal squamous cell carcinoma[J]. Cancer, 2001, 91：1114–1120

[49] Tanabe T, Kanda T, Kosugi S, et al. Extranodal spreading of esophageal squamous cell carcinoma：Clinicopathological characteristics and prognostic impact[J]. World Surg, 2007, 31：2192–2198

[50] Sung CO, Park CK, Kim SH, et al. Classification of epithelial-mesenchymal transition phenotypes in esophageal squamous cell carcinoma is strongly associated with patient prognosis[J]. Mod Pathol, 2011, 24：1060–1068

[51] Yamamoto M, Doki Y, Shiozaki H, et al. Evaluation of the histologic effect of chemoradiation therapy for squamous cell carcinomas of the esophagus by assessing morphologic features of surgical specimens[J]. Dis Esophagus, 2000, 13：293–300

[52] Takagawa R, Kunisaki C, Makino H, et al. Efficacy of chemoradiotherapy with low-dose cisplatin and continuous infusion of 5-fluorouracil for unresectable squamous cell carcinoma of the esophagus[J]. Dis Esophagus, 2009, 22：482–489

[53] Shimada H, Okazumi S, Shiratori T, et al. Impact of lymph node involvement in T2 or T3 thoracic esophageal squamous cell carcinoma[J]. Hepatogastroenterology, 2009, 56：1039–1043

[54] Akutsu Y, Matsubara H. The significance of lymph node status as s prognostic factor for esophageal cancer[J]. Surg Today, 2011, 41：1190–1195

[55] Tachimori T, Nagai Y, Kanamori N, et al. Pattern of lymph node metastases of esophageal squamous cell carcinoma based on the anatomical lymphatic drainage system[J]. Dis Esophagus, 2011, 24：33–38

[56] Rizk N, Venkatraman E, Park B, et al. The prognostic importance of the number of involved lymph nodes in esophageal cancer: implications for revisions of the American Joint Committee on Cancer staging system[J]. Thorac Cardiovasc Surg, 2006, 132: 1374–1381

[57] Peyre CG, Hagen JA, DeMeester SR, et al. Predicting systemic disease in patients with esophageal cancer after esophagectomy: a multinational study on the significance of the number of involved lymph nodes[J]. Ann Surg, 2008, 248: 979–985

[58] Lin DC, Du XL, Wang MR. Protein alterations in esophageal squamous cell carcinoma and clinical implications: a review[J]. Dis Esophagus, 2009, 22: 9–20

[59] Chen J, Kwong DL, Cao Q, et al. Esophageal squamous cell carcinoma: advance in genomics and molecular genetics[J]. Dis Esophagus, 2013

[60] Costa NM, Lima SC, Simao TD, et al. The potential molecular markers to improve interventions through the natural history of esophageal squamous cell carcinoma[J]. Biosci Rep. doi: 10.1042/BSR20130063

[61] Taylor PR, Abnet CC, Dawsey SM. Squamous dysplasia – the precursor lesion for esophageal squamous cell carcinoma[J]. Cancer Epidemiol Biomarkers Prev, 2013, 22: 540–552

[62] Schlemper RJ, Dawsey SM, Itabashi M, et al. Differences in diagnostic criteria for esophageal squamous cell carcinoma between Japanese and Western pathologists[J]. Cancer, 2000, 88: 996–1006

[63] Wang WC, Wu TT, Chandan VS, et al. Ki-67 and ProEXC are useful immunohistochemical markers in esophageal squamous intraepithelial neoplasia[J]. Hum Pathol, 2011, 42: 1430–1437

[64] Kobayashi Y, Nakanishi Y, Taniguchi H, et al. Histological diversity in basaloid squamous cell carcinoma of the esophagus[J]. Dis Esophagus, 2009, 22: 231–238

[65] Imamhasan A, Mitomi H, Saito T, et al. Immunohistochemical and oncogenetic analyses of the esophageal basaloid squamous cell carcinoma in comparison with conventional squamous cell carcinomas[J]. Hum Pathol, 2012, 43: 2012–2023

[66] Sarbia M, Verreet P, Bittinger F, et al. Basaloid squamous cell carcinoma of the esophagus: diagnosis and prognosis[J]. Cancer, 1997, 79: 1871–1878

[67] Hishida T, Nakanishi Y, Shimoda T, et al. Esophageal basaloid carcinoma with marked myoepithelial differentiation[J]. Pathol Int, 2002, 52: 313–317

[68] Yachida S, Nakanishi Y, Shimoda T, et al. Adenosquamous carcinoma of the esophagus[J]. Oncology, 2004, 66: 218–225

[69] Bombi JA, Riverola A, Bordas JM, et al. Adenosquamous carcinoma of the esophagus: a case report[J]. Pathol Res Pract, 1991, 187: 514–519

[70] Lam KY, Dickens P, Loke SL, et al. Squamous cell carcinoma of the esophagus with mucin-producing component（muco-epidermoid carcinoma and adenosquamous carcinoma）：a clinicopathologic study and a review of literature[J]. Eur Surg Oncol, 1994, 20：25-31

[71] Sweetser S, Jacobs NL, Song LM. Endoscopic diagnosis and treatment of esophageal verrucous squamous cell cancer[P]. Dis Esophagus. doi：10.1111/j.1442-2050.2012.01434.x

[72] Nakasono M, Hirokawa M, Suzuki M, et al. Lymphoepithelioma-like carcinoma of the esophagus：report of a case with non-progressive behavior[J]. Gastroenterol Hepatol, 2007, 22：2344-2347

[73] Sashiyama H, Nozawa A, Kimura M, et al. Case report：a case of lymphoepitheliomalike carcinoma of the esophagus and review of the literature[J]. Gastroenterol Hepatol, 1999, 14：534-539

[74] Chen PC, Pan CC, Hsu WH, et al. Epstein-Barr virus-associated lymphoepitheliomalike carcinoma of the esophagus[J]. Hum Pathol, 2003, 34：407-411

（宋伟安　译）

3

食管鳞状细胞癌的影像学诊断

Hiroya Ojiri

日本慈惠会医科大学　影像科

【摘要】影像学检查在食管癌的诊断及分期中发挥着重要作用。目前常用的影像学检查方法主要包括：食管钡餐造影、内镜检查、超声内镜检查（EUS），计算机断层扫描（CT），磁共振成像（MRI），正电子发射计算机断层扫描（PET）。CT、EUS、MRI、PET 之间可以发挥互补作用。联合选用这些检查方法对食管癌患者选择最佳治疗手段是至关重要的。

本章主要介绍以 CT 和 MRI 为主的影像学特征以及与食管癌相关的解剖学知识。EUS 可以准确的判断肿瘤侵犯的层次（T1-3），而断层扫描（如 CT 或 MRI）可以发现肿瘤侵犯食管外膜及侵及周围组织的情况（T4）。目前，区域淋巴结转移的情况可以通过 EUS、CT 及 PET-CT 进行评估。CT 发现转移淋巴结转移主要依靠淋巴结的大小，但这并不是十分准确的指标；MRI 在判断局部淋巴结转移中的作用有限。CT 是发现远处转移的主要检查方法。

【关键词】食管癌；影像；CT；MRI

3.1 简介

食管癌的预后较差，这是因为它常常在被发现时就已处于进展期。在为每一名患者制订恰当的治疗策略时，准确的术前分期是至关重要的。目前，手术切除是治疗没有远处转移及局部没有明显外侵的食管癌最好的措施，但是应当尽量避免不必要的外科手术。

放射科医生可以在食管癌的诊断和分期中发挥着重要作用。目前的诊断性检查包括食管钡餐造影、内镜、超声内镜（EUS）、计算机断层扫描（CT）、磁共振成像（MRI）和正电子发射断层扫描（PET）。联合使用他们是必要的，通过全面的影像学检查可以为食管癌患者选择最佳的治疗措施。CT、MRI、EUS 和 PET 应当彼此互补使用。为食管癌患者进行影像学检查的主要目的是：尽可能准确地进行疾病的分期，并确定哪些患者适于接受外科手术。准确的病情评估需要了解各种检查的优点和局限性，并熟悉食管的解剖和食管癌的扩散方式。

鳞状细胞癌（SCC）是全球最常见的食管癌，大多发生于食管上段；而腺癌主要发生在食管下段和食管胃交界部（EGJ）。因此，在食管鳞状细胞癌的影像学诊断中，重点是关注肿瘤有无直接侵犯到气管支气管树以及有无上纵隔淋巴结的转移。

本章主要介绍食管癌行 CT、MRI 等影像学检查的特征，以及与食管癌的临床决策相关的解剖学知识。

3.2 食管的解剖

3.2.1 食管的分段

食管是一个起自食管开口和食管胃交界部（EGJ）的管状器官，临床上分为四段[1]：颈段食管、上胸段食管、中胸段和下胸段食管（包括食管胃交接部）。颈段食管起自环状软骨下缘水平至胸廓入口水平；上胸段食管起自胸廓入口水平止于奇静脉弓下缘水平；中胸段食管起自奇静脉弓下缘水平至下肺静脉水平；下胸段食管起自下肺静脉水平至胃部（下胸段食管将食管胃交界部也包括在内）。

环状软骨是区分下咽与食管的标志（见图 3.1）。食管上缘位于环咽肌下缘，约在 C6 水平。环咽肌实际上是下咽一个特殊的功能区。横断面图像清晰地展示了这种过渡[2]；下咽是一个扁平的椭球软组织结构，附着于甲状腺叶的后外侧缘和下角（见图 3.1a）。另一方面，颈段食管位于甲状软骨下方，在气管后方形成一个椭圆形肌性无软骨组织的结构（见图 3.1b）。气管自颈部到胸廓入口通常位于正中部，而食管通常偏向左侧（见图 3.2）[2]。

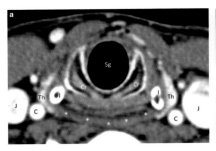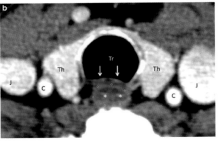

（a）下咽的水平位增强 CT 图像。环状软骨（Cr）在这个层面上是 U 形的，这主要是因为在这个平面上弓的前方比环状软骨的后面低。声门下喉（Sg）从后方看凸出环状软骨表面。在水平位 CT 上下咽是一个扁平的椭球结构，因为咽下缩肌部分起自双侧甲状软骨下角。在这个水平下咽由前面的环状软骨部分（。）和咽后壁（*）组成。C 颈总动脉，J 颈内静脉，Th 甲状腺（上极）；（b）颈段食管增强 CT 图像。颈段食管为气管（Tr）后的一个椭圆形结构。它主要包含三层：内增强层代表黏膜（*），外面软组织低密度层（。）代表固有肌层，和它们之间的黏膜下脂肪层。气管的后面是凹的，因为该颈段食管（箭头）突入气管膜部。C 颈总动脉，J 颈内静脉，Th 甲状腺

图 3.1 下咽和颈段食管的正常 CT 解剖

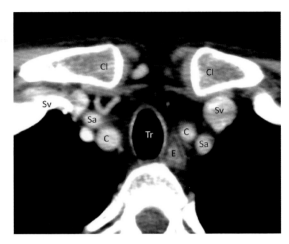

水平位增强 CT 影像。食管（E）偏左，气管（Tr）居中。C 颈总动脉，Cl 锁骨（胸骨端），
Sa 锁骨下动脉、Sv 锁骨下静脉

图 3.2　胸廓入口的正常 CT 解剖

3.2.2　食管壁的分区解剖

食管壁由黏膜、黏膜肌层、黏膜下层、固有肌层和外膜组成。EUS 能区分这些层次并可以判断肿瘤侵犯食管壁的深度（见图 3.3）[3]。增强 CT（见图 3.1b 和图 3.2）和增强 MRI 可以看到黏膜层的强化。

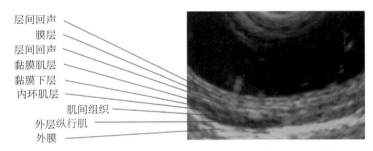

层间回声
膜层
层间回声
黏膜肌层
黏膜下层
内环肌层
肌间组织
外层纵行肌
外膜

EUS 将食管壁分成 9 层（层间回声、黏膜层、层间回声、黏膜肌层、黏膜下层、
内环肌层、肌间组织、外层纵行肌、外膜）

图 3.3　正常食管 EUS（Gohda 博士提供）

3.3　影像学上的 T 分期

食管癌的分期主要依据浸润的深度。由于食管没有浆膜层，缺乏阻止肿瘤向外侵犯纵隔的解剖屏障，因此，食管癌容易扩散到颈部或胸部的邻近组织，包括气管、甲状腺、喉、支气管、主动脉、肺、心包、和膈肌[4]。纵隔邻近结构受侵犯被定义为 T4。T4 进一步分为两种情形：可切除的 T4a 和不可切除的 T4b[5]。

临床分期的一个重要内容是判定肿瘤是否侵及纵隔结构，因为纵隔受侵的食管癌患者可能不合适接受手术治疗[5]。肿瘤浸润深度则是为患者选择综合治疗还是手术治疗的主要标准[5]。

各种影像学检查在肿瘤分期中的作用是互补的。超声内镜可以精确显示肿瘤侵犯食管壁的层次（T1-3）。而断层扫描（如 CT 和 MRI）在判断肿瘤侵犯邻近结构方面非常有用（T4）。本章关注的主要是 CT 和 MRI。

3.3.1 钡餐食管造影

食管钡餐造影是吞咽困难和吞咽疼痛患者的首选检查，也是发现食管癌的首要方法。

单对比技术（充盈相）用于评估管腔的通畅度、管壁的柔韧度及狭窄的特征。双重对比技术（黏膜相）则可以发现黏膜的变化，如隆起和溃疡性病变。但在远端严重阻塞的疾病中可能无法获得良好质量的双重对比（黏膜相）图像。

食管钡餐造影有助于确定肿瘤的长度及相对于常用定位标志（如气管隆突）的位置。病变属于食管的那一段对确定合适的放疗范围是很重要的。

食管造影的表现，早期食管癌表现为小的息肉样或斑块状病变或浅表播散病灶；晚期食管癌表现为浸润性、息肉样、溃疡状或静脉曲张样的病变（见图 3.4 和图 3.5）[6]。晚期食管癌充盈相的典型表现包括：不规则的狭窄（见图 3.4，图 3.5 和图 3.6a）、团块样的充盈缺损（见图 3.7a）或溃疡（见图 3.4）；黏膜相的典型表现为管腔或管壁轮廓的突然变化或形状不规则的肿块（见图 3.6b）。日本食管学会采用的分类系统就是以食管癌的大体外观为基础[7]。

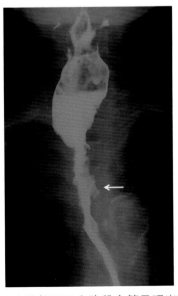

图 3.4 食管癌（上胸段），充盈相可见上胸段食管呈现出不规则狭窄和溃疡（箭头）

　　黏膜相可以发现 95% 以上的食管癌[8]。对疑诊有肿瘤的患者进行钡餐造影检查时，阳性预测值约为 40%。钡餐造影发现的可疑肿瘤患者，98% 可通过内镜查出食管癌[8, 9]。

　　检查时应注意发现有无同时伴有双源发癌。肿瘤侵犯引起的气管食管瘘也可以在造影中看到（见图 3.8a）。

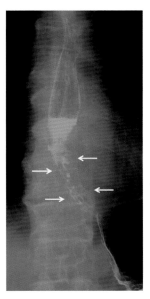

图 3.5　食管癌（下胸段食管），食管钡餐造影显示下胸段食管呈现出
不规则狭窄及静脉曲张样表现（箭头）

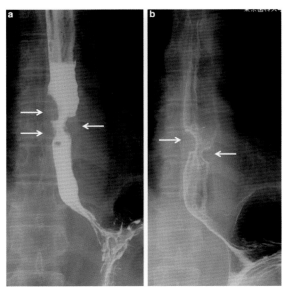

（a）和黏膜相；（b）钡餐造影显示食管中胸段食管呈现出不规则狭窄和管径的突然变化（箭头）
图 3.6　食管癌（中胸段）充盈相

3.3.2 超声内镜（EUS）

EUS 可以显示食管壁的各个层次（见图 3.3），并可准确显示肿瘤浸润的深度。EUS 在区分 T1 和 T2 病变方面很有价值。

然而，EUS 在进行 T 分期时也有局限性：一是准确率高度依赖于操作人员的水平；二是对于那些食管管腔狭窄的患者，如果探头不能越过肿瘤位置则无法完成整个检查。有报道称 EUS 检查失败率高达 14% ~ 25%，主要原因是管腔狭窄导致内镜无法通过[10, 11]。EUS 和 CT 在食管癌的 TNM 分期中可以互相补充[12]。

EUS 也可用于发现区域淋巴结转移。细针穿刺和超声内镜联合使用可提高淋巴结转移的检出率[5]。

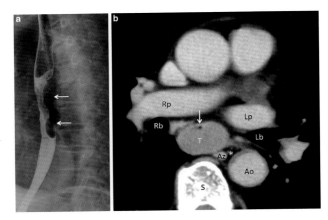

（a）食管钡餐造影显示下胸段食管呈现不规则狭窄及团块样充盈缺损（箭头）； （b）中胸段食管水平增强 CT。食管壁不对称的增厚形成软组织肿块（T）。狭窄的食管腔表现为偏心空气密度区（箭头）。食管周围的脂肪层完整保留，在食管、主动脉（Ao）、脊柱（S）周围有一个三角形的脂肪间隙（*），这样的表现可以较明确的排除 T4 分期。
Az 奇静脉，Lb 左主支气管，Lp 左肺动脉，Rb 右主支气管，Rp 右肺动脉
图 3.7　食管癌（中胸段）

3.3.3 CT

尽管 CT 在判定病变能否切除或是否有纵隔淋巴结转移方面存在局限性[13-15]，但 CT 仍然是最好的食管癌分期手段。随着多探头 CT 的出现，CT 检查可以更准确进行疾病分期[5]。CT 已经成为食管癌诊断分期的主要工具。而 EUS 和 PET 的使用提高了食管癌的分期准确率。现在主张将 CT、EUS 和 PET 联合使用，用以评估患者是选择手术治疗、化疗还是放化疗[5]。

临床实践中，一般建议在食管癌患者获得病理诊断后先进行 CT 检查，这样可以对患者同时进行 N 和 M 分期。

CT 检查在确定食管壁肿瘤浸润深度方面作用有限，一般情况下无法区分 T1、T2 或 T3。然而，CT 可以用于区分 T3 和 T4 病变，并可以发现不能切除的（T4a）或发生远处转移的疾病（见图 3.7b 和图 3.9a）。

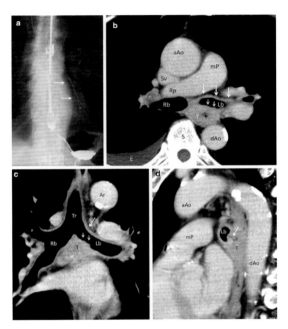

（a）显示造影剂漏到左主支气管及下叶支气管（箭头）。隆突下增强 CT（b）及气管隆凸平面冠状位图像（c）呈现不规则的食管壁环周增厚，提示食管癌（T）。在肿瘤（T）和左主支气管管腔（Lb）之间的一个凹凸不平的界面（小箭头）及沿左主支气管出现的弥漫性浸润改变（大箭头）强烈提示支气管受侵。同时还伴有肺门淋巴结转移（n）和右侧胸腔积液（E）（b）。重建的矢状位图像（d）可以发现在肿瘤与左主支气管之间有支气管瘘存在（箭头）。aAo 升主动脉，主动脉弓 Ar，dAo 降主动脉，mP 主肺动脉，Rb 右主支气管，Rp 右肺动脉的，S 脊柱，Sv 上腔静脉

图 3.8　食管癌（中胸段）食管造影

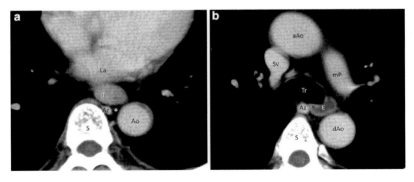

（a）下胸段食管平面的增强 CT 水平位图像表现为下段食管的不对称性管壁增厚（T）。食管周围的脂肪组织及食管、主动脉（AO），脊柱（S）间的三角形脂肪间隙都是完整存在的，可以除外 T4 病变。Az 奇静脉，La 左心房；（b）气管分叉平面上增强 CT 图像。食管癌上端（a）食管（E）扩张并充满低密度的液体。这一层的食管壁厚度仅 2mm。aAo 升主动脉，Az 奇静脉，dAo 降主动脉，mP 主肺动脉，S 脊椎，Sv 上腔静脉，Tr 气管

图 3.9　食管癌（下胸段食管）

3.3.3.1　CT 扫描分析方案及最佳图像采集期

CT 扫描的范围应从颈部直到整个上腹部，而且应当采用增强 CT 扫描，这样方能充分评估 TNM 分期。增强 CT 扫描时图像采集的最佳时机还有些争议，主要根据 CT 检查的目的而定。延迟期的前对照与后对照图像已足可评估 N 和 M。不过，一些研究者认为采用 CT 动脉期（动态研究）检查原发病灶（T）比 EUS 检查精准。

Umeoka 等报道称，第二动脉期动态增强扫描（降主动脉衰减 200Hu35 秒钟后）是检查食管癌的最佳时机[16]。在他们的另一项报道中，发现动态扫描 CT 动脉期的早期食管边缘强化只存在于 T3/T4 期食管癌。这一发现可用于提高术前食管癌 T1/T2 和 T3/T4 判别的精度[17]。Holsher 等人报告称，动脉相 T 分期的敏感度分别为：T1a 0%、T1b 71.4%、T2 12.5%、T3 89.5%、T4 100%；在静脉相的灵敏度值为 T1a 0%、T1b 14.3%、T2 0%、T3 94.7%、T4 100%[12]。

静脉期图像在评估纵隔淋巴结肿大和肝脏转移瘤方面很有必要。Yoon 等人报道称，80% 的食管癌患者可以在静脉期 CT 中检出，不过仍有近 70% 的 T1 肿瘤被漏诊[18]。

3.3.3.2　食管癌的诊断标准

【食管壁的厚度】

一般来说，CT 检查并不能区分出食管壁的层次。食管壁增厚是发现食管癌和判断其程度（主要指纵向）的最重要的影像学特征。精确的食管癌定位有助于制订放射治疗计划。

一般情况下，食管壁厚超过 5mm 就属异常（见图 3.7b，图 3.8b 和图 3.9a）[19]。M.D Anderson 癌症中心的一项研究建议将壁厚超过 5mm 作为判断食管壁增厚的标准，但该研究没有考虑食管的状态[20, 21]。Moss 等人建议的标准为：CT 图像上食管壁厚度大于 5mm 为异常（Moss II 期）；食管壁厚度在 3 到 5mm 可以提示有早期病变，但早期病变可以没有明显食管壁增厚（Moss I 期）[22]。

食管壁厚度在很大程度上取决于食管的状态。扩张状态的食管管壁厚度在 3mm 以上就是异常的[22, 23]。Xia 等人的报道称，收缩状态的正常食管壁厚度可以达到 5mm，扩张状态下厚度则约为 3mm（见图 3.9b），一般情况下在任何状态下都不会超过 5.5mm[20]。在他们的研究中，食管收缩时的最大的壁厚是 4.7mm，扩张状态的壁厚是 2.11mm。当扩张时食管壁厚度为 1.87～2.7mm，且颈段食管管壁最厚。收缩状态下，腹段的食管壁要比颈段和胸段的食管壁厚。他们还报告，男性食管壁厚度比女性厚约 1mm。年龄和皮下脂肪的厚度对食管壁厚度则没有影响[20]。不对称性的食管壁增厚是 CT 诊断食管癌的主要表现，但这种表现没有特异性（见图 3.7a 和图 3.9a）[5]。

【其他特征】

高分辨率、对比度良好的高质量 CT 能够将食管壁分为三层：强化的内层、脂肪样衰减的中间层和很少强化的外层，分别代表黏膜层，黏膜下脂肪层和固有肌层（见图 3.1b，图 3.2 和图 3.10）。外层以外的结构被食管外膜包围。理论上，搞清这种局部解剖有助于评估肿瘤浸润的深度以进行食管癌 T 分期。当外层（肌层）未受浸润时，疾病分期为T1（见图 3.11）；当外层被轻度强化的肿瘤部分浸润时，分期为 T2；当外层（固有肌层）被全层浸润、但食管外轮廓光滑和 / 或食管周围脂肪层完整时，分期为 T3（见图 3.12、图 3.13）；当食管的外轮廓变得不规则或食管外脂肪层及邻近结构消失时，则分期为 T4（见图 3.8、图 3.14）。然而，彻底区分食管壁各个层次是不可能的。在阻塞部位上方经常可以看到充满的液体或食物残渣导致的食管扩张（见图 3.9）。

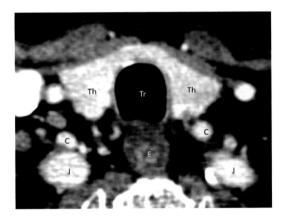

颈段食管的增强 CT 图像，提示食管壁（E）的三个不同层次：内增强层、中间脂肪层、外面的软组织密度层，分别代表：黏膜、黏膜下脂肪层和固有肌层。C 颈总动脉，J 颈内静脉，颈内静脉 Th 甲状腺，Tr 气管

图 3.10　食管壁的局部解剖图

3.3.3.3　肿瘤侵犯邻近结构的诊断标准

评估肿瘤能否被切除是为食管癌患者制定治疗策略的重要环节。当肿瘤侵犯到纵隔结构如主动脉（见图 3.15）和气管—支气管时（见图 3.8，图 3.14a，图 3.16 和图 3.17），常提示手术切除存在困难。CT 检查在排除 T4b 期决定肿瘤能否切除方面是相当可靠的（见图 3.7b 和图 3.9a）[23]。CT 判定肿瘤局部浸润的诊断标准包括：肿瘤与邻近纵隔结构间脂肪层消失、移位或突入其他纵隔结构中。CT 预测食管癌侵犯纵隔结构的敏感度和特异度分别为：88% ～ 100% 和 85% ～ 100%[24, 25]。CT 对主动脉受侵的敏感度、特异度和准确度分别为：6%、85% 和 58%，气管支气管受侵的和气管入侵的敏感度、特异度和准确度分别为：31% ～ 100%、68% ～ 98% 和 74% ～ 97%[24, 27, 29]。

虽然存在脂肪间隙就可以排除肿瘤侵犯（见图 3.7b 和图 3.9a），但没有脂肪层并不代表一定存在肿瘤侵犯。不过，如果在可能发生肿瘤侵犯的部位脂肪层消失则提示可能有肿瘤侵犯发生（见图 3.15b），CT 扫描可以同时获得该平面上下层次的脂肪间隙的完整图像[23]。我们必须认识到进行放疗（化疗）或接受过手术后的脂肪层也会消失。Lefor 等人报道称，CT 图像上长度超过 3cm 的食管癌发生食管外侵犯的概率更高。病变的长度和食管的外侵都影响到患者的生存时间[30]。Ruf 等人报道指出，如果连续 4 个层面出现食管周围组织受侵时，多提示无法实施手术切除[13, 31]。

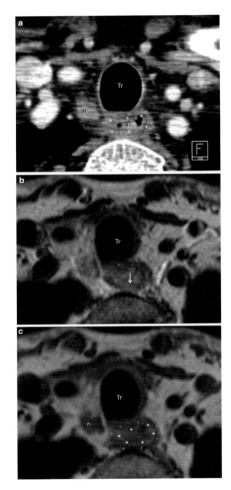

（a）颈段食管增强 CT 图像，显示一个结节性病变（T），起自食管后壁。黏膜下层脂肪（*）和肌层软组织（。）完整，右侧气管旁淋巴结转移（n）。在 T2 加权轴位图像（b）模糊的低强度的肌肉层（。）从后面看（箭头）可能部分侵及固有肌层（T2）。然而，在 T1 加权图像（c）无论是高信号强度的黏膜下脂肪（星号）还是组织信号强度的肌层（。）都保存完好。在轴位 T1 加权图像表现（c）可以排除固有肌层以下的侵犯。影像学提示 T1 期。n 增大的气管旁淋巴结，Tr 气管

图 3.11 颈段食管癌（颈段食管 T1）

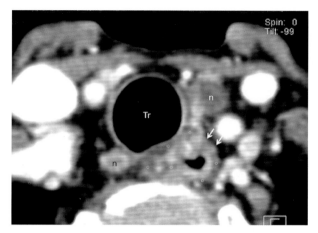

颈段食管平面的增强轴位图像，区分内增强的黏膜层和外强化不明显的肌层（。）。前面相对增厚的内层代表原发病灶。局部侵犯肌肉层（箭头）而食管外膜完整，提示 T3 期。气管旁双侧都有转移淋巴结（n）。Tr 气管

图 3.12　食管癌（颈段食管；T3）

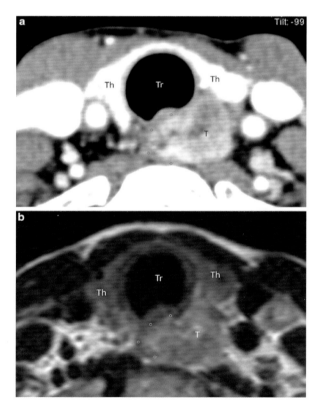

（a）和 T2 加权轴位图像（b）显示浸润性生长的肿瘤（T）。左侧壁没有肌肉层（。），且食管与邻近结构间存在软组织层提示 T3 期。Th 甲状腺腺体，Tr 气管

图 3.13　食管癌（颈段食管；T3），在颈段食管平面的增强 CT 轴位图像

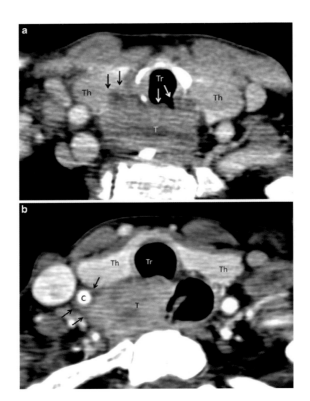

(a) 显示一个不规则形状的肿物（T）。肿物向前侵犯气管（Tr）（白色箭头）和甲状腺右叶（Th）（黑色箭头）。不同患者的颈段食管的增强 CT 轴位图像（b）。有一个偏心肿物（T）代表原发病灶和食管旁可疑淋巴结转移。肿瘤的右侧包围了 2/3 以上的右侧颈总动脉（C）（箭头），强烈提示颈动脉受侵。Th 甲状腺腺体，Tr 气管

图 3.14 食管癌（颈段食管；T4），颈段食管平面的增强轴位 CT 图像

在尸检或手术中检测到的食管癌侵犯主动脉的概率为 2% ～ 20%[13、25、14]。在 CT 上，如果主动脉与食管肿瘤之间的夹角大于 90°以上[25]或者紧邻原发病灶的食管、主动脉及脊柱旁间的三角脂肪间隙消失（见图 3.15），则提示主动脉受侵[28]。

Picus 等人提出了第一个条标准，他们判断主动脉受侵的准确率接近 80%。如果食管和主动脉之间接触面的弧度大于 90°即可诊断主动脉受侵（见图 3.15a）；如果弧度小于 45°，提示主动脉未受侵犯；弧度在 45°～ 90°则不能确定主动脉是否受侵[25]。

Takashima 等人提出的第二条标准：食管、主动脉和脊柱间的三角形脂肪间隙消失，提示有主动脉侵犯（见图 3.15a）。他们报道：采用这一标准，MRI 的诊断灵敏度（100%）和特异性（86%）非常高。CT 和 MRI 在预测能否手术切除方面价值相当。在他们的研究中，没有假阴性结果出现（见图 3.7b 和图 3.9a）[28]。Ogawa 等人报道称，第二条标准（三角形的脂肪间隙消失）与外膜受侵有关，但肿瘤不一定进入主动脉，因此建议只有当肿瘤在主动脉和脊柱之间生长时才提示主动脉受侵[32]。

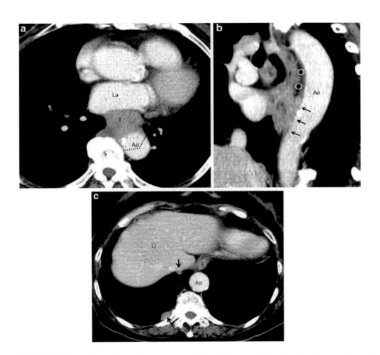

　(a) 左心房水平的增强 CT 轴位图像（La）。在后纵隔食管有一个浸润性肿瘤（T）。肿瘤紧邻降主动脉（Ao）前部，食管、主动脉（Ao）和脊柱（S）间的三角形脂肪间隙消失（参照图 3.7b 和图 3.9a）。肿瘤（T）和主动脉（Ao）的接触面形成一个接近 120°的弧（> 90°）；虚线代表"Picus 角"，强烈提示主动脉受侵。斜矢状位图像（b）显示肿瘤（T）紧靠降主动脉（Ao）、食管（E）和主动脉之间的脂肪层（。）消失（箭头）。轴向图像的水平刚好高于膈肌（c）。右侧胸膜表面有几个结节性肿瘤（箭头），代表癌性胸膜炎（胸腔种植）。Ao 降主动脉，E 食管，Li 肝

图 3.15　食管癌（中、下胸段食管；T4）

　　气管支气管瘘（见图 3.8、图 3.17b）或肿瘤长入气道管腔内（见图 3.14a）是气管支气管受侵的主要表现。食管肿瘤引起的气管（见图 3.8 和图 3.17）或支气管（通常是左主支气管）（见图 3.14a、图 3.16）后壁的移位或凹陷是提示气管支气管受侵的主要特征（见图 3.8）[25]。

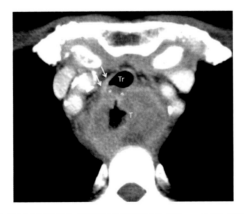

上纵隔平面的增强 CT 图像显示食管壁的不规则增厚（T）。肿瘤（T）突入膜部（*）和
浸范气管（Tr）右侧壁（箭头）。这样表现强烈提示气管受侵犯
图 3.16　食管癌（上胸段食管；T4）

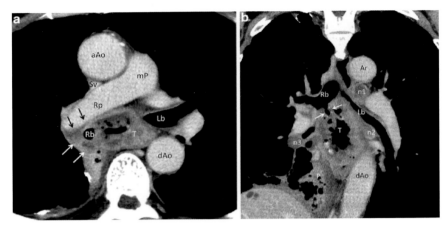

（a）中胸段食管平面的轴位增强 CT 图像。发生在中胸段食管的坏死的肿瘤包围右主支气管（Rb）（箭头）。aAo 升主动脉，dAo 降主动脉，Lb 左主支气管，mP 主肺动脉，Rp 右肺动脉，Sv 上腔静脉。（b）重建冠状位 CT 图像。肿瘤（T）与右主支气管（Rb）之间可见气管食管瘘（箭头）。显著增大的左侧支气管内的低密度灶（n1），中胸段食管旁淋巴结（n2）和右肺门淋巴结（n3），代表纵隔及右肺门的多发淋巴结转移。Ar 主动脉弓，dAo 降主动脉，P（吸入性）右肺底肺炎

图 3.17 食管癌（中胸段食管；T4）

【对其他组织结构的侵犯】

食管癌对胃的侵犯表现为软组织肿块从原发性食管肿瘤蔓延至胃底[28]。对心包的侵犯（定义为 T4a）表现为心包增厚、心包积液、心脏压痕以及心包脂肪层损失[5]。

3.3.4 磁共振（MRI）

磁共振（MRI）成像在评价颈段食管癌中的价值高于 CT（见图 3.11）。然而，在胸段食管癌和食管胃交界部肿瘤中的诊断价值不高，因为运动伪影会影响到 MRI 的显像。

目前，MRI 并没有表现出比 CT 更明显的优势，在判断肿瘤浸润的敏感度和特异度方面与 CT 大致相当。MRI 与 CT 在判断食管癌可切除性的精度方面几乎相同[28]。一般而言，MRI 在食管癌分期方面并不优于 CT[12]。目前为止，MRI 对食管分期的价值也比较有限[24]。

然而，MRI 诊断食管癌的能力正获得不断的进步，并可以弥补其他影像检查的缺陷[24]。Sakurada 等报道称，1.5T MRI 检查具有更快的序列和心脏 / 呼吸门控，其 T2 加权相和弥散加权图像可以发现 33% 的 T1 期病变、58% 的 T2 期病变、96% 的 T3 期病变和 100% 的 T4 期病变[33]。颈部的 T2 加权轴位图像可以将颈段食管壁分为两层：高信号的内层和低信号的外层，分别代表复杂的黏膜和黏膜下层、固有肌层（见图 3.11）。T3 期疾病表现为侵及低信号的外层（固有肌层），同时肿瘤与邻近结构之间的软组织结构保存完好（见图 3.13b），T4 期疾病表现为外膜的受侵伴有周围软组织层消失。

受肿瘤侵犯的区域信号通常要强于肌肉组织。肿瘤黏膜下范围最适于使用 T2 加权或增强 T1 加权 MRI 来显示[2]。T1 加权图像上黏膜下脂肪层显示为高信号层，黏膜肌层为软组织信号层（见图 3.11），因此可作为 T2 加权相的补充。在 T1 加权图像上，食管周围脂肪层显示最好（见图 3.11c）。

3.3.5　PET

PET 在发现远处转移方面是很有用的；但它在探查原发肿瘤及对肿瘤进行分期方面则无明显优势[5]。一般情况下，PET 不能检测到小于 5mm 的肿瘤。费用问题也仍然是 PET 检查的瓶颈。

3.4　N 分期

食管有广泛的淋巴引流系统[5]，淋巴结因素是预测食管癌患者预后的最重要因素。精确的淋巴结分期很困难，目前需要通过 EUS、CT 和（或）FDG-PET 来判定区域淋巴结是否转移[24]。通常通过 CT 和 EUS 可以发现的最常见淋巴结转移部位是纵隔及腹腔干动脉周围的淋巴结（见图 3.18）[24]。在对淋巴结转移的检出方面，一般认为 EUS 优于 CT[5]。不过使用 EUS 只能发现靠近食管壁的淋巴结，而 CT 能发现局部和远处的转移性淋巴结（图 3.18）[11]。

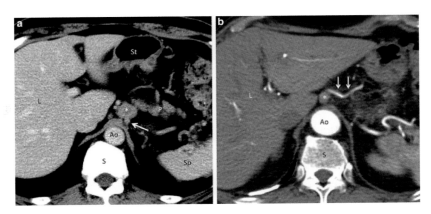

（a）上腹部显示肿大淋巴结（＊）邻近腹腔动脉（箭头）。该淋巴结有轻度强化。Ao 主动脉、L 肝，P 胰腺，S 脊柱 Sp 脾，St 胃。 （b）另一患者增强水平位图像（动脉期）表现沿胃左动脉走行的一个肿大淋巴结（箭头）。
Ao 胸主动脉，L 肝，S 脊柱
图 3.18　腹腔淋巴结转移，增强 CT 的水平位图像

对于因管腔狭窄导致 EUS 不能通过的食管癌病例，CT 在腹腔淋巴结诊断方面的价值优于 EUS[33]。图 3.19 是典型的淋巴结 CT 表现。转移性淋巴结的 CT 特征主要取决于淋巴结的大小（尺寸标准）（见图 3.8b、图 3.11、图 3.12 和图 3.17b）[5]。短轴尺寸大于

1cm 的淋巴结多提示是转移性淋巴结。但大小不是确定淋巴结转移敏感指标，有些转移性淋巴结也可以小于 1cm[35]。当纵隔和腹腔淋巴结的最大径大于 1cm 时一般就是异常的淋巴结[28]。短轴直径大于 1cm 的纵隔淋巴结除了隆突下淋巴结外都是异常的，而 1.4cm 是纵隔淋巴结正常值的上限。多数研究都采用 1cm 大小的标准用来判定是否是淋巴结转移，其敏感度为 30% ～ 60% 而特异度为 60% ～ 80%。

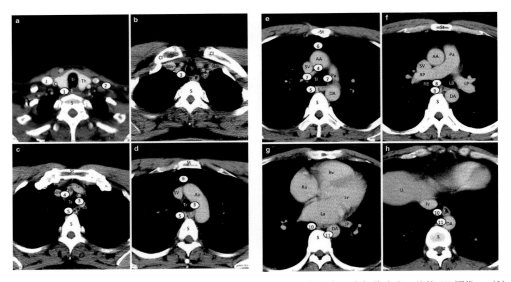

(a) 下颈部层面的 CT 表现。（1）颈段食管旁淋巴结；（2）锁骨上淋巴结。（b）胸廓入口处的 CT 图像。（3）右侧喉返神经旁淋巴结。（C）在上纵隔 CT 图像。（3）左喉返神经旁淋巴结；（4）气管前淋巴结；（5）上胸段食管旁淋巴结。（d）主动脉弓水平的 CT 图。（3）左喉返神经旁淋巴结；（5）上胸段食管旁淋巴结；（6）前纵隔淋巴结。（e）主动脉弓下方 CT 影像。（4）气管前淋巴结；（5）上胸段食管旁淋巴结；（6）前纵隔淋巴结；（7）气管 - 支气管旁淋巴结。（f）气管分叉平面的 CT 图像。（8）隆突下淋巴结；（9）中胸段食管旁淋巴结。（g）下肺静脉水平的 CT 影像。（10）下胸段食管旁淋巴结；（11）后纵隔淋巴结。（i）在膈肌上方 CT 影像。（10）下胸段食管旁淋巴结；（11）后纵隔淋巴结。Aa 升主动脉，Ao 主动脉弓，Br 头臂静脉，C 颈总动脉，Cl 锁骨，Da 降主动脉，E（颈段）食管，Ip 下肺静脉，Iv 无名静脉，Iv 下腔静脉，J 颈内静脉，La 左心房，Lb 左主支气管，Li 肝，Lp 左肺动脉，Lv 左心室，Pa 肺动脉主干 Ra 右心房，Rb 右主支气管，Rp 右肺动脉，Rv 右心室；Th 甲状腺，Tr 气管；S 脊椎，Sb 锁骨下动脉，Sbv 锁骨下静脉；St 胸骨，Sv 上腔静脉

图 3.19　CT 上下颈部和纵隔的典型淋巴结分组

我们必须认识到，淋巴结肿大是非特异性的，反应性或炎性淋巴结也常常增大，而一些早期转移的淋巴结却多数没有明显增大。食管周围的肿大淋巴结很难与肿瘤直接侵犯相鉴别（见图 3.20）[15]。周围没有原发病灶是确定淋巴结转移的可靠表现，即使淋巴结并没有明显增大（图 3.12、图 3.17b、图 3.21）。

CT 诊断纵隔淋巴结肿大的敏感性不高[23]，一般认为其敏感度和特异度分别为 60% ～ 80% 和 90% 左右。关于区域淋巴结转移的诊断，一项荟萃分析报道 CT 的敏感度为 50%、特异度为 83%，而 FDG-PET 的敏感度为 51%、特异度为 84%[38, 39]。Lehr 报道，CT 诊断纵隔及腹腔淋巴结转移的准确率分别为 56% 和 45%，与 MRI 无显著性差异[27]。

尽管近年 MRI 的诊断价值明显提高，但 MRI 在评估局部转移方面还有局限[24]。

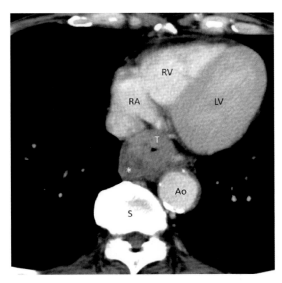

下胸段食管的增强 CT 的图像显示不规则形状的肿瘤（T）。肿瘤（T）与周围肿大淋巴结无法区分。
Ao 主动脉，LV 左心室，RA 右心房，RV 右心室的 S 脊椎
图 3.20　食管癌（下胸段食管）

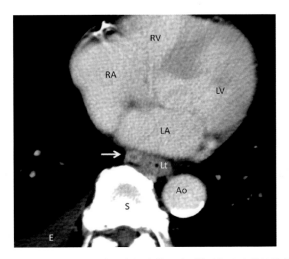

对比增强 CT 下胸段食管（Lt）的水平显示食管旁转移淋巴结（箭头）。在淋巴结转移表现为局灶性缺损
（结内低密度影）。按照淋巴结大小标准判定转移。
AO 主动脉，E 胸腔积液，LA 左心房，LV 左心室，RA 右心房的 RV 右心室，S 脊椎
图 3.21　食管癌（与图 3.8 同一个患者）

3.5　M 分期

食管癌常伴有转移。最常见的远处转移是腹腔淋巴结转移（见图 3.18）[39]。食管癌

发生血行转移的频率依次为：肝（见图 3.22a）、肺（见图 3.22b）、骨（见图 3.23）、肾上腺、肾和脑[5, 40, 41]。早期发现远处转移灶对准确分期和选择适当的治疗方案非常重要，而 CT 是最常用的检查方法。MRI 与 CT 发现远处转移灶的敏感度相同，但特异度高于 CT。CT 目前是发现远处转移的最佳诊断工具，同时还可以发现腹腔干动脉周围肿大淋巴结[12]。

肝脏转移的 CT 表现为低密度区，在非增强和增强后的图像中，最佳显影是在肝门 /延迟相（见图 3.22a）。CT 也能发现肺转移瘤，通常表现为圆形、边界清楚的非钙化结节或肿块（见图 3.22b），肺窗更适合发现肺内转移瘤。

PET 可以比 CT 更敏感、有效地发现远处转移[42]。在常规检查没有发现远处转移的患者中有 15% 的人可以通过 PET 发现转移[43, 44]。食管癌 FDG-PET 分期的主要问题是不能发现直径小于 1cm 的转移灶，并且不能进行准确的解剖学定位[45]。

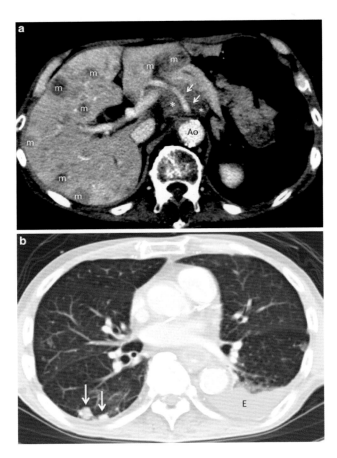

（a）增强的 CT 图像肝延迟 / 门脉期。肝内有多发的转移性结节（m）、腹主动脉周围（箭头）增大的腹腔结节（*）；
（b）同一患者，肺窗 CT 图像。肺部的转移表现为右下叶多发圆形结节（箭头），右侧胸腔存在胸腔积液（E）

图 3.22　肝和肺远处转移

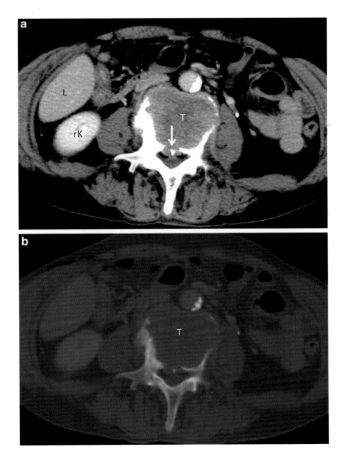

（a）和骨窗（b）显示第四腰椎的破坏性改变。病变突入椎管的（箭头）并侵犯硬膜囊前方。L肝，rK 右肾

图 3.23　第四腰椎远处转移。轴位的软组织窗图

3.6　随访

在治疗过程中，影像学检查常用于食管癌随访。EUS 和食管钡餐造影可以发现原发病灶，而 CT 不仅能够发现原发病灶还可以发现局部和远处转移[35]。随访中 CT 可以同 EUS 和钡餐食管造影互为补充。通过影像学判断局部复发具有不确定性，因为炎症或纤维化可能会导致解剖变形和食管壁增厚，这些变化与复发的影像学表现很相近[35]。早期发现复发必须与以前的影像学资料进行比较。CT 发现复发的总准确率大概为 87%[46]。

参考文献

[1] American Joint Committee on Cancer, Edge SB et al（ed）. AJCC Cancer Staging Manual seventh edition[M]. New York：Springer-Verlag, 2010

[2] Mancuso AA. Cervical esophagus. In：Mancuso AA（ed）Head and neck radiology[M]. Lippincott Williams & Wilkins, a Wolters Kluwer, Philadelphia, 2011

[3] Hasegawa N, Niwa Y, Arisawa T, et al. Preoperative staging of superficial esophageal carcinoma：comparison of an ultrasound probe and standard endoesopic ultrasonography[J]. Gastrointest Endosc, 1996, 39：388–392

[4] Postlethwait RW. Carcinoma of the thoracic esophagus[J]. Surg Clin North Am, 1983, 63：933–940

[5] Kim TJ, Kim HY, Lee KW, et al. Multimodality assessment of esophageal cancer：preoperative staging and monitoring of response to therapy[J]. Radiographics, 2009, 29：403–421

[6] Levine MS, Rubesin SE. Diseases of the esophagus：diagnosis with esophagography[J]. Radiology, 2005, 237：414–427

[7] The Japan Esophageal Society. Japanese classification of esophageal cancer, 10th edn[M]. Tokyo：Kanehara Co. Ltd, 2008

[8] Levine MS, Chu P, Furth EE, et al. Carcinoma of the esophagus and esophagogastric junction：sensitivity of radiographic diagnosis[J]. AJR Am Roentgenol, 1997, 168：1423–1426

[9] Levine MS, Halvorsen RA. Esophageal carcinoma. In：Core RM, Levine MS, Laufer I(eds) Textbook of gastrointestinal radiology[M]. Philadelphia：WB Saunders Co, 1994

[10] Wakelin SJ, Deans C, Crofts TJ, et al. A comparison of computerized tomography,laparoscopic ultrasound and endoscopic ultrasound in the preoperative staging of oesophagogastric carcinoma[J]. Eur Radiol, 2002, 41：161–167

[11] Preston ST, Clark GW, Martin IG, et al. Effect of endoscopic ultrasonography on the management of 100 consecutive patients with oesophageal and junctional carcinoma[J]. Br Surg, 2003, 90：1220–1224

[12] Holsher AH, Dittler HJ, Siewert JR. Staging of squamous esophageal cancer：accuracy and value[J]. World Surg, 1994, 18：312–320

[13] Van den Hoed RD, Feldberg MAM, van Leeuwen MS, et al. CT prediction of irresectability in esophageal carcinoma：value of additional patient positions and relation to patient outcome[J]. Abdom Imaging, 1997, 22：132–137

[14] Thompson WM, Halvorsen RA, Foster WL Jr, et al. Computed tomography for staging esophageal and gastroesophgaeal cancer：reevaluation[J]. AJR Am Roentgenol, 1983, 141：951–958

[15] Halvorsen RA Jr, Thompson WM. Computed tomographic staging of gastrointestinal malignancies. I. Esophagus and stomach[J]. Invest Radiol, 1987, 22：2–16

[16] Umeoka S, Koyama T, Togashi K, et al. Esophageal cancer: evaluation with triple-phase dynamic CT – initial experience[J]. Radiology, 2006, 239: 777–783

[17] Umeoka S, Okada T, Daido S, et al. "Early esophageal rim enhancement": a new sign of esophageal cancer on dynamic CT[J]. Eur Radiol, 2013, 82: 459–463

[18] Yoon YC, Lee KS, Shim YM, et al. Metastasis to regional lymph nodes in patients with esophageal squamous cell carcinoma: CT versus FDG PET for presurgical detection prospective study[J]. Radiology, 2003, 227: 764–770

[19] Desai RK, Tagliabue JR, Wegryn SA, et al. CT evaluation of wall thickening in the alimentary tract[J]. Radiographics, 1991, 11: 771–783

[20] Xia F, Mao J, Ding J, Yang H. Observation of normal appearance and wall thickness of esophagus on CT images[J]. Eur Radiol, 2009, 72: 406–411

[21] Liao ZX, Liu H, Komaki R. Target delineation for esophageal cancer[J]. Women's Imaging, 2003, 5: 177–186

[22] Moss AA, Schnyder P, Thoeni RF, et al. Esophageal carcinoma: pretherapy staging by computed tomography[J]. Am Roentgenol, 1981, 136: 1051–1056

[23] Noh HM, Fishman EK, Forastiere AA, et al. CT of the esophagus: spectrum of disease with emphasis on esophageal carcinoma[J]. Radiographics, 1995, 15: 1113–1134

[24] Van Rossum PSN, van Hillegersberg R, Lever FM, et al. Imaging strategies in the management of oesophageal cancer: what's the role of MRI? [J]. Eur Radiol, 2013, 23: 1753–1765

[25] Picus D, Balfe DM, Koehler RE, et al. Computed tomography in the staging of esophageal carcinoma[J]. Radiology, 1983, 46: 433–438

[26] Daffner RH, Halber MD, Postlethwait RW, et al. CT of the esophagus. II. Carcinoma[J]. AJR Am Roentgenol, 1979, 133: 1051–1055

[27] Lehr L, Rupp N, Siewert JR. Assessment of resectability of esophageal cancer by computed tomography and magnetic resonance imaging[J]. Surgery, 1988, 103: 344–350

[28] Takashima S, Takeuchi N, Shiozaki H, et al. Carcinoma of the esophagus: CT vs MR imaging in determining resectability[J]. AJR Am Roentgenol, 1991, 156: 297–302

[29] Quint LE, Bogot NR. Staging esophageal cancer[J]. Cancer Imag, 2008, 8: S33–S42, Sepec No A

[30] Lefor AT, Merino MM, Steinberg SM, et al. Computerized tomographic prediction of extraluminal spread and prognostic implications of lesion width in esophageal cancer (abstr) [J]. Radiology, 1989, 171: 290

[31] Ruf G, Brobmann GF, Grosser G, et al. Wert der Computer-tomographie fur die Beurteiling der lokalen Operabilitat und die chirurgische Verfahrenswahl beim Oesophaguscarcinoom[J]. Langenbecks Arch Chir, 1985, 365：157–168

[32] Ogawa Y, Nischiyama K, Ikesoe J, et al. Preoperative assessment of tumor invasions of the intrathoracic esophageal carcinoma. In：Siewert JR, Holscher AH（eds）Diseases of the esophagus, 1st edn[M]. New York：Springer, 1987, pp 203–206

[33] Sakurada A, Takahara T, Kwee IC, et al. Diagnostic performance of diffusion-weighted magnetic resonance imaging in esophageal cancer[J]. Eur Radiol, 2009, 19：1461–1469

[34] Tio TL, Cohen P, Coene PP, et al. Endosonography and computed tomography of esophageal carcinoma：preoperative classification compared to the new TNM system[J]. Gastroenterology, 1987, 96：1478–1486

[35] Iyer RB, Silverman PM, Tamm EP, et al. Imaging in oncology from the University of Texas M.D. Anderson Cancer Center. Diagnosis, staging, and follow-up of esophageal cancer[J]. AJR Am Roentgenol, 2003, 181：785–793

[36] Block MI, Patterson GA, Sundaresan RS, et al. Improvement in staging of esophageal cancer with the addition of positron emission tomography[J]. Ann Thorac Surg, 1997, 64：770–777

[37] Kato H, Kuwano H, Nakajima M, et al. Comparison between positron emission tomography and computed tomography in the use of the assessment of esophageal carcinoma[J]. Cancer, 2002, 94：921–928

[38] Van Vliet EP, Heijenbrok-Kal MH, Hunink MG, et al. Staging investigation for oesophageal cancer：a meta-analysis[J]. Br Cancer, 2008, 98：547–557

[39] Van Westreenen HL, Westerterp M, Bossuyt PM, et al. Systematic review of the staging performance of 18F-fluiorodeoxyglucose positron emission tomography in esophageal cancer[J]. Clin Oncol, 2004, 22：3805–3812

[40] Quint LE, Hepbum LM, Francis IR, et al. Incidence and distribution of distant metastases from newly diagnosed esophageal carcinoma[J]. Cancer, 1995, 76：1120–1125

[41] Mandard AM, Chasle J, Marnay J, et al. Autopsy findings in 111 cases of esophageal cancer[J]. Cancer, 1981, 48：329–335

[42] Flanagan FL, Dehdashti F, Siegel BA, et al. Staging of esophageal cancer with 18F-fluirodeoxyglucose positron emission tomography[J]. AJR Am Roentgenol, 1997, 168：417–424

[43] Flamen P, Lerut A, Van Cutsem E, et al. Utility of positron emission tomographyfor the

staging of patients with potentially operable esophageal carcinoma[J]. Clin Oncol, 2000, 18：3202-3210

[44] Downey RJ, Akhurst T, Ilson D, et al. Whole body 18FDG-PET and the response of esophageal cancer to induction therapy：results of the prospective trial[J]. Clin Oncol, 2003, 21：428

[45] Rice TW. Clinical staging of esophageal carcinoma. CT, EUS, and PET[J]. Chest Surg Clin N Am, 2000, 10：471-485

[46] Carlisle JG, Quint LE, Francis IR, et al. Recurrent esophageal carcinoma：CT evaluation after esophagectomy[J]. Radiology, 1993, 189：271-275

（刘军强　译）

4

食管鳞状细胞癌的内镜诊断

Manabu Muto

京都大学医学进修学校　肿瘤内科

【摘要】 与传统白光成像技术（WLI）和 Lugol's 碘溶液色素内镜检查技术相比，内镜成像技术的发展使内镜专家可以更准确地检测到食管鳞状细胞癌。尤其是放大内镜及以设备为基础的图像增强内镜技术（IEE），如窄谱成像技术（NBI）开启了内镜诊断的新篇章。放大内镜联合图像增强内镜技术让我们可以看到上皮表面及微血管的微观结构。以这些结构的形态变化为基础，我们的诊断会更加的准确和客观。因此，除了先前传统的内镜诊断方法，内镜专家需要这些可以看到上皮表面和微血管形态变化的新方法。在这一章里，我们将阐述临床实践中通过内镜诊断食管鳞状细胞癌的方法，包括内镜检查、鉴别诊断、浸润深度评估和病理组织学诊断。

【关键词】 内镜诊断；超声内镜；图像增强内镜；复方碘溶液色素内镜；窄谱成像

4.1　食管和食管鳞状细胞癌的内镜下成像

内镜检查在检测和评估食管鳞状细胞癌及其他胃肠道肿瘤的过程中发挥着重要作用，包括纵、横两个方向上的检查。内镜成像的技术水平现在已经有了明显提高，尤其是放大内镜技术和设备基础上的图像增强内镜技术（Equipment-based Image-enhanced Endoscopy，IEE）为食管鳞状细胞癌的内镜诊断带来了突破性的发展[1]。

在内镜图像中，非肿瘤性和非炎性鳞状上皮细胞会表现为一个平坦的表面，具有粉红色的黏膜和不规则的血管网（见图 4.1a）。而表浅癌灶则表现为不规则的表面（见图 4.1b），具有淡红色或白色的变化。进展期癌灶则表现为清晰的不规则表面或溃疡（见图 4.1c）。晚期食管鳞状细胞癌常因肿瘤阻塞食管腔导致内镜不能通过（见图 4.1d）。

内镜大体外观对了解食管鳞状细胞癌的位置、形状和程度很重要，因为这些参数对治疗方案的确定非常有用。肿瘤距门齿的距离也需要通过内镜测量得到。日本食管癌分类标准将食管癌的大体外观表现划分为 6 型（0 ～ 5 型，见表 4.1 及图 4.2）[2]。局限于黏膜下层的食管癌被定义为表浅（0 型）食管癌，进一步又分为三种亚型（0-Ⅰ、 0-Ⅱ和 0-Ⅲ）。延伸至（或超过）食管肌层的食管癌定义为进展期食管癌，进展期食管癌分为 4 种类型，即 1 型、2 型、3 型和 4 型。当食管肿瘤不能被归类到前面 5 型（0～4 型）时，则被归为第 5 型。

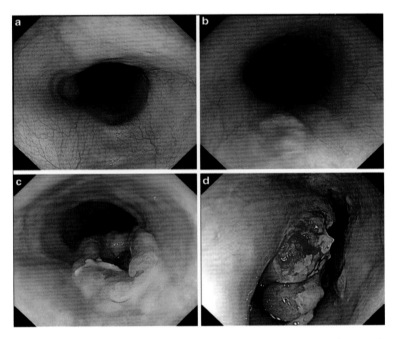

（a）正常的食管上皮组织在白光下的图像； （b）浅表食管鳞状细胞癌（0-Ⅱa 型）；
（c）进展期食管鳞状细胞癌（2 型）； （d）晚期食管肿瘤阻塞食管腔（3 型）

图 4.1　食管鳞状细胞癌的内镜成像

表 4.1　食管鳞状细胞癌的大体外观分型

分型	亚型	内镜下特征	细节描述
0 型		表浅型	
	0–Ⅰ 型	表浅隆起型	清晰的隆起病变
	0–Ⅱa 型	轻度隆起型	病变有轻微的大约 1mm 的隆起
	0–Ⅱb 型	扁平型	病变有肉眼可见的隆起或凹陷
	0–Ⅱc 型	轻度凹陷型	病变轻微凹陷，凹陷的程度相当于糜烂
	0–Ⅲ 型	表浅凹陷型	病变出现比Ⅱc 型更明显的凹陷，且凹陷的底部延伸超过黏膜肌层
1 型		隆起型	局部隆起型
2 型		溃疡局限型	溃疡性病变有清晰边界

续表

分型	亚型	内镜下特征	细节描述
3 型		溃疡浸润型	溃疡性病变周围或半周有不清晰边界
4 型		弥漫浸润型	病变具有较宽的壁内浸润，一般没有明显的溃疡或隆起
5 型		无法分型	病变具有多种大体外观而无法归类为前述 0～4 型
	5a 型	未经治疗的病变	
	5b 型	因经过治疗导致外观变化而无法分型	

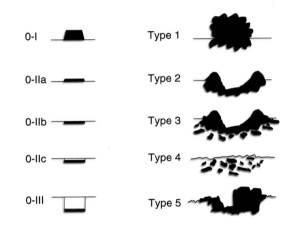

图 4.2　表 4.1 中所述的食管癌大体外观分型示意图

4.2　表浅食管癌的内镜检查和鉴别诊断

通过内镜检查出进展期食管癌是很容易的。但是，及早发现表浅食管鳞癌却并不总是那么容易，即使是对经验丰富的内镜专家来说也是如此，这是因为早期食管癌的内镜下变化十分微小。因此，对早期食管癌的及早发现就需要一个合理的策略。

4.2.1　传统的白光成像

表浅食管癌的传统白光影像（White Light Image，WLI）表现为黏膜血管网的消失（见图 4.3a）、凹凸不平的表面及白色薄苔（见图 4.3b）或红色改变（见图 4.3c）。这些出现在可疑病变区的特征提示了表浅食管癌的可能性。

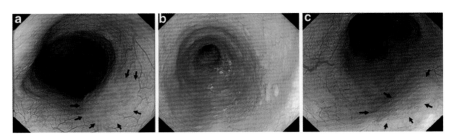

（a）表浅食管癌变现为黏膜血管网消失（0–Ⅱc 型）； （b）表浅食管癌表现为凹凸不平的表面，
带有一层白色薄苔（0–Ⅱb 型）； （c）表浅食管癌表现为轻微的红色病变（0–Ⅱa 型）

图 4.3　表浅食管癌的传统白光影像

4.2.2　复方碘溶液色素内镜

复方碘溶液（Lugol's 液）可将非肿瘤食管鳞状上皮染成深棕色（见图 4.4a）；而肿瘤病变则不会被染色（见图 4.4b）[3]。因此复方碘溶液色素内镜是检查和确定食管癌横向扩散的有效方法。但是，复方碘溶液色素内镜会引起令人不适的不良反应，包括胸痛和内镜检查导致的不适感，偶尔还会引起过敏反应如脸红、哮喘和碘休克。硫代硫酸钠能有效减轻这些不适症状。检查前静脉注射类固醇皮质激素有时也可以预防过敏反应。

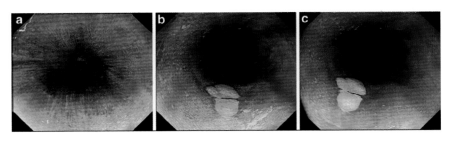

（a）复方碘溶液色素内镜将正常的食管上皮染成深棕色； （b）癌变区域在碘染后表现为明显的无碘染区；
（c）碘溶液染色后癌性病变出现粉色变化

图 4.4　复方碘溶液色素内镜

复方碘溶液染色后，表浅食管癌可表现为浅粉色变化（见图 4.4c）。Shimizu 等人[4]报道，将粉色标记作为高级别上皮内鳞状细胞瘤变和鳞状细胞癌的诊断指标时，其敏感度和特异度分别达到 91.9% 和 94%。Ishihara 等人[5]也认为该方法对高级别上皮内瘤变或侵袭性癌的敏感度和特异度分别为 88% 和 95%。

在一些病例中，整个食管中可见到多个复方碘溶液无碘染病灶（LVLs）（见图 4.5）[6, 7]。"区域性致癌（Field Carcinogenesis）"理论可以解释这种现象。该理论认为，在食管可以有多个癌灶同时存在，这种现象也可以发生在头颈和肺等部位。食管黏膜出现多个无碘染区病灶的患者具有发生上呼吸消化道多个癌灶的风险。

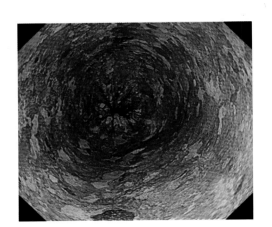

图 4.5　多个 Lugol's 液无碘染病灶

4.2.3　设备基础上的图像增强内镜

图像增强内镜（IEE）可以通过微侵袭性食管检查准确的诊断高级别上皮内瘤变和表浅食管鳞状细胞癌。

作为图像增强内镜技术之一的窄谱成像（Narrow-Band Imaging，NBI）可以对表浅食管鳞癌提供高度准确的诊断。窄谱成像使用两个波长为 415nm 和 540nm 的窄谱；这两个波长与血红蛋白的吸收峰相对应。与传统白光相比，窄谱成像能更清楚地看到上皮或黏膜内的细小血管（比如毛细血管）。在窄谱成像的探测下，表浅食管癌的大部分区域呈褐色（见图 4.6a、b）[11, 12]。另外，食管乳头状毛细血管环（Intropapillary Capillary Loop，IPCL）的形态变化是诊断食管癌及评估食管癌浸润程度的一个重要指标[13]。与传统白光成像技术相比，窄谱成像技术通过放大功能可以更清楚地辨别食管乳头状毛细血管环的不规则变化（见图 4.6c、d）[11, 12]。

Muto 等报道，在他们前瞻性的多中心随机对照实验中，使用"褐色区域"和"不规则微血管形态"作为诊断表浅食管癌的标准，发现窄谱成像技术比传统白光图像技术发现表浅食管癌的几率更高（分别为 97% 和 55%，$p < 0.001$）[14]。而窄谱成像技术对诊断表浅食管癌的敏感度和准确率分别为 97.2% 和 88.9%。与传统白光图像相比，放大后的窄谱图像能更有效地检测到细小的病变（小于 10mm）（94% 与 39%，$p=0.03$）。

Takenaka 等的回顾性研究也表明，窄谱成像技术诊断表浅食管癌的特异度明显优于白光图像（90.9% 与 84.7%，$p < 0.001$），而窄谱成像技术与复方碘溶液色素内镜对表浅食管癌的敏感度相当（90.9% 与 100%，差异不明显）。此外，窄谱成像忽略的大部分无碘染病变多是低级别上皮内瘤变或非典型的病变。这就意味着复方碘溶液色素内镜检测到的病变可能没有必要去治疗，而窄谱成像检测到的病变则需要内镜治疗。这些结果表明，与复方碘溶液色素内镜相比，窄谱成像在鉴定表浅食管癌方面更有价值，且创伤更小。

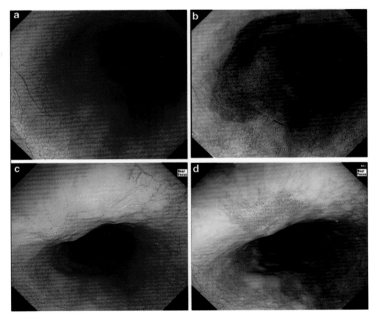

（a）能观测到浅红色变化但边缘不清楚； （b）能清晰地辨别棕色区域的边界； （c）放大后的白光图像显示出不规
则的微血管形态； （d）与白光相比，窄谱图像下微血管的不规则形态更加清楚

图 4.6　表浅食管癌的窄谱成像

　　然而，不采用放大技术的窄谱图像内镜假阳性率较高。因此，建议使用具有放大功能的窄谱图像内镜以获得更高的敏感度和特异度。

4.3　表浅食管癌的浸润深度评估

　　食管癌原发灶的浸润深度与淋巴结转移密切相关。因此，评估浸润深度对于确定合理的治疗方案非常重要[16]。局限在黏膜上皮的食管鳞状细胞癌出现淋巴结转移的风险为 3%[16]；而当肿瘤侵入黏膜肌层时，该风险增至 12%；当侵及到黏膜下层时，风险迅速增至 26% ～ 46%[16]。

　　由于局限于黏膜上皮的食管鳞状细胞癌转移风险低，所以属于内镜下黏膜切除术（endoscopic mucosal resection，EMR）或内镜黏膜下层剥离术（endoscopic submucosal dissection，ESD）微创治疗的适应证。而侵入黏膜肌层的表浅食管鳞状细胞癌有淋巴结转移的风险，所以通常采用手术治疗，但是也可以采用 ESD 技术治疗，尤其是当患者有并发症无法耐受手术治疗时。对于侵入黏膜下层的表浅食管癌则必须要手术切除和(或)放化疗。

4.3.1　传统的白光图像

　　在传统白光图像中，表面的凹凸情况是评估浸润深度的主要特征。明显的结节或明显的凹陷都提示肿瘤已经侵入黏膜下层。所谓的"漂浮榻榻米（tatami-no-me）"征象——榻榻米是一种传统的日式地板，也是浸润深度的一个有用指标（见图 4.7）。如果在癌灶看不到"漂浮榻榻米"征象，该肿瘤可能已侵入黏膜固有层的深层；如果能看到"漂浮榻榻米"征象，则该病变还没有侵入黏膜固有层的深层。

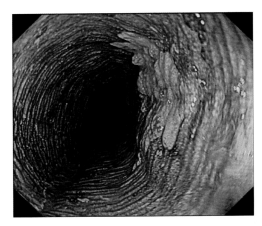

图 4.7　所谓的"漂浮榻榻米"（tatami-no-me）征象

4.3.2　复方碘溶液色素内镜

因为深度染色会降低癌变病灶和周围正常组织的高度差，所以在使用复方碘溶液色素内镜时常常难以判断表浅食管癌的浸润深度。因此，在采用复方碘溶液色素内镜判断食管癌浸润深度时应当仔细些。但另一方面，由于碘溶液会刺激黏膜，所以通过复方碘溶液色素内镜却也更容易看到"漂浮榻榻米"征象。

4.3.3　图像增强内镜（IEE）

目前还没有证据证明图像增强内镜（IEE）能有效判断食管癌的浸润深度。但是，放大窄谱成像技术可以客观地评估食管乳头状毛细血管环的不规则程度，预计这能提高诊断浸润深度的准确性。

4.3.4　超声内镜（EUS）

超声内镜（EUS）是判断表浅食管癌浸润深度的最佳方法。为了判断浸润深度，应该使用 20 或 30MHz 的微型探头确定食管壁的不同组织层次。为了获得清晰的超声内镜图像，应该在内镜前端安装一个圆球使无气泡的水填充在食管腔内，这个圆球还可以防止胃溶液向咽部反流。喷水功能的内镜可以让食管腔展开以获得清晰的图像。在良好的条件下，这些高清晰度探头能提供食管壁的九层回声结构（见图 4.8a）。

通常情况下，通过超声内镜能够看到表现为低回声团的肿瘤（见图 4.8b）。如果癌变侵入黏膜下层，超声内镜会显示高回声层（黏膜下层）内出现一个低回声团。在表浅隆起型食管癌（0-Ⅰ型）和进展期食管癌，超声波会随层次加深而衰减，所以超声内镜图像会变得模糊，这样一来就可能难以评估肿瘤的浸润深度。

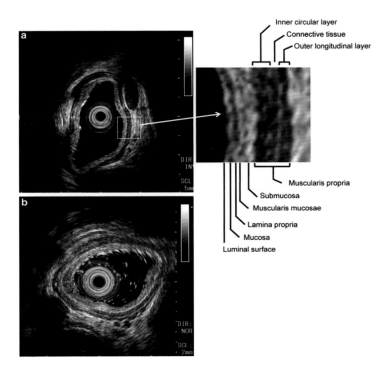

（a）通过 20MHz 小探头的超声内镜图像演示了正常食管壁的 9 分层结构（箭头方向），第一个五层对应回声腔表面（高回声）、黏膜（低回声）、固有层（高回声）、黏膜肌层（低回声）和黏膜下层（高回声），接下来是固有肌层的内环（低回声）和外纵层（低回声），二者之间是由结缔组织组成的的薄层（高回声）；

（b）超声内镜图像演示了位于黏膜下层的低回声肿物

图 4.8　表浅食管癌的超声内镜成像

超声内镜也是评估食管癌周围的淋巴结转移的一个有用方法。Takizawa 等[18]比较了超声内镜和增强 CT 扫描进行淋巴结分期的数据。在他们的前瞻性病例研究中，超声内镜的总体准确度为 64%（敏感度 68%，特异度 58%，阳性预测值 68%），而对增强 CT 扫描的总体准确度为 51%（敏感度 33%，特异度 75%，阳性预测值 64%）。但是，癌变向颈部或腹部淋巴结的转移通常难以通过超声内镜检测到。因此，应当联合使用超声内镜和 CT 来进行食管鳞状细胞癌的淋巴结（N）分期。

4.3.5　光学相干断层扫描（OCT）

光学相干断层扫描（optical coherence tomography，OCT）是一种实时的高分辨率横截面光学成像技术，可以提供微米（μm）级的空间分辨率，并可通过测量组织光学反馈的时间延迟获得毫米（mm）级的组织深度图像。OTC 的原理与超声类似，但 OTC 使用的是光波而不是声波。由于 OTC 的轴向分辨率为 10μm，比分辨率大于 100μm 的超声内镜高得多，因此 OTC 图像能鉴别出微观结构。Hatta 等的研究中发现[19]，OTC 诊断黏膜内癌/黏膜固有层癌的准确率比超声内镜高很多（OTC 为 94.6%，超声内镜为 80.6%，$p < 0.05$）。使用者评价 OTC 和超声内镜分别为好和一般。他们认为，与超声内镜相比，OTC 对表浅食管癌进行术前分期更有效。但是，OTC 目前还不是评估食管癌浸润深度的标准方法。OTC 的临床应用价值应该由多中心、前瞻性随机对照研究进行评价。

4.4　进展期食管癌的内镜诊断

通过内镜可以很容易地鉴别 1 型食管癌。但是它有时很难鉴别 0-Ⅰ型和 1 型食管癌的临界病变。在这种情况下，应该考虑到肿瘤体积和食管壁硬度，因为前者意味着侵入到更深层，而后者意味着肿瘤已经侵入肌层。为了区分 2 型和 3 型肿瘤，清楚地划定肿瘤边缘是很重要的。乳腺癌发生食管转移时可表现为硬化性浸润而呈现 4 型食管癌的外观。在严重狭窄的病例中，由于内镜不同通过狭窄的区域，所以很难做出大体外观的分型，这些病例只能通过肿瘤近端的外观来分型。

4.5　鳞状细胞癌和腺癌的鉴别诊断

腺癌是鳞状细胞癌之外最主要的病理组织学类型。这一类型的食管癌与 Barrett 食管密切相关。由于 Barrett 食管不是由鳞状上皮而是柱状上皮覆盖，因此内镜下比较容易鉴别其表面形态。但是，这需要经病理组织学检查证实其含有胃底腺、贲门腺或含有杯状细胞的肠型上皮。临床上，与 Barrett 食管底部黏膜相关的癌性病变相对容易诊断为腺癌。相反，延伸到食管的贲门癌通过内镜有时很难进行鳞状细胞癌或腺癌的鉴别。在这种病例中，类似于Ⅱc 型食管癌（轻度凹陷型）的表浅扩展可作为内镜下鉴别诊断的关键点之一，这通常在鳞状细胞癌中被观测到。

4.6　通过活检进行组织学证实

通过组织活检获取病理学诊断对确定治疗方案是必需的。应该仔细的用活检钳从没有坏死的、确切的肿瘤组织中获取组织标本。如果在组织学检查中发现其他类型的病理类型，如腺癌或小细胞癌，那么这些患者的治疗方案就需要做出改变。

4.7　虚拟活检

　　细胞内镜系统（Endocytoscopy System，ECS）可以将胃肠道的细胞进行1400倍的放大，进行在体观察（见图4.9）[20-22]。这一技术被预测可能使"虚拟活检（Virtual Biopsy）"成为可能，特别是在食管和结肠检查中。Inoue 等报道，ECS 可以展现各种组织病变，包括非肿瘤性病变、炎性病变和肿瘤性病变。Fujishiro 等人[23] 报道说，在他们的离体研究中，ECS 图像可与传统组织学检查图像互相印证。如果 ECS 应用于临床，活检的数量和相关风险（如出血）等将会减少。

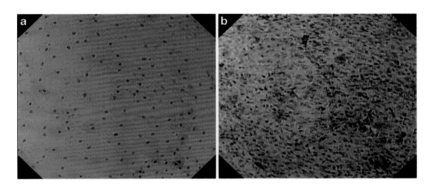

（a）非肿瘤上皮细胞；　（b）肿瘤病灶
图 4.9　细胞内镜系统（ECS）图像

参考文献

　　[1] Kaltenbach T, et al. American Gastroenterological Association（AGA）Institute technology assessment on image-enhanced endoscopy[J]. Gastroenterology, 2008, 134：327–340

　　[2] The Japan Esophageal Society. Japanese classification of esophageal cancer, 10th edn. p 57, Revised version. Tokyo：The Japan Esophageal Society, 2008

　　[3] Mori M, et al. Lugol staining pattern and histology of esophageal lesions[J]. Am Gastroenterol, 1993, 88：701–705

　　[4] Shimizu Y, et al. Endoscopic diagnosis of early squamous neoplasia of the esophagus with iodine staining：high-grade intra-epithelial neoplasia turns pink within a few minutes[J]. Gastroenterol Hepatol, 2008, 23：546–550

　　[5] Ishihara R, et al. Quantitative analysis of the color change after iodine staining for diagnosing esophageal high-grade intraepithelial neoplasia and invasive cancer[J]. Gastrointest Endosc, 2009, 69：213

[6] Muto M, et al. Association of Aldehyde dehydrogenase 2 gene polymorphism with multiple esophageal dysplasia in head and neck cancer patients[J]. Gut, 2000, 47：256–261

[7] Muto M, et al. Association of multiple Lugol-voiding lesions with synchronous and metachronous esophageal squamous cell carcinoma in patients with head and neck cancer[J]. Gastrointest Endosc, 2002, 56：517–521

[8] Slaughter DP, et al. Field cancerization in oral stratified squamous epithelium：clinical implications of multicentric origin[J]. Cancer, 1953, 6：963–968

[9] Gono K, et al. Endoscopic observation of tissue by narrow band illumination[J]. Opt Rev, 2003, 10：1–5

[10] Gono K, et al. Appearance of enhanced tissue feature in narrow-band endoscopic imaging[J]. Biomed Opt, 2004, 9：568–577

[11] Muto M, et al. Squamous cell carcinoma in situ at oropharyngeal and hypopharyngeal mucosal sites[J]. Cancer, 2004, 101：1375–1381

[12] Muto M, et al. Narrow band imaging：a new diagnostic approach to visualize angiogenesis in superficial neoplasia[J]. Clin Gastroenterol Hepatol, 2005, 3：S16–S20

[13] Inoue H, et al. Ultra-high magnification endoscopic observation of carcinoma in situ of the oesophagus[J]. Dig Endosc, 1997, 9：16–18

[14] Muto M, et al. Early detection of superficial squamous cell carcinoma in the head and neck region and esophagus by narrow band imaging：a multicenter randomized controlled trial[J]. Clin Oncol, 2010, 28：1566–1572

[15] Takenaka R, et al. Narrow-band imaging provides reliable screening for esophageal malignancy in patients with head and neck cancers[J]. Am Gastroenterol, 2009, 104：2942–2948

[16] Kodama M, Kakegawa T：Treatment of superficial cancer of the esophagus：a summary of responses to a questionnaire on superficial cancer of the esophagus[J]. Surgery, 1998, 123：432–439

[17] Yoshida T, et al. Narrow-band imaging system with magnifying endoscopy for superficial esophageal lesions[J]. Gastrointest Endosc, 2004, 59：288–295

[18] Takizawa K, et al. Lymph node staging in esophageal squamous cell carcinoma：a comparative study of endoscopic ultrasonography versus computed tomography[J]. Gastroenterol Hepatol, 2009, 24：1687–1691

[19] Hatta W, et al. A prospective comparative study of optical coherence tomography and EUS for tumor staging of superficial esophageal squamous cell carcinoma[J]. Gastrointest Endosc, 2011, 76：548–555

[20] Inoue H, et al. In vivo observation of living cancer cells in the esophagus, stomach, and colon using catheter-type con tact endoscope, 'Endocytoscopy system' [J]. Gastrointest Endosc Clin N Am, 2004, 14：589–594

[21] Inoue H, et al. Endoscopic in vivo evaluation of tissue atypia in the esophagus using a newly designed integrated endocytoscope：a pilot trial[J]. Endoscopy, 2006, 38：891–895

[22] Kumagai Y, et al. Endocytoscopic observation of esophageal squamous cell carcinoma[J]. Dig Endosc, 2010, 22：10–16

[23] Fujishiro M, et al. Potential and present limitation of endocytoscopy in the diagnosis of esophageal squamous-cell carcinoma：a multicenter ex vivo pilot study[J]. Gastrointest Endosc, 2007, 66：551–555

（岳彩迎　译）

5

分期方法：UICC/AJCC 分期和日本分期

Hiromasa Fujita

日本久留米大学和白医院　外科

【摘要】对食管癌的两个分期系统（美国癌症联合会颁布的 TNM 分期和日本食管学会颁布的日本食管癌分期）的历史、TNM 分类和分期标准以及相关的分类方法进行比较。全世界应用最广的分期系统是国际抗癌联盟和美国癌症联合会联合颁布的恶性肿瘤 TNM 分期。不过，在日本广泛采用的则是日本食管癌分期，该分期系统在其他国家较少采用。TNM 和日本这两个分期系统在食管胃交界部腺癌和 N 分期的定义方面存在巨大差异。食管胃交界部腺癌的定义，在 TNM 分期系统中是以 Siewert 分型为基础；而在日本分期系统中则是以 Nishi 分型为基础。在 TNM 分期系统中，N 分期是以淋巴结转移的数目来定义的；而在日本分期系统中则是以转移淋巴结的区域来定义的。TNM 分期系统认为分期方法应当仅以预后转归为基础进行定义；而日本分期系统则认为，除了以预后转归为基础进行定义外，还应当在指导淋巴结清扫中发挥作用。

【关键词】美国癌症联合会；国际抗癌联盟；美国癌症联合会分期手册；TNM 分期；日本食管癌分期

5.1　引言

对食管癌和食管胃交界部癌，目前世界上有几种分期方法。本文介绍并比较了三个分期系统：①国际抗癌联盟（UICC）颁布的恶性肿瘤 TNM 分期；②美国癌症联合会（AJCC）颁布的 AJCC 癌症分期手册；③日本食管学会（JES）颁布的日本食管癌分期。应用最广的分期系统是 UICC 和 AJCC 联合颁布的 TNM 分期。TNM 分期似乎是 AJCC 分期手册的简化版。另一方面，日本分期不仅包含分期方法，而且还包括关于食管癌的许多定义和临床分类方法。

5.2　历史回顾

5.2.1　UICC 和 TNM 分期的历史（见图 5.1）[1-26]

1993 年，国际抗癌联盟（Union Internationale Contrele Cancer，UICC）作为非营利性的非政府组织成立。

1940 年代，Pierre Denoix（法国）创立了恶性肿瘤 TNM 分期系统。1950 年，UICC 任命了一个肿瘤命名和统计委员会（Committee on Tumor Nomenclature and Statistics，TNS）并对恶性肿瘤局部扩散的一般定义（general definitions）达成一致。1954 年，UICC 研究委员会设立了一个关于临床分期和应用统计学（Clinical Stage Classification and Applied Statistics，CSCAS）的专门委员会，将分期方法的一般规则通用于所有部位的肿瘤。

1960—1967 年，这个委员会颁布了 9 个小册子来阐述 23 个部位肿瘤的分期方案。1968 年，这些小册子被合成为一本手册，这实际上是第 1 版的恶性肿瘤 TNM 分期方法（见图 5.2）[1]。

1995 年，这一机构开始发布肿瘤预后因子，这是关于身体每个部位肿瘤的解剖性和非解剖性预后因子的汇编和讨论。最新的第 7 版 TNM 分期[7]系统中的分期和分类规则与第 7 版 AJCC 癌症分期手册（2009）[14]中的预后因子一致。

2010 年，UICC 的名字改为国际抗癌联盟（Union for International Cancer Control，UICC）。

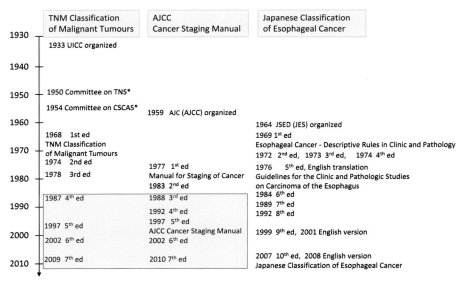

图 5.1　恶性肿瘤 TNM 分期、AJCC 癌症分期手册以及日本食管癌分期的历史，
TNS*肿瘤命名和统计委员会，CSCAS*临床分期方法和应用统计学委员会

5.2.2 AJC/AJCC 和 AJCC 癌症分期手册的历史（见图 5.1）[1-26]

美国癌症分期和最终结果报告联合会（the American Joint Committee for Cancer Staging and End Results Reporting，AJC）最初组建于 1959 年。AJC 的组成机构是包括美国外科医师学会（the American College of Surgeons，ACS）和国立癌症研究所（the National Cancer Institute，NCI）在内的若干科学学会。1976 年，AJC 发起了一个有关分类和分期的全国癌症大会（National Cancer Conference，NCC）。此次会议的决议催生了第 1 版的癌症分期手册，并于 1977 年颁布（见图 5.2）[8]。

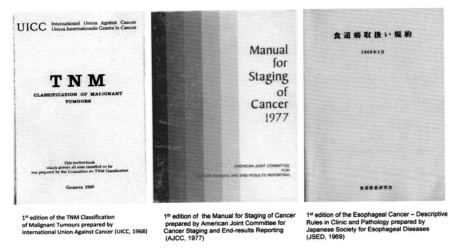

图 5.2　第 1 版恶性肿瘤 TNM 分期 [1]、第 1 版癌症分期手册 [8]（之前的名字为 AJCC 癌症分期手册）和第 1 版日本食管癌临床和病理描述原则（日本食管癌分期系统的原用名）

1980 年，AJC 选择了新的名字，即美国癌症联合会（the American Jonit Committee on Cancer，AJCC）。从 20 世纪 80 年代早期开始，AJCC 和 UICC 的紧密合作促成了标准和确切的各解剖部位肿瘤的分期标准。最初是第 3 版的癌症分期手册（AJCC，1988）[10] 和第 4 版的恶性肿瘤 TNM 分期（UICC，1987）[4]。之后的食管癌分类和分期均由两个机构一起颁布。

从 20 世纪 90 年代开始，肿瘤 TNM 分期系统已经在全美国被广泛采用，AJCC-TNM 系统命名的专业术语被用于肿瘤报告。自从 1997 年颁布的第 5 版开始 [12]，就一直采用新的名字，即 AJCC 肿瘤分期手册。

5.2.3 JSED/JES 和日本分期的历史（见图 5.1）[1-27]

日本食管疾病学会（Japanese Society for Esophageal Disease，JSED）于 1965 年由 KomeiNakayama 及其同事创建。同年，JSED 的首次学术会议促成了 1969 年第 1 版"食管癌——临床和病理描述规则"的出版（见图 5.2）[15]。

到目前为止，日本分期的编委会先后共有 8 任主席。第 1 任是 Hiroshi Sato，在 1966—1991 年一直担任编委会主席达 25 年。在此期间出版了第 1 版至第 7 版[15-21]。1976 年，日本分期的第一次英文译本由日本外科学会（Japanese Surgical Society，JSS）的官方杂志《日本外科杂志》（Japanese Journal of Surgery）发表[28]，前者是《今日外科》（Surgery Today）的前身。此次翻译的是第 5 版，其题目为"食管癌临床和病理研究指南"[19]。

1991—1999 年第 2、第 3、第 4 任主席领导编委会期间，先后颁布了第 8 版和第 9 版的"食管癌临床和病理研究指南"[22, 23]。这些主席和日本食管疾病协会（JSED）淋巴结委员会在三野淋巴结清扫的结果基础上为确立胸段食管癌的淋巴结分组方法做出了突出贡献，这些分组方法在 1999 年的第 9 版中发表[23]。第 9 版在 2001 年以英文再版[24]。

1999 年至今由第 5 任到第 8 任主席领导编委会。2003 年，日本食管疾病学会（JSED）更名为日本食管学会（Japanese Esophageal Society，JES）。日文版第 10 版于 2007 年出版[25]，其英文译本以"日本食管癌分期"的题目于次年出版[26]。

5.3　解剖部位：食管与食管胃交界部

5.3.1　TNM 分期

第 1 版的 TNM 分期（UICC，1968）包括了食管和胃的分期[1]。食管被分为三个段 / 区域：①颈段食管；②胸段食管（不包含远端食管）；③远端食管（包含腹段食管）。然而并没有特别描述食管胃交界部或贲门（贲门包含于胃近端1/3）。第 2 版中（UICC，1974）[2]，胸段食管划分为两部分：①上胸段；②中胸段。食管的这些区域解剖上是根据脊椎水平和距上切牙的距离定义的。

在第 3 版（UICC，1978）[3] 根据国际肿瘤疾病分类方法，对这些解剖区域和部位进行了标注（ICD-O，世界卫生组织，1976）：颈段食管（150.0），上胸段食管（150.3），中胸段食管（150.4）及下段食管（150.5）。但是食管胃交界部和贲门仍未被 ICD-O 标注。

在第 4 版（UICC，1992）[4] 及第 3 版（AJCC，1988）[10] 中，采用与第 1 版（JSED/JES，1969）（见图 5.3）[15] 相同的方式对食管解剖部位进行了划分。因此，三个版本对食管分段的定义相同。

然而，在最新的第 7 版（UICC，2009）[7] 中，食管胃交界部腺癌的定义与最新的第 7 版（AJCC，2010）[14] 一起依据 Siewert 分类方法[29] 发生了显著的改变。

【食管胃交界部的定义（C16.0）】 [7, 14]

注意：腺癌中心在食管胃交界部 5cm 以内且侵及食管，采用食管癌的分类和分期方法。肿瘤中心在距离食管胃交界部 5cm 以上的胃内或中心在食管胃交界部 5cm 内但未侵及食管的腺癌采用胃癌的分类和分期方法。

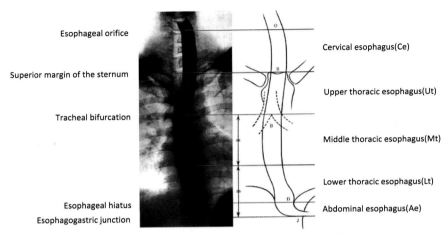

图 5.3　第 2 版"食管癌——临床和病理描述规则"（JSED，1972）[16] 中的解剖部位（肿瘤位置和食管解剖系统命名法），这在最新的第 10 版日本食管癌分期（JES，2007）[25] 中并未改变

5.3.2　AJCC 肿瘤分期手册

在第 1 版（AJC/AJCC，1977）[8] 中，食管和胃的解剖分类采用了与第 3 版（UICC，1978）[3] 相同的分类方法。食管的解剖学分段根据与上切牙的距离进行划分。

在第 3 版（AJCC，1988）[10] 中，食管解剖分段根据 ICD-O 进行标注，采用了与第 1 版（JSED/JES，1969）（见图 5.3）[15] 相同的规则划分。

在第 5 版（AJCC，1997）[12] 中，下胸段食管（C15.5）包括了食管腹段以及食管胃交界部。

在最新的第 7 版（AJCC，2010）[14] 中，食管和食管胃交界部解剖划分与上文提到的第 7 版（UICC，2009）[7] 相同。

5.3.3　日本分期

食管解剖部位——肿瘤位置和解剖性食管系统命名法：在第 1 版（JSED/JES，1969）（见图 5.3）[15] 中进行了划分。在第 2 版（JSED/JES，1972）[16] 中，食管胃交界部癌被定义为从下胸段和腹段食管至胃近端 1/3 之间的肿瘤；同时定义了食管胃交界部肿瘤的淋巴结分组（N 分组）。

在最新的第 10 版（JES，2008）[25, 26] 中，提出了食管胃交界部癌的诊断若干标准，而食管胃交界部平面的定义也根据 Nishi 分类方法被重新定义 [30]。

5.3.3.1　食管胃交界部（EGJ）的定义 [25, 26]

食管胃交界部位于食管肌与胃部肌的交界处，其位置在临床和病理学上诊断为：

（1）内镜下，食管下段栅栏状小静脉的下缘。

（2）上消化道造影（UGI）时，与 His 角在同一水平。

（3）内镜下和上消化道造影中，胃大弯纵向反折的上缘。

（4）切除的食管和胃标本中，大体外观出现明显的口径变化处。

（5）鳞状上皮与柱状上皮交界部（SCJ）与 EGJ 并不总是一致。

5.3.3.2 食管胃交界区的定义 [25, 26]

食管胃交界区的定义：食管胃交界部包含食管和胃各 2cm 以内的区域。腹段食管在此区域内。

在第 1 版至第 11 版"胃癌研究的通用规则"（日本胃癌研究学会，JRSGC）中，没有关于食管胃交界部或食管胃交界部肿瘤的定义。在第 12 版（JRSGC，1993）[31] 和日本胃癌分期第 1 版英文版（JRSGC，1995）[32] 中的描述为：当肿瘤位于胃近端 1/3（C）并侵及食管（E）时，以 CE 计；当肿瘤在食管胃交界部时则以 CE 或 EC 计。如果肿瘤侵犯食管，增加了切除区域淋巴结的淋巴结分组 -N 分类。

在最新的第 14 版日本胃癌分期（日本胃癌学会，JGCA，2010）[33] 中，食管胃交界区和食管胃交界部肿瘤采用了与第 10 版（JES，2008）[25, 26] 相同的方法进行定义。

5.4 T 分期 – 原发肿瘤

5.4.1 TNM 分期

在第 1 版（UICC，1968）[1] 中，T 分期是根据肿瘤的局部浸润程度和发病率进行定义的。在第 2 版（UICC，1974）[2] 中，T 分期则是根据肿瘤的长度、向周围组织的浸润及食管外扩散的程度进行定义的。

在第 3 版（UICC，1978）[3] 中，引入了治疗前 TNM 临床分期和术后 pTNM 组织病理学分期，后者采用了与第 2 版（JSED/JES，1972）[16] 相同的方法，即根据肿瘤浸润的深度进行分期。

在第 4 版（UICC，1987）[4] 中，临床 T 分期和病理 T 分期统一为相同的 pT 分期，如图 5.4 所示。

在最新的第 7 版（UICC，2009）[7] 中，对 T 分期进行了修正。T1 划分为 Tis；T1a（T1a-LPM 和 T1a-MM）和 T1b 则与第 9 版（JSED/JES，1999）[23, 24] 相同。重度不典型增生也被进入到 Tis。T4 划分为两类：T4a，肿瘤侵犯可切除器官；T4b，肿瘤侵犯不可切除器官（见图 5.5）。

T- 原发肿瘤

TX 原发肿瘤无法评估
T0 没有原发肿瘤证据
Tis 原位癌
T1 肿瘤侵及固有层或黏膜下层
T2 肿瘤侵及固有肌层
T3 肿瘤侵及食管外膜
T4 肿瘤侵及邻近结构

N- 区域淋巴结

NX 区域淋巴结无法评估
N0 无区域淋巴结转移
N1 区域淋巴结转移

M- 远处转移

MX 远处转移无法评估
M0 无远处转移
M1 远处转移

M1 和 pM1 分类可根据以下标注进一步细分：

肺转移	PUL	骨髓转移	MAR
骨转移	OSS	胸膜转移	PLE
肝转移	HEP	腹膜转移	PER
脑转移	BRA	皮肤转移	SKI
淋巴结转移	LYM	其他部位	OTH

临床分期

Stage	T	N	M
Stage 0	Tis	N0	M0
Stage I	T1	N0	M0
Stage IIA	T2	N0	M0
	T3	N0	M0
Stage IIB	T1	N1	M0
Stage III	T3	N1	M0
	T4	任何 N	M0
Stage IV	任何 T	任何 N	M1

图 5.4 第 4 版恶性肿瘤 TNM 分期的 TNM 分期和阶段分组（UICC，1987）[4]，其在第 3 版肿瘤分期手册（AJCC，1988）[10] 中被统一

T- 原发肿瘤

TX 原发肿瘤无法评估
T0 没有原发肿瘤证据
Tis 原位癌
T1 肿瘤侵及固有层、黏膜肌层或黏膜下层
　　T1a 肿瘤侵及固有层、黏膜肌层
　　T1b 肿瘤侵及黏膜下层
T2 肿瘤侵及固有肌层
T3 肿瘤侵及食管外膜
T4 肿瘤侵及邻近结构
　　T4a 肿瘤侵及胸膜、心包或膈肌
　　T4b 肿瘤侵及其他邻近结构如主动脉、椎体或气管

N- 区域淋巴结

NX 区域淋巴结无法评估
N0 无区域淋巴结转移
N1 1～2 个区域淋巴结转移
N2 3～6 个区域淋巴结转移
N3 ≥7 个区域淋巴结转移

M- 远处转移

MX 远处转移无法评估
M0 无远处转移
M1 远处转移

临床分期

Stage	T	N	M
Stage 0	Tis	N0	M0
Stage IA	T1	N0	M0
Stage IB	T2	N0	M0
Stage IIA	T3	N0	M0
Stage IIB	T1, T2	N1	M0
Stage IIIA	T4a	N0	M0
	T3	N1	M0
	T1, T2	N2	M0
Stage IIIB	T3	N2	M0
Stage IIIC	T4a	N1, N2	M0
	T4b	任何 N	M0
	任何 T	N3	M0
Stage IV	任何 T	任何 N	M1

图 5.5 第 7 版恶性肿瘤 TNM 分期的 TNM 分期和阶段分组（UICC，2009）[7]

5.4.2　AJCC 肿瘤分期手册

在第 1 版（AJC/AJCC，1977）[8] 中，采用了与第 2 版（UICC，1974）[2] 相同的 T 分期。在第 3 版（AJCC，1988）[10] 中，采用了与第 4 版（UICC，1987）（图 5.4）[4] 类似的方法，根据肿瘤侵犯的深度进行 T 分期。在这次统一之后至今，AJCC 肿瘤分期手册的 T 分期变得与 TNM 分期相同。

5.4.3　日本食管癌分期

在第 1 版（JSED/JES，1969）[15] 中，T 分期是根据侵犯外膜的范围进行分期：A0，未侵及外膜；A1，可能侵及外膜；A2，明确侵及外膜；A3，侵及邻近结构。

在第 2 版（JSED/JES，1972）[16] 中，引入了临床和组织学 T 分期。组织学 T 分期根据肿瘤侵犯的深度进行分期。

【组织学 T 分期】[16]

ep：原位癌。

mm：肿瘤侵及黏膜肌层。

sm：肿瘤侵及黏膜下层。

mp：肿瘤侵及固有肌层。

a1：肿瘤可能侵及外膜。

a2：肿瘤明确侵及外膜。

a3：肿瘤侵及邻近结构。

在第 9 版（JSED/JES，1999）[23, 24] 中，临床和组织学 T 分期均被统一，只根据肿瘤侵犯的深度进行分期。

在最新的第 10 版（JES，2007）[25, 26] 中，新描述了表浅肿瘤的亚分期，T1a 和 T1b 各自被划分为 3 个亚层（见图 5.6 和图 5.7）。

肿瘤侵犯深度（T）

TX　肿瘤浸润深度无法评估

T0　没有原发肿瘤证据

Tis　原位癌

T1　肿瘤侵及固有层、黏膜肌层或黏膜下层

　　T1a　肿瘤侵及固有层、黏膜肌层

　　T1b　肿瘤侵及黏膜下层

T2　肿瘤侵及固有肌层

T3　肿瘤侵及食管外膜

T4　肿瘤侵及邻近结构

　　T4a　肿瘤侵及胸膜、心包或膈肌

　　T4b　肿瘤侵及其他邻近结构

N－区域淋巴结

NX　区域淋巴结无法评估

N0　无区域淋巴结转移

N1　1～2个区域淋巴结转移

N2　3～6个区域淋巴结转移

N3　≥7个区域淋巴结转移

M－远处转移

MX　远处转移无法评估

M0　无远处转移

M1　远处转移

如主动脉、椎体或气管

Metastasis　Depth of tumor invasion	N0	N1	N2	N3	N4	M1
T0，T1a	0	I	II	III	IVa	IVb
T1b	I	II	II	III	IVa	IVb
T2	II	II	III	III	IVa	IVb
T3	II	III	III	III	IVa	IVb
T4	III	IVa	IVa	IVa	IVa	IVb

图 5.6　英文版的第 10 版日本食管癌 TNM 分期（JES，2008）[26]

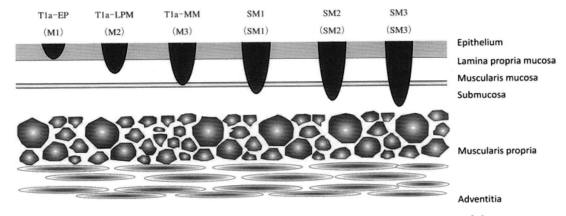

图 5.7　第 10 版日本食管癌分期（JES，2007）中的表浅食管癌分型[25]

5.5 N 分期：淋巴结转移

5.5.1 TNM 分期

在第 1 版（UICC，1968）[1] 中，颈部食管癌的区域淋巴结定义为颈部淋巴结。胸段和远端食管癌的区域淋巴结定义为胸腔和腹腔内淋巴结（尽管此处添加标注强调这些淋巴结无法评估）。在第 3 版（UICC，1978）[3] 中，胸内食管的区域淋巴结划分为两期：N0，没有淋巴结转移的证据；N1，手术探查或纵隔镜检查发现淋巴结转移的证据。

在第 4 版（UICC，1987）[4] 中，颈部食管癌的区域淋巴结定义为包括锁骨上淋巴结的颈部淋巴结，胸内食管的区域淋巴结定义为纵隔和胃周淋巴结，不包含腹腔淋巴结。N 分期仅划分为无（N0）或有（N1）区域淋巴结转移的证据（见图 5.4）。

在第 6 版（UICC，2002）[6] 中，对颈部食管和胸段食管的区域淋巴结分站进行定义。

在最新的第 7 版（UICC，2009）[7] 中，腹腔干淋巴结和颈部食管旁淋巴结被划分为区域淋巴结，与原发肿瘤的位置无关。按照第 7 版（AJCC，2010）[14]，根据区域淋巴结转移—阳性淋巴结的数目将 N 分期分为 4 级 N0-N3（见图 5.5）。

5.5.2 AJCC 肿瘤分期手册

在第 1 版（AJC/AJCC，1977）[8] 中，颈部食管的区域淋巴结定义为颈部和锁骨上淋巴结，而胸段食管的区域淋巴结定义为邻近的纵隔淋巴结。N 分期 - 淋巴结转移 - 采用了与第 3 版（UICC，1978）[3] 相同的分期方法。胸段食管的区域淋巴结被认为是无法评估的（NX）。经过手术评估，N 分期评估为 N0，无阳性淋巴结；或 N1，阳性淋巴结。

在第 3 版（AJCC，1988）[10] 中，属于特定区域淋巴结的淋巴结分站根据各自的食管分段即颈段、上胸段和中胸段以及下胸段进行定义。这时，腹腔淋巴结被认为是下胸段食管的区域淋巴结。N 分期根据区域淋巴结转移阳性定义为 N0 或 N1（见图 5.4）。在第 4 版（AJCC，1992）[11] 中，采用与下胸段食管类似的方法，将胃左动脉淋巴结和贲门淋巴结改为上胸段和中胸段食管的特定区域淋巴结。

在第 6 版（AJCC，2002）[13] 中，提供了提示区域淋巴结分站的食管淋巴结图谱。增加了食管胃交界部的特定淋巴结。

在第 7 版（AJCC，2010）[14] 中，提供了更详细的食管癌淋巴结图谱（见图 5.8）。根据对一个全世界数据库的统计学分析发展起来的的循证医学分期，根据转移—阳性淋巴结的数目将 N 分期分为 4 级 N0-N3（见图 5.5）[34, 35]。

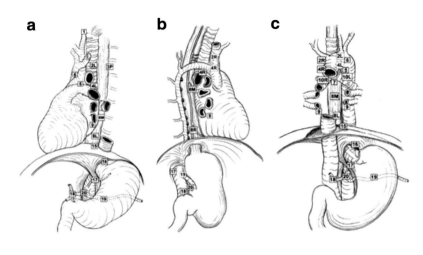

颈部淋巴结
1 锁骨上淋巴结
纵隔淋巴结
2R 右上气管旁淋巴结
2L 左上气管旁淋巴结
3P 后纵隔淋巴结
4R 右下气管旁淋巴结
4L 左下气管旁淋巴结
5 主肺动脉窗淋巴结
6 前纵隔淋巴结
7 隆突下淋巴结
8M 中段食管旁淋巴结
8L 下段食管旁淋巴结
9 下肺韧带淋巴结
10R 右侧气管支气管淋巴结
10L 左侧气管支气管淋巴结
15 膈肌淋巴结
腹腔淋巴结
16 贲门旁淋巴结
17 胃左血管淋巴结
18 肝总动脉淋巴结
19 脾动脉淋巴结
20 腹腔干淋巴结

(a) 左面观； (b) 右面观； (c) 前面观

图 5.8 在 AJCC 癌症分期手册中（AJCC，2010）[14]，用于食管癌分期的食管癌和区域淋巴结分站的淋巴结图谱

5.5.3 日本分期

第 1 版（JSED/JES，1969）[15] 中，提供了提示区域淋巴结分站的食管淋巴结图谱。其修订版图谱包含在最新的第 10 版（JES，2007）（见图 5.9）中，且食管每个位置——颈段、胸段和腹段——肿瘤的区域淋巴结被划分为 N1、N2 和 N3 三级。在第 2 版（JSED/JES，1972）[16] 中，淋巴结划分为 4 级：3 级为区域淋巴结（N1，N2 和 N3），1 级为远处淋巴结（N4）（见图 5.6）。在这一版中，对食管胃交界部肿瘤的 N 分期也进行了划分。在第 6 版（JSED/JES，1984）[20] 中，区域淋巴结图谱以不同颜色对每个 N 分期表示。

在第 9 版（JSED/JES，1999）[23, 24] 中，胸段食管的肿瘤 N 分期—淋巴结分期—根据三野淋巴结清扫的证据进行了修订。区域淋巴结分站重新进行划分，提供了新的淋巴结彩色图谱（见图 5.10）。编委会成员之间在按照淋巴结转移范围或数目划分 N 分期方面存在小的争议。因此在第 9 版（JSED/JES，1999）[23, 24] 中，同时根据淋巴结转移范围和数目的修订版 N 分期被添加到附录。

在最新的第 10 版（JES，2007）[25, 26] 中，N 分期与之前所有的日本分期方法（JSED/JES）采用了相同的方法，根据淋巴结转移的解剖学范围进行划分。在这一版中，对颈部食管和食管胃交界部肿瘤的 N 分期 - 淋巴结分期 - 进行了修订（见图 5.11）。

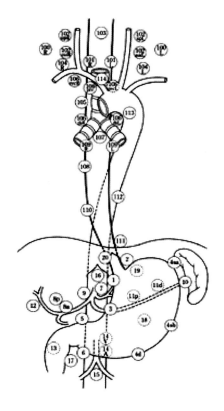

颈部淋巴结

100 颈浅淋巴结

101 颈部食管旁淋巴结

102 颈深淋巴结

103 咽旁淋巴结

104 锁骨上淋巴结

胸部淋巴结

105 上胸段食管旁淋巴结

106 胸段气管旁淋巴结

    106rec 喉返神经旁淋巴结

    106pre 气管前淋巴结

    106tb 气管支气管淋巴结

107 隆突下淋巴结

108 中胸段食管旁淋巴结

109 主支气管淋巴结

110 下胸段食管旁淋巴结

111 膈肌上方淋巴结

112 后纵隔淋巴结

112ao 胸段主动脉旁淋巴结

112pul 肺韧带淋巴结

113 动脉韧带淋巴结

114 前纵隔淋巴结

腹腔淋巴结

1 贲门右淋巴结

2 贲门左淋巴结

3 胃小弯淋巴结

4 胃大弯淋巴结

5 幽门上淋巴结

6 幽门下淋巴结

7 胃左动脉淋巴结

8 肝总动脉淋巴结

9 腹腔动脉淋巴结

10 脾门淋巴结

11 脾动脉淋巴结

12 肝十二指肠韧带淋巴结

13 胰头后方淋巴结

14 肠系膜上血管淋巴结

15 结肠中动脉淋巴结

16 腹主动脉淋巴结

17 胰头前方淋巴结

18 胰腺下方淋巴结

19 膈肌下方淋巴结

20 膈肌食管裂孔淋巴结

图 5.9　第 10 版日本食管癌分期（JES，2007）[25] 区域淋巴结的站数与名称

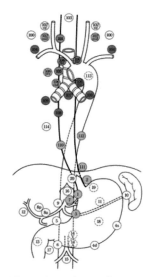
Upper thoracic esophagus

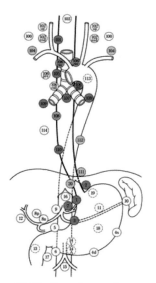
Middle thoracic esophagus

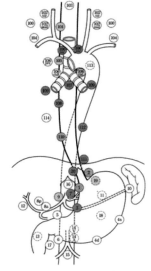
Lower thoracic esophagus

 N1　 N2　◐ N3　○ N4

图 5.10　第 9 版食管癌临床和病理学研究指南（JSED/JES，1999）[23] 中显示
胸段食管癌淋巴结分期（N 分期）的淋巴结图谱

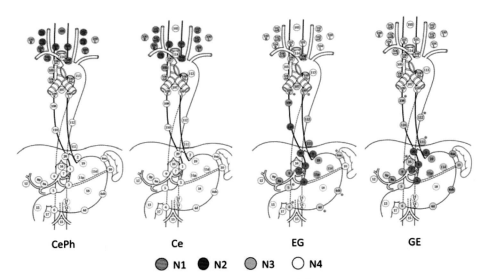

CePh   Ce   EG   GE

N1 ◑   N2 ●   N3 ◒   N4 ○

图 5.11　第 10 版日本食管癌分期（JES，2007）[25] 中显示颈部和食管胃交界部
肿瘤淋巴结分期（N 分期）的淋巴结图谱

5.6　远处转移 M 分期

5.6.1　TNM 分期系统中的 M 分期

在第 1 版（UICC，1968）[1] 中，以 M 提示远处转移。在第 2 版（UICC，1974）[2] 中，M1 划分为两级：M1a 指的是远处淋巴结转移；M1b 指的是其他远处转移。在第 3 版[3] 中，M1 按照部位进行细分，例如描述为 M1-LYM（见图 5.4）。

在第 5 版（UICC，1997）[5] 中，远处转移被划分为两级：M1a 和 M1b。下胸段肿瘤腹腔动脉淋巴结转移和上胸段食管癌颈部淋巴结转移均划分为 M1a，而其他远处转移和非区域淋巴结被划分为 M1b。

在最新的第 7 版（UICC，2009）[7] 和（AJCC，2010）[14] 中，腹腔干淋巴结和颈部食管旁淋巴结被划分为区域淋巴结，因此 M1a/M1b 的分类是多余的而被删除（见图 5.5）。

5.6.2　AJCC 肿瘤分期手册中的 M 分期

在第 1 版和第 2 版（AJC/AJCC，1977 和 AJCC，1983）[8,9] 中，M 分期根据第 3 版（UICC，1978）[3] 进行分类。在第 3 版（AJCC，1988）[10] 中，与日本分期类似，列出了食管每个部位的特定区域淋巴结。更远处的淋巴结侵犯划分为远处转移（M1-LYM）（见图 5.4）。

在第 5 版（AJCC，1997）[12] 中，采用了第 5 版（UICC，1997）[5] 类似的方法，将远处淋巴结转移划分为两级，M1a 和 M1b。

在第 7 版（AJCC，2010）[14] 中，远处转移部位定义为与食管无直接延续者，包括非区域淋巴结（M1）。与 TNM 分期（见图 5.5）类似，M1a 和 M1b 亚分类被删除。

5.6.3 日本食管癌分期系统中的 M 分期

第 1 版（JSED/JES，1969）[15] 中，M 分期定义为远处器官转移，淋巴结转移没有归入 M1。在第 2 版（JSED/JES，1972）[16] 中，胸膜播散划分为 Pl 分期而不是 M 分期 - 器官转移。在第 9 版（JSED/JES，1999）[23, 24] 中，胸膜和腹膜播散归为远处器官转移 M1。

在最新的第 10 版（JES，2007）[25, 26] 中，与食管无直接延续的远处器官转移划分为 M1，而非区域淋巴结转移划分为 N4（见图 5.6）。特别是锁骨上淋巴结转移，对上胸段食管划分为 N2，对中胸段食管划分为 N3，而对下胸段食管划分为 N4（见图 5.10）。

5.7 临床分期

5.7.1 TNM 分期

在第 1 版（UICC，1968）[1] 中，只有乳腺和颈部肿瘤进行了总体分期，未提及食管。在第 2 版（UICC，1974）[2] 中，食管 TNM 分期总共划分为 3 期：Ⅰ 期、Ⅱ 期和Ⅲ期。T3（食管外侵犯）、N3（淋巴结固定）和 M1（远处转移）均划分为Ⅲ期。在第 3 版（UICC，1978）[3] 中，食管癌被划分为 4 期：Ⅰ 期、Ⅱ 期、Ⅲ期和Ⅳ期（任何 T，任何 N，M1），且颈部和胸段食管采用了不同的分期规则。

第 4 版（UICC，1987）[4] 中，颈部和胸段食管分期被统一。增加了 0 期（TisN0M0），Ⅱ 期被划分为Ⅱ A 期（T2/T3N0M0）和Ⅱ B 期（T1/T2N1M0）（见图 5.4），第 5 版（UICC，1997）[5] 中，Ⅳ期被划分为Ⅳ A 期（任何 T，任何 N，M1a）和Ⅳ B 期（任何 N，M1b）。

在最新的第 7 版（UICC，2009）[7] 中，分期划分为 0，Ⅰ A，Ⅰ B，Ⅱ A，Ⅱ B，Ⅲ A，Ⅲ B，Ⅲ C 和Ⅳ期，因为 T 分期划分为 T4a（可切除）和 T4b（不可切除），而 N 分期则根据转移淋巴结数目划分为 N0、N1、N2 和 N3（见图 5.5）。除了分期，还增加了鳞癌和腺癌的预后分组。在鳞癌预后分组中，与 TNM 分期一样，增加了分化分级和肿瘤位置作为预后因子；在腺癌预后分组中，与 TNM 分期一样，增加了分化分级作为预后因子（见图 5.12）。

5.7.2 AJCC 肿瘤分期手册

在第 1 版（AJC/AJCC，1977）[8] 中，分期划分为Ⅰ 期、Ⅱ 期和Ⅲ期，而颈段食管和胸段食管的Ⅱ期并不相同。解释是Ⅰ 期患者预后良好，而Ⅲ期患者则呈爆发性、迅速死亡，

Ⅱ期患者预后介于两者之间。在第 2 版（AJCC，1983）[9] 中，介绍了两种分期，颈段食管（0～Ⅳ期）临床 - 预后分期和外科切除后病理分期（0～Ⅳ期）。

鳞癌	T	N	M	分化程度	位置
0 期	Tis	0	0	1	任何
Ⅰ A 期	1	0	0	1, x	任何
Ⅰ B 期	1	0	0	2, 3	任何
	2, 3	0	0	1, x	下段, x
Ⅱ A 期	2, 3	0	0	1, x	上段, 中段
	2, 3	0	0	2, 3	下段, x
Ⅱ B 期	2, 3	0	0	2, 3	上段, 中段
	1, 2	1	0	任何	任何
	1, 2	2	0	任何	任何
Ⅲ A 期	3	1	0	任何	任何
	4a	0	0	任何	任何
Ⅲ B 期	3	2	0	任何	任何
	4a	1, 2	0	任何	任何
Ⅲ C 期	4b	任何	0	任何	任何
	任何	3	0	任何	任何
Ⅳ 期	任何	任何	1	任何	任何

腺癌	T	N	M	分化程度
0 期	Tis	0	0	1
Ⅰ A 期	1	0	0	1, 2, x
Ⅰ B 期	1	0	0	3
	2	0	0	1, 2, x
Ⅱ A 期	2	0	0	3
Ⅱ B 期	3	0	0	任何
	1, 2	1	0	任何
	1, 2	2	0	任何
Ⅲ A 期	3	1	0	任何
	4a	0	0	任何
Ⅲ B 期	3	2	0	任何
	4a	1, 2	0	任何
Ⅲ C 期	4b	任何	0	任何
	任何	3	0	任何
Ⅳ 期	任何	任何	1	任何

图 5.12　第 7 版恶性肿瘤 TNM 分期（UICC，2009）[7] 和 AJCC 肿瘤分期手册（AJCC，2010）[14] 的预后分期

在第 3 版（AJCC，1988）[10] 中，采用了与第 4 版（UICC，1987）（见图 5.4）[4] 相同的方法，将食管癌划分为 0，Ⅰ，Ⅱ A，Ⅱ B，Ⅲ 和 Ⅳ 期。在第 5 版（AJCC，1997）[12] 中，采用了与第 5 版（UICC，1997）[5] 相同的方法，将 Ⅳ 期划分为 Ⅳ A 期和 Ⅳ B 期。

在最新的第 7 版（AJCC，2010）[14] 中，分别为鳞癌和腺癌阐述了预后分期（见图 5.12）。此次没有解剖学分期。

5.7.3　日本分期

在第 1 版（JSED/JES，1969）[15] 中，介绍了以手术结果为基础的大体分期和组织学结果为基础的组织学分期。根据 T 分期（A0～A3）、N 分期（N0-N3）和 M 分期（M0～M1），划分为 Ⅰ 期、Ⅱ 期、Ⅲ 期和 Ⅳ 期。在第 2 版（JSED/JES，1972）[16] 中，大体分期以 A、N、M 和 Pl 分期为基础，而组织学分期划分为 0～Ⅳ 期，采用肿瘤侵犯深度、n 分期（n0～n4）、m 分期（m0 和 m1）和 pl 分期（pl0 和 pl1）。

第 9 版（JSED/JES，1999）[23, 24] 中，大体分期和组织学分期被统一，根据 T 分期（Tis，T1a，T1b，T2，T3，T4）、N 分期（N0，N1，N2，N3，N4）和 M 分期（M0 和 M1），新分期划分为 6 期：0、Ⅰ、Ⅱ、Ⅲ、Ⅳ a 和 Ⅳ b 期。

在最新版的第 10 版（JES，2007）[25, 26] 中，原位癌（Tis）和无原发性肿瘤证据（T0）被归入 T1a，以适合非手术患者。阶段分期以 block 方式进行分类，因为有许多 T 分期（T1a，T1b，T2，T3，T4）和 N 分期（N0，N1，N2，N3，N4）（图 5.6）。

5.8 其他分期方法

UICC/AJCC 分期和日本分期除了分期以外，还有许多详细的分类和定义。

5.8.1 TNM 分期 /AJCC 肿瘤分期手册

5.8.1.1 G：组织学分级 [7, 14]

在第 7 版 [7, 14] 中，分化分级被作为食管鳞状细胞癌和腺癌的预后因子。

GX：分化等级无法评估。

G1：高分化。

G2：中分化。

G3：低分化。

G4：未分化。

5.8.1.2 G：残留肿瘤（R）分期 [7, 14]

以符号 R 描述治疗后有或无残留肿瘤。其反映治理的效果，影响进一步治疗方案，是强预后因子。在第 10 版（JES，2007）[25, 26] 中，包括了相同的 R 分期。

RX：残留肿瘤无法评估。

R0：无残留肿瘤。

R1：镜下残留肿瘤。

R2：肉眼残留肿瘤。

5.8.1.3 符号 y：治疗后分期 [7, 14]

Y：使用 "c" 或 "p" 代表后缀来表示新辅助化疗或全身系统化疗和 / 或放射治疗后肿瘤的范围。

yc：用以表示系统化疗或放射治疗后或新辅助化疗后的临床信息。

yp：用以表示新辅助化疗或放疗后再行手术切除的病理学信息。

5.8.2 日本分期

5.8.2.1 G：大体肿瘤类型 [25, 26]

肿瘤类型分类以肉眼所见为基础。影像学和内镜下分类以大体分类为基础（见图 5.13）。

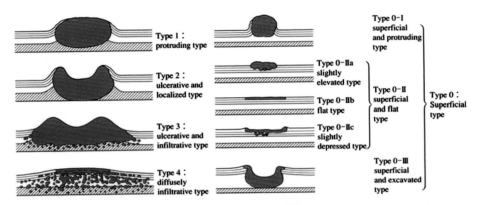

图 5.13　第 10 版日本分期（JES，2007）[25] 中显示的大体类型分型

5.8.2.2　淋巴清扫范围 [25, 26]

以符号 D 描述淋巴清扫范围，其根据肿瘤位置决定。UICC/AJCC 推荐根据肿瘤位置切除所有的区域淋巴结，且切除多于 5 个淋巴结 [7, 14]。JES 推荐淋巴结清扫范围应当超过淋巴结转移分期（D＞N）[25, 26]。

淋巴结切除范围（D）：

DX：淋巴结切除范围无法评估。

D0：N1 淋巴结未切除或切除不彻底。

D1：N1 淋巴结彻底切除，但 N2 淋巴未切除或切除不彻底。

D2：N1 和 N2 淋巴结彻底切除，但 N3 淋巴结未切除或切除不彻底。

D3：N1、N2 和 N3 淋巴结彻底切除。

5.8.2.3　根治性（Cur）[25, 26]

根治性由肿瘤范围（TNM 分期）和手术范围之间的关系以及淋巴结转移分级（N）和淋巴结切除范围（D）之间的关系决定。

Cur A：确信肿瘤完全切除。0 ～Ⅲ期、R0 和 D＞N 是令人满意的结果。

Cur B：既不是 Cur A 也不是 Cur C。R1 切除，或 Ⅳ 期（T4，M1），或 D ≤ N，但通过切除 T4 肿瘤或完全切除转移性肿瘤（M1）或淋巴结获得 R0。

Cur C：R2 切除，顾名思义即远处器官（M1）、淋巴结或切缘明显的残留肿瘤。

5.8.2.4　修订——淋巴结转移的评估以病理学确认的转移淋巴结数目为依据 [23-26]

1 ～ 3 个转移——阳性淋巴结：无 pN 分期修订。

4 ～ 7 个转移——阳性淋巴结：pN 分期上调 1，但不超过 pN4。

8 个或更多转移——阳性淋巴结：pN 分期上调 2，但不超过 pN4。

5.9 讨论

5.9.1 N 分期

　　TNM/AJCC 分期和 JES 分期最重要的区别在于 N 分期。在 TNM/AJCC 分期中，N 分期是根据转移的淋巴结数目进行划分；而在 JES 分期中，N 分期是根据转移淋巴结的所在区域进行划分。实践中，TNM/AJCC 分期的 N 分期更易于应用。特别是病理医生能轻易地确定切除标本中的转移淋巴结的数目，后者有很强的预后意义。而另一方面，JES 分期的 N 分期临床上应用比较复杂，病理医生难以确定切除标本中的转移淋巴结的分站。在日本，这一工作通常是由外科医生完成的。此外，与转移淋巴结的数目相比，转移淋巴结分站并不总是具有很强的预后意义。这是 JES 分期在日本以外没有被广泛应用的主要原因。但是，与其他日本肿瘤分期和原则类似，JES 分期不仅有预测预后的作用，还具有指导淋巴结清扫的作用。几乎所有日本肿瘤外科医生均相信区域淋巴结转移可能仍然属于局部疾病的范畴，为了疾病根治的目的应当实施手术。另一方面，如第 1 版至第 6 版（UICC/AJCC）[1-6, 8-13] 中 N 分期所提出的，西方肿瘤外科医生似乎认为淋巴结转移是难以手术根治的全身性疾病。淋巴结转移方面理念的差异导致 N 分期方法的不同。

5.9.2 解剖分期和预后分期

　　在第 7 版（UICC，2009/AJCC，2010）[7, 14] 中，采用了预后分期和解剖分期。UICC/AJCC 认为分期应当预测预后，因此，预后因子即使为非解剖性因子也应当加入分期。而目前 JES 尚无此类考虑。

5.9.3 M1-Lym 分期

　　在 UICC/AJCC 分期中，远处淋巴结转移被归类为 M1-Lym，而在 JES 分期中，其归类为 N4。在第 7 版（UICC，2009/AJCC，2010）[7, 14] 中，锁骨上淋巴结（No.104）被定义为远处淋巴结；而在第 10 版（JES，2007）[25] 中，则被定义为区域淋巴结。在颈部食管或上胸段食管癌，这些淋巴结被划分为 N2；在中胸段食管癌被划分为 N3，而在下胸段食管癌被划分为 N4。另一方面，在第 7 版（UICC，2009/AJCC，2010）[7, 14] 中，腹腔动脉淋巴结（No.9）被划分为区域淋巴结；但在第 10 版（JES，2007）[25] 中，在食管胃交界部肿瘤，它们被划分为 N2；在下胸段食管癌，被划分为 N3；在上胸段食管癌，被划分为 N4。关于腹主动脉旁淋巴结（No.16），在日本有关其在食管胃交界部肿瘤中属于区域淋巴结还是远处淋巴结仍存在争议。如上所述，日本肿瘤外科医生认为区域淋巴结和远处淋巴结的界限不清，其差别是相对的。这是为什么在 JES 分期中远处淋巴结被归类为 N4 的主要原因。

5.9.4 UICC/AJCC 和 JES 之间的合作

第 8 版 UICC/AJCC 分期即将在 2015 年颁布。他们为此将在世界范围内搜集数据。JES 准备向全球食管癌协作组提供日本全国登记数据，并将在 2015 年发布第 11 版日本分期。JES 希望通过与 UICC/AJCC 的密切合作实现 UICC/AJCC 分期和日本分期更加趋向一致。

参考文献

[1] International Union Against Cancer. TNM classification of malignant tumours, 1st edn[M]. Geneva：International Union Against Cancer, 1968

[2] International Union Against Cancer. TNM classification of malignant tumours, 2nd edn[M]. Geneva：International Union Against Cancer, 1974

[3] International Union Against Cancer. TNM classification of malignant tumours, 3rd edn[M]. Geneva：International Union Against Cancer, 1978

[4] International Union Against Cancer. TNM classification of malignant tumours,4th edn[M]. Berlin/Heidelberg/New York/London/ Paris/Tokyo：Springer, 1987

[5] International Union Against Cancer. TNM classification of malignant tumours,5th edn[M]. New York/Chichester/Weinheim/ Brisbane/Singapore/Toronto：Wiley-Liss, 1987

[6] International Union Against Cancer. TNM classification of malignant tumours, 6th edn[M]. New York：Wiley-Liss, 2002

[7] International Union Against Cancer. TNM classification of malignant tumours, 7th edn[M]. New York：Wiley-Blackwell, 2009

[8] American Joint Committee for Cancer Staging and End Results Reporting. Manual for staging of cancer, 1st edn[M]. Chicago：American Joint Committee, 1977

[9] American Joint Committee on Cancer. Manual for staging of cancer, 2nd edn[M]. Philadelphia/London/Mexico City/New York/St. Louis/Sao Paulo/Sydney：Lippincott Company, 1983

[10] American Joint Committee on Cancer. Manual for staging of cancer, 3rd edn[M]. Philadelphia/London/Mexico City/New York/St. Louis/Sao Paulo/Sydney：Lippincott Company, 1988

[11] American Joint Committee on Cancer. Manual for staging of cancer, 4th edn[M]. Philadelphia：Lippincott Company, 1992

[12] American Joint Committee on Cancer. AJCC cancer staging manual, 5th edn[M].

Philadelphia/New York：Lippincott-Raven, 1997

[13] American Joint Committee on Cancer. AJCC cancer staging manual, 6th edn[M]. New York/Berlin/Heidelberg/Barcelona/Hong Kong/ London /Milan/Paris/Singapore/Tokyo：Springer, 2002

[14] American Joint committee on Cancer. AJCC cancer staging manual, 7th edn[M]. NewYork/Dordrecht/Heidelberg/London：Springer, 2010

[15] Japanese Society of Esophageal Diseases. Esophageal cancer – descriptive rules in clinic and pathology, 1st edn[M]. Tokyo（in Japanese）：Japanese Society of Esophageal Diseases, 1969

[16] Japanese Society of Esophageal Diseases. Esophageal cancer – descriptive rules in clinic and pathology, 2nd edn[M]. Tokyo/Kyoto（in Japanese）：Kanehara, 1972

[17] Japanese Society of Esophageal Diseases. Carcinoma of the esophagus-descriptive rules in clinic and pathology, 3rd edn[M]. Tokyo/Kyoto（in Japanese）：Kanehara, 1973

[18] Japanese Society of Esophageal Diseases. Carcinoma of the esophagus-descriptive rules in clinic and pathology, 4th edn[M]. Tokyo/Kyoto（in Japanese）：Kanehara, 1974

[19] Japanese Society of Esophageal Diseases. Guide lines for the clinical and pathologic studies on carcinoma of the esophagus, 5th edn[M]. Tokyo/Osaka/Kyoto（in Japanese）：Kanehara, 1976

[20] Japanese Society of Esophageal Diseases. Guide lines for the clinical and pathologic studies on carcinoma of the esophagus, 6th edn[M]. Tokyo/Osaka/Kyoto（in Japanese）：Kanehara, 1984

[21] Japanese Society of Esophageal Diseases. Guide lines for the clinical and pathologic studies on carcinoma of the esophagus, 7th edn[M]. Tokyo（in Japanese）：Kanehara, 1989

[22] Japanese Society of Esophageal Diseases. Guide lines for the clinical and pathologic studies on carcinoma of the esophagus, 8th edn[M]. Tokyo（in Japanese）：Kanehara, 1992

[23] Japanese Society of Esophageal Diseases. Guide lines for the clinical and pathologic studies on carcinoma of the esophagus, 9th edn[M]. Tokyo（in Japanese）：Kanehara, 1999

[24] Japanese Society of Esophageal Diseases. Guide lines for the clinical and pathologic studies on carcinoma of the esophagus, 9th English edn[M]. Tokyo：Kanehara, 2001

[25] Japan Esophageal Society. Japanese classification of esophageal cancer, 10th edn[M]. Tokyo（in Japanese）：Kanehara, 2007

（查鹏 译）

6

日本食管癌综合登记

Soji Ozawa

东海大学医学院　胃肠外科

【摘要】本章回顾了日本食管癌登记的历史，食管癌登记委员会作为日本食管疾病学会的一部分自 1976 年起已经开始对食管癌病例进行登记，并且于 1979 年出版了《日本食管癌综合登记》第一版。《个人信息保护法案》于 2003 年颁布并在 2005 年开始实施。为了遵守法案，食管癌的登记需要进行一些改进。经过数年的斟酌后终于在 2008 年形成了一个新的登记系统。特别地引入了"散列函数"进行加密，从而达到了"无关联匿名"的效果。最终，在 2001 年登记机构重新开始登记经过这一系统处理的食管癌病例。本章主要概述 2001—2006 年的《日本食管癌综合登记》数据。日本共有 1352 个机构登记了 28，487 个病例。活检样本的组织学诊断显示鳞状细胞癌和腺癌分别占所有病例的 88.7% ~ 92.9% 和 2.4% ~ 3.9%。采用内镜下黏膜切除术、同步化放疗、单独放疗、单独化疗及食管切除术的 5 年存活率分别是 80% ~ 87.7%、19.3% ~ 26.4%、15.1% ~ 30.0%、1.7% ~ 8.6% 和 42.6% ~ 50.9%。关于食管切除术的方式，9.9% ~ 15.9% 的病例采用了胸腔镜下手术。我们希望这章《日本食管癌综合登记》能够对改进食管癌诊断和治疗的所有方面都有所助益。

【关键词】综合登记；个人信息保护法案；无关联匿名；散列函数

6.1　前言

自从 1973 年美国国立癌症研究所（NCI）的"监控、流行病学及最终结果（SEER）"项目开始收集癌症病例相关资料开始[1]，世界各地均建立了许多登记项目。日本分别于 1976 年[2]、1963 年[3] 年和 1980 年[4] 年建立起了针对食管癌、胃癌及结直肠癌的登记项目。由于《个人信息保护法案》于 2003 年颁布并在 2005 年开始实施，再加上计算机病例登记是非常复杂的系统，因此登记工作曾中断了多年。在这些问题解决以后，登记工作才得以继续进行。这一章节将描述日本食管癌病例登记项目的历史、解决登记难题所采用的方法和程序、现在的处境和问题以及未来的展望。

6.2 日本食管癌病例登记的历史

1965 年 10 月，日本食管疾病学会（日本食管学会的前称）成立；1969 年 10 月，日本食管癌指南颁布；1976 年 10 月，食管癌登记委员会成立 [2]。1976 年 12 月，登记委员会不仅登记 1976 年处理的食管癌病例，并开始登记 1969—1976 年处理的食管癌病例。1979 年 3 月出版了第一版《日本食管癌综合登记，1976》。1997 年，为了提高效率我们开发出了登记软件，并引进了计算机登记系统。2003 年，《日本食管癌综合登记，2000》发表；此后由于《个人信息保护法案》的颁布以及患者个人信息难于合理把控，食管癌登记计划中断了。

6.3 尝试重新开始登记计划

6.3.1 个人信息处理

《个人信息保护法案》于 2003 年颁布并在 2005 年开始实施 [5]。这一法案的目的是要求在应用个人信息时对个人权益进行保护，现今先进的信息通信社会所带来的个人信息使用的显著增长的确让人印象深刻。为顺应这一法案的要求，食管癌的登记必须做出一些改进。

登记项目还需要遵守 2007 年 11 月实施的《流行病学研究伦理准则》[6]，但这些伦理准则不适用于那些分析具有"无关联匿名"特征的个人信息研究。

6.3.2 散列函数

安全散列标准（SHS）是一种被美国国家标准和技术协会指定的一套密码安全散列算法（NIST）。这种算法是一种反复的单向散列函数，可以把信息加工产生称之为信息摘要的一种压缩表达。这种算法能够测定信息内容的完整性：任何信息的变动都会有很高的概率导出一个不同的信息摘要。这种特性对数字签名和信息鉴定码的产生和验证以及对产生随机数字或比特来说是有用的。

简单地说，散列函数是产生假散乱数字的加密工具。原始资料无法从散列值中复制，并且不同资料不能生成相同的散列值。例如，散列函数从患者姓名"Shokudou Tarou"中产生散列值"c50ec7685bcd91d2ae65503cb6a587ec67338166"，当患者姓名改为"Shokutou Tarou"时，仅仅一个字符的改变，散列值就彻底变为"e0889bf3e4af2991d804b18439dc d22b3f9712f9"（见图 6.1）。因此，"散列函数"加密方法被采用，目的是满足对个人信息"无关联匿名"的要求。

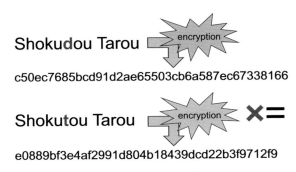

图 6.1　通过散列函数进行加密

　　患者资料被分为个人资料（姓名、出生资料，医疗记录编号等）和疾病资料（肿瘤位置、T 因素、N 因素、M 因素、病理资料、治疗方法等）。个人资料被加密为散列值，由加密为散列值的个人资料和疾病资料所组成的资料包从各家机构输出到资料中心。对散列资料的检查使得既可以将两种资料进行登记，又可以对患者的结果进行随访。

　　日本食管疾病学会伦理委员会评审并批准了这一登记计划和"散列函数"加密系统。同时登记计划也得到了每一家机构内部审查委员会的评审和批准。

6.3.3　登记项目的认证

　　在日本食管疾病学会（日本食管学会的前名称）时代，会员是由机构组成的。然而在日本食管学会时代，会员是由医生组成。登记食管癌病例一般要求会员所在机构来完成，登记项目的合作机构需要得到核准。截至 2008 年，共有 456 家机构获得颁发许可证发（见图 6.2）。

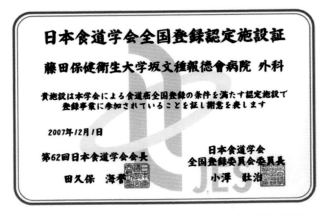

图 6.2　日本食管疾病学会食管癌登记委员会颁发的机构登记许可证

6.3.4 登记表格的制备

登记表的每一项条款都按照《日本食管癌分类（第九版）》进行了修订。加入了诸如内镜黏膜下切除之类的新治疗方法。无足轻重的条款被删除，总的条款数目得以精简。

6.3.5 登记项目

接下来，食管癌登记委员会的每一名成员都会测试采用经"散列函数"加密的新的登记系统（见图6.3）。一个包含有记录软件和"散列函数"加密软件的可记录磁盘（CD-R）和一个被用来记录资料的归还磁盘被发到每一个成员手中。每名成员记录2001年所治疗的患者的资料包，其内包含有加密为散列值的个人资料和疾病资料，然后将可记录磁盘返回至资料中心。在邮寄可记录磁盘的过程中没有遇到困难，登记和加密软件工作无误。而且，资料中心成功地获得了与《日本食管癌综合登记，2000》相似的资料分析，新的分析软件的功能也得到确认。

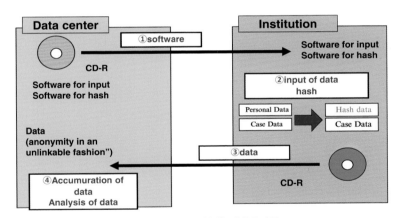

图 6.3　资料收集过程概要

6.4　登记项目的恢复

为了恢复登记项目，很多难题得以逐一克服。2008年3月，针对2001年所治疗患者的新的登记项目启动了。可记录磁盘内包括记录软件、"散列函数"加密软件，记录有资料的返还磁盘被寄往核准机构。日本食管学会的主页上也创立了登记项目的站点。截至2008年8月19日，共登记了来自241家机构的总计3940个病例。

6.5　登记报告的发表

委员会成员评审了分析资料的分析结果，并于2009年3月12日发表了《日本食管癌综合登记，2001》，该报告被送往各个被核准的机构（见图 6.4）。登记数据包含了 76 个表格和 16 个图，并且显示了日本食管癌治疗的现状。23 个选出的表格和 16 个图发表于日本食管学会的官方杂志《食管》（第 6 卷，95-110 页）[2]，以确保有关食管癌治疗方面的最新信息能够得到广泛和方便的应用（见图 6.5）。

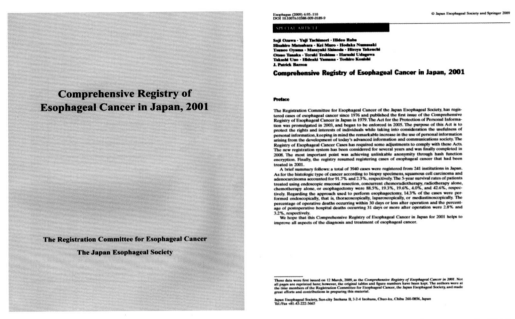

图 6.4 《日本食管癌综合登记，2001》封面　图 6.5 《日本食管癌综合登记，2001》摘录版，发表于《食管》（第 6 卷，95-110 页）

6.6　次年登记

在 2001 年登记病例使用的登记系统所遇到的问题得以改进之后，于 2009 年 3 月 26 日启动了针对 2002 年治疗病例的登记计划。截至 2009 年 8 月 31 日，总共登记了来源于 222 家机构（占 48.7%）的 4281 个病例。委员会成员评审了登记资料的分析报告，于 2010 年 3 月 1 日发表了《日本食管癌综合登记，2002》，并发给了各个被核准的机构。

6.7　前两年出现的问题

尽管登记系统要求"无关联匿名"，但有些机构仍把包含有未加密的个人资料和疾病资料的返还资料包发到了资料中心。尽管"无关联匿名"这一环节好像很费力，但成员们必须要理解这一环节的重要性，它对登记计划的延续来说是不可或缺的。

将可记录磁盘呈送给资料中心的机构数量占了核准登记机构总数的约 50%。为了掌握日本食管癌治疗的真实状态，需要更多记录有他们活动的可记录磁盘。为了减轻负责登记的医生的工作量，登记表单上的项目数比起针对 2000 年病例的老的登记来说已经减少了。

6.8 《日本食管癌综合登记，2001—2006》概述

我们总结了《日本食管癌综合登记，2001—2006》[2, 11-15]，日本 1352 个机构中总共登记了 28，487 个病例。依据活检标本得到的癌组织学类型，鳞状细胞癌和腺癌分别占 88.7% ～ 92.9% 和 2.4% ～ 3.9%。临床结果方面，采用内镜黏膜切除术、同步化疗、单独放疗、单独化疗和食管切除术的 5 年生存率分别是 80% ～ 87.7%、19.3% ～ 26.4%、15.1% ～ 30.0%、1.7% ～ 8.6% 和 42.6% ～ 50.9%。

依照《食管癌的日本分类，第九版》[8, 9] 和《国际抗癌联盟 (UICC) 恶性肿瘤 TNM 分类，第六版》[16]，2006 年接受食管切除手术的患者的生存曲线见图 6.6 至图 6.10。至于施行食管癌切除术的方式，9.9% ～ 15.9% 的病例是通过胸腔镜完成的。

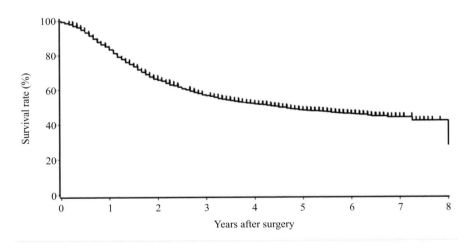

Esophagerctomy (*n*=2282)

Esophagectomy	Years after surgery							
	1	2	3	4	5	6	7	8
Esophagectomy	83.3%	66.1%	57.2%	52.2%	48.0%	45.9%	44.0%	41.9%

图 6.6　2006 年食管癌手术治疗的患者的生存数据

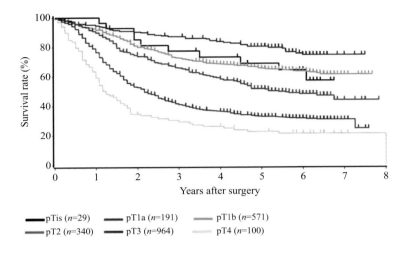

	Years after surgery							
	1	2	3	4	5	6	7	8
pTis	100.0%	85.1%	77.4%	73.3%	69.0%	64.4%	-	-
pT1a	94.7%	90.4%	87.1%	83.8%	80.4%	74.7%	74.7%	-
pT1b	92.0%	80.8%	72.9%	68.7%	65.6%	63.6%	61.4%	61.4%
pT2	89.9%	74.6%	66.3%	59.3%	51.7%	48.2%	44.0%	44.0%
pT3	76.6%	53.1%	41.7%	36.6%	32.8%	31.5%	30.8%	
pT4	59.5%	34.6%	30.3%	26.0%	22.5%	21.2%	21.2%	21.2%

图 6.7　2006 年接受食管癌手术患者的生存与肿瘤侵犯深度的关系

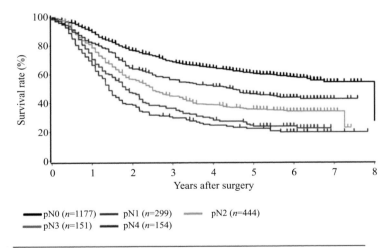

	Years after surgery							
	1	2	3	4	5	6	7	8
pN0	89.8%	77.1%	69.4%	64.9%	60.4%	57.9%	54.3%	54.3%
pN1	82.1%	64.5%	56.4%	52.1%	46.1%	43.4%	42.5%	42.5%
pN2	78.7%	56.5%	44.7%	38.7%	35.7%	34.0%	34.0%	22.7%
pN3	70.7%	47.2%	36.3%	29.4%	23.7%	23.7%	22.4%	
pN4	66.5%	39.1%	30.3%	24.4%	22.1%	19.5%	19.5%	19.5%

图 6.8　2006 年接受食管癌手术患者的生存与淋巴结转移的关系（JSED-PTNM 9th）

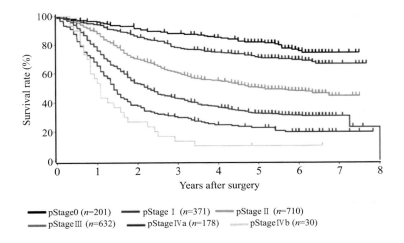

	Years after surgery							
	1	2	3	4	5	6	7	8
pStage0	96.0%	91.3%	87.7%	85.0%	81.6%	75.5%	74.3%	74.3%
pStage I	94.0%	85.8%	78.1%	74.6%	71.0%	69.5%	66.5%	66.5%
pStage II	88.0%	70.3%	60.8%	55.2%	50.0%	47.8%	44.4%	44.4%
pStage III	75.8%	53.2%	42.9%	37.3%	32.4%	31.1%	30.7%	23.0%
pStage IVa	65.4%	38.3%	30.2%	24.6%	22.5%	19.6%	19.6%	19.6%
pStage IVb	53.3%	26.7%	17.1%	13.3%	10.0%	10.0%	10.0%	-

图 6.9　2006 年接受食管癌手术患者的生存与病例分期的关系（JSED-PTNM 9th）

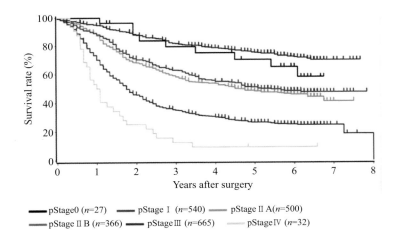

	Years after surgery							
	1	2	3	4	5	6	7	8
pStage0	96.2%	87.8%	79.4%	75.0%	70.3%	65.3%	58.1%	-
pStage I	94.7%	88.0%	81.8%	78.6%	75.3%	72.2%	70.1%	70.1%
pStage II A	87.3%	68.5%	58.9%	53.5%	47.9%	45.9%	41.1%	41.1%
pStage II B	87.8%	71.2%	62.9%	55.6%	50.7%	48.2%	47.5%	47.5%
pStage III	70.3%	45.7%	35.3%	30.6%	26.5%	25.0%	24.7%	18.5%
pStage IV	50.0%	25.0%	12.5%	9.4%	9.4%	9.4%	-	-

图 6.10　2006 年接受食管癌手术患者的生存与病例分期的关系（国际抗癌联盟 pTNM 分期 第 6 版）

6.9 展望

我们的原则之一是尽量不要频繁更改软件系统，这样可使已经习惯了登记软件的医生能够很容易地输入资料。然而，在 2007 年《日本食管癌分类》修订为第十版[17, 18]，为了顺应修订过的指南，一些针对登记表格的改变是必需的。

治疗结果是关于食管癌最重要的信息。考虑到超过 5 年的随访期，病例应该登记到初始治疗后 6 年。这一时间表对于向世人报告最新信息是非常有用的。幸运的是，《日本食管癌综合登记，2005，2006》在 2013 年出版。这一理想的时间表将来应该延续下去。

日本食管疾病学会的的登记项目应该与日本胸外科协会的登记项目以及国家临床资料库的登记项目共同合作以获得更高的登记效率。

6.10 登记项目的意义

有三本书对日本食管癌病人的治疗是很必要的：《日本食管癌分类》[17, 18]、《食管癌治疗指南》[19, 20]、《日本食管癌综合登记》。为了改善综合登记的质量，不仅需要更多的病例，而且还必需更加准确的资料输入途径。希望所有负责食管癌患者治疗的医生们能够理解登记项目的重要性，并为此做出贡献。

致谢

对 Yuji Tachimori, Hideo Baba, Mitsuhiro Fujishiro, Hisahiro Matsubara, Hodaka Numasaki, Tsuneo Oyama, Masayuki Shinoda, Hiroya Takeuchi, Teruki Teshima, Harushi Udagawa, and Takashi Uno 和日本食管疾病学会食管癌登记委员会成员们为食管癌登记项目的进行所做的贡献，作者一并致谢。

利益冲突

作者声明没有与原稿内容相关的利益冲突。

参考文献

[1] The Surveillance, Epidemiology, and End Results（SEER）. Program of the National Cancer Institute. http：//seer.cancer.gov/. Accessed 31 Jan 2014

[2] Ozawa S, Tachimori Y, Baba H, et al. Comprehensive registry of esophageal cancer in Japan, 2001[J]. Esophagus, 2009, 6: 95–110. doi: 10.1007/s10388-009-0189-9

[3] Maruyama K, Kaminishi M, Hayashi K, et al. Gastric cancer treated in 1991 in Japan: data analysis of nationwide registry[J]. Gastric Cancer, 2006, 9: 51–66. doi: 10.1007/s10120-006-0370-y

[4] Kotake K, Honjo S, Sugihara K, et al. Changes in colorectal cancer during a 20-year period: an extended report from the multi-institutional registry of large bowel cancer, Japan[J]. Dis Colon Rectum, 2003, 46: S32–S43

[5] Ministry of Education, Culture, Sports, Science and Technology Ministry of Health, et al. Act on the protection of personal information. http: //www.cas.go.jp/jp/seisaku/hourei/data/APPI_2.pdf. Accessed 31 Jan 2014

[6] Ministry of Education, Culture, Sports, Science and Technology Ministry of Health, et al. Ethical guidelines for epidemiological research. http: //www.lifescience.mext.go.jp/files/pdf/n796_01.pdf#search¼' Ethical+Guidelines+for+Epidemio logical+Research'. Accessed 31 Jan 2014

[7] Information Technology Laboratory National Institute of Standards and Technology. Secure hash Standard (SHS). http: //csrc.nist.gov/publications/fips/fips180-4/fips-180-4.pdf#search¼' FIPS+PUB+1804'. Accessed 31 Jan 2014

[8] Tsurumaru M, et al. Guidelines for clinical and pathologic studies on carcinoma of the esophagus, ninth edition: Preface, general principles, Part I[J]. Esophagus, 2004, 1: 61–88. doi: 10.1007/s10388-004-0018-0

[9] Tsurumaru M, et al. Guidelines for clinical and pathologic studies on carcinoma of the esophagus, ninth edition: Part Ⅱ [J]. Esophagus, 2004, 1: 107–125. doi: 10.1007/s10388-004-0019-z

[10] Ide H, Ozawa S, Matsubara H, et al. Comprehensive registry of esophageal cancer in Japan, 2000[J]. Esophagus, 2009, 6: 27–47. doi: 10.1007/s10388-009-0185-0

[11] Ozawa S, Tachimori Y, Baba H, et al. Comprehensive registry of esophageal cancer in Japan, 2002[J]. Esophagus, 2010, 7: 7–22.doi: 10.1007/s10388-010-0228-6

[12] Ozawa S, Tachimori Y, Baba H, et al. Comprehensive registry of esophageal cancer in Japan, 2003[J]. Esophagus, 2011, 8: 9–29. doi: 10.1007/s10388-011-0266-8

[13] Ozawa S, Tachimori Y, Baba H, et al. Comprehensive registry of esophageal cancer in Japan, 2004[J]. Esophagus, 2012, 9: 75–98. doi: 10.1007/s10388-012-0327-7

[14] Tachimori Y, Ozawa S, Fujishiro M, et al. Comprehensive registry of esophageal cancer in Japan, 2005[J].Esophagus, 2013, 11: 1–20. doi: 10.1007/s10388-013-0392-6

[15] Tachimori Y, Ozawa S, Fujishiro M, et al. Comprehensive registry of esophageal cancer in Japan, 2006[J].Esophagus, 2013, 11：21–47. doi：10.1007/s10388-013-0393-5

[16] Sobin LH, Wittekind C（eds）. TNM classification of malignant tumours, 6th edn[M]. New Jersey：Wiley-Liss, 2002

[17] Fujita H, et al. Japanese classification of esophageal cancer, tenth edition：PartsI[J]. Esophagus, 2009, 6：1–25. doi：10.1007/s10388-009-0169-0

[18] Fujita H, et al. Japanese classification of esophageal cancer, tenth edition：Parts Ⅱ and Ⅲ [J]. Esophagus, 2009, 6：71–94. doi：10.1007/s10388-009-0193-0

[19] Kuwano H, Nishimura Y, Ohtsu A, et al. Guidelines for diagnosis and treatment of carcinoma of the esophagus April 2007 edition：partI. In：The Japan Esophageal Society（ed）[J]. Esophagus, 2008, 5：61–73. doi：10.1007/s10388-008-0151-2

[20] Kuwano H, Nishimura Y, Ohtsu A, et al. Guidelines for diagnosis and treatment of carcinoma of the esophagus April 2007 edition：part Ⅱ. The Japan Esophageal Society（ed）[J]. Esophagus, 2008, 5：117–132. doi：10.1007/s10388-008-0158-8

（尚立群　译）

7

日本食管癌诊疗指南

Yuko Kitagawa，Hiroyuki Kuwano

日本庆应大学医学院　外科学系

【摘要】食管癌的诊疗指南为食管癌的治疗提供了成熟的规范，促进了食管癌日常临床实践的管理（日本食管学会《食管癌的诊断和治疗指南》，金原有限责任公司，东京，2012）。第 3 版的指南已经于 2012 年出版，该指南不仅覆盖了治疗的议题，也囊括了诊断方面的问题，且第 3 版指南的英文版正在筹备中。本章描述的内容，是在第 3 版指南征求意见稿基础上的总结和修改。临床分期和患者一般状况的综合评价非常重要，因为治疗策略很大程度上受到患者个体因素的影响。食管癌的常见组织学分型在东西方存在显著差异，因此，日本肿瘤学家无法直接引入西方国家基于包括腺癌在内的不同临床病理因素所做的临床研究而得出的指南。

多学科综合治疗仍然是食管癌的主要治疗策略。在日本，手术治疗的作用及对生存的影响在多学科综合治疗模式中的地位越来越明显和重要。在 2012 版的指南中，基于日本临床肿瘤学会（JCOG）——日本最大和最可靠的联合研究团体的随机对照研究结果，对于可切除的 Ⅱ 到 Ⅲ 期胸段食管癌（2012 国际抗癌联盟分期），顺铂联合氟尿嘧啶的术前新辅助化疗是得到推荐的标准治疗。而新辅助放化疗在西方国家也是标准的治疗方法。作为这一章的总结，2012 版的指南已经较为全面地覆盖了食管癌临床管理的各个方面，利用 2012 版指南中积累的知识，在未来我们应重点为指南的使用者们提供更清晰和简洁的信息。

【关键词】诊疗指南；治疗策略的评估；姑息治疗；挽救性手术；双原发癌；食管胃交界部；Barrett 食管癌

7.1　日本食管癌诊疗指南的背景与历史

常见的食管癌组织学类型在东西方存在着显著差异。食管腺癌主要常见于西方国家且发病率持续增长，而食管鳞癌则普遍存在于包括日本在内的东亚国家。因此，日本肿瘤学家不应直接引用西方国家基于包括腺癌在内的不同临床病理因素所做的临床研究而得出的指南。

　　基于以上背景，日本食管疾病学会（目前的日本食管学会）制订了食管癌的治疗指南，并于 2002 年颁布了第 1 版食管癌治疗指南。第 2 版的指南于 2007 年颁布，并加入了诊断、随访观察和姑息治疗方面的内容，目的是强调治疗前多学科合作评估治疗相关风险的重要性，这是考虑到食管癌患者接受的多种治疗多是侵袭性的。第 3 版于 2012 年颁布，内容又有所更新，包括流行病学、内镜下切除标本的处理与评估、围手术期处理、挽救性手术、Barrett 食管和 Barrett 食管癌的诊断和治疗、双原发癌的治疗和来自西方国家的指南[1]。

　　本章我们将主要阐述 2012 版指南的详细内容，以避免与本书的其他章节重复。

7.2　指南的原则和构成

　　本指南所阐述的食管癌的处置标准主要是基于现有的证据。指南只是提供指导，并不限制和禁止采用本指南之外的治疗方法，如来自其他指南的方法。

　　在临床实践中，医生需要解释治疗中的一些细节，说明原因，告知可能的不良反应以及治疗的结果，目的是获得患者的知情同意与理解。指南可以为医生和患者提供最新的标准。

　　"临床问题"被附加到每个主题，每个主题的推荐水平又分为不同等级（A，B，C1，C2，D）。食管疾病学会集合这些推荐等级，最终形成食管癌的诊断和治疗指南。

　　食管癌的处置策略如图 7.1 所示[1]。

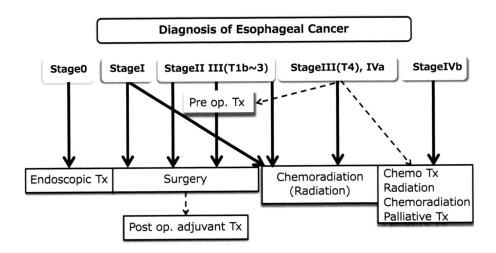

图 7.1　食管癌的处置策略方案

7.3 日本食管癌的流行病学和现状

在日本，食管癌的发病率在男性中逐渐升高，而在女性中趋于稳定；食管癌的死亡率在男性中趋于稳定，而在女性中则有减少的趋势[2]。

男性的发病率较高，男女发病比率为 6：1。大多数患者发病年龄为 60 ～ 70 岁，约占发病总数的 68%。最常见的原发性食管癌为胸中段食管癌（51.6%）。鳞状细胞癌是日本最常见的组织学类型[2]。食管癌也经常合并或继发多原发癌。

饮酒和吸烟是鳞状细胞癌的高危因素。在日本超过 90% 的食管癌病例的危险因素可归咎于此。胃食管反流病（GERD）导致食管下段持续炎症，继而形成的 Barrett 食管是腺癌的危险因素，这已被西方国家报道。

在 2004 年估计发病率（粗发病率）男性为 24.4/100000，女性为 4/100000[3]，日本卫生、劳动与福利管理局所做的一项关于人口发展趋势的调查显示，2008 年有 11，746 人死于食管癌（粗发病率为 9/100000），在所有恶性肿瘤导致的死亡中占 3.4%[3]。进行年龄调整后的死亡率，男性呈逐渐上升趋势，而女性则呈下降趋势[3]。

7.4 食管癌的诊断

食管癌的临床分期是通过多种影像诊断检查进行的，主要依据是肿瘤的侵袭深度、淋巴结转移情况及是否有远隔脏器转移。临床分期对于患者的个性化治疗十分重要。在各种胃肠外科手术方式中，根治性食管癌切除术加淋巴结清扫术仍是创伤最大的手术方式。相比其他手术，食管癌根治性切除术后的并发症发生率及死亡率仍然较高[4]。综合治疗模式（如同步放化疗）使得外科治疗的创伤更大更复杂。值得注意的是老年患者常合并有高血压、糖尿病、高血脂等慢性疾病，因此重要脏器的功能状态在进行综合治疗之前达到相应标准是迫切需要的。

基于这些原因，在决定患者的治疗策略前要求检查评估患者的心肺功能、肝功能、肾功能、葡萄糖耐量、中枢神经系统功能。无论如何，治疗方式的制定应基于患者综合评估后的一般状况[5]。根据患者的临床分期和一般状况制订的治疗策略应充分告知患者。

7.5 内镜治疗

内镜治疗包括传统的内镜下黏膜切除术（EMR）、内镜黏膜下剥离术（ESD）、光动力疗法（PDT）、氩离子凝固治疗和电磁凝固治疗。

ESD 各种类型的切刀让我们能够完整切除大范围的病变[6]。

范围不超过黏膜层的病变（T1a）、局限于黏膜上皮（EP）或固有黏膜层（LMP）病变极少发生淋巴结转转移。因此，内镜下切除术足以治疗这些病变[7]。

黏膜切除范围超过食管壁的 3/4 周时，可能会引起术后狭窄。在浅表扩展型的病例中，常存在多个深部浸润区域，因此术前仔细评估肿瘤侵袭的深度很有必要。

但是，有时评估病变侵袭的深度和范围比较困难。所以对病变进行整块切除十分关键。内镜治疗后对标本进行合理处置和病理学诊断对指导后续治疗也至关重要。因此，在 2012 版指南中加入了精确处置标本的细则[1]。

内镜治疗的并发症如出血、食管穿孔、严重狭窄等已有报道。而内镜下非根治性治疗的后续治疗还有待深入研究。

7.6 外科治疗

根据肿瘤位置、肿瘤分期及全身状况，食管癌患者尽管可以有多种治疗方法可供选择，但手术依然是最重要的方法。不同的医疗中心，手术方案也多种多样，包括切除范围、淋巴结的清扫、消化道重建的器官和路径、辅助治疗在内的综合治疗和根治性放化疗后的挽救性手术等。

7.6.1 颈段食管癌的手术

下咽至颈段食管的解剖结构和生理功能很复杂。手术时应仔细斟酌决策，因为喉切除术后对发音功能的损害极大，严重影响患者的生活质量。

7.6.2 胸段食管癌的手术

胸段食管癌与颈、胸、腹部的淋巴结存在广泛交通。在日本，右胸切口联合腹部切口实施的食管癌根治术加三野淋巴清扫术是最常用的手术方式[8, 9]。双侧喉返神经旁淋巴结清扫术是手术的关键，也是最高要求。

三种消化道重建的路径，即胸前、胸骨后、后纵隔，都是可接受的。每种路径都各有优缺点。经后纵隔路径进行消化道重建最为普遍，而胃是最常用的消化道重建器官。

从微创和肿瘤安全的角度看，尽管胸腔镜或腹腔镜辅助下的食管癌切除术及经纵隔镜或腹腔镜辅助下的经食管裂孔的食管癌切除术，均被报道为具有良好前景的手术方式，但从微创和肿瘤学角度来看仍需要进一步研究。一些研究对比了胸腔镜食管癌切除术与传统标准开胸手术，发现两者在手术时间、出血量以及淋巴结清扫数量方面无明显差异。但前者在促进患者从疼痛中早期康复及肺功能快速恢复方面具有一定优势，只是这种术式仅在临床经验更为丰富的医疗机构里实施[10, 11]。

之前胸腔手术时患者的体位多采取左侧卧位，但近年来，日本开始在全胸腔镜手术时使用俯卧位[12]。

不过，由于食管癌切除术加淋巴清扫术的微创方式和传统开胸方式之间的差异尚没有确定结论，所以将来还需要通过随机对照试验进行深入研究。

7.6.3 食管胃交界部癌（腹段食管癌）的手术

第 10 版《食管癌临床与病理指南》对食管胃交界部的定义是中心位于食管胃交界部上下 2cm 范围内的肿瘤[13]。食管胃交界部肿瘤向食管侧浸润多于胃侧的病例中（E，EG），经右胸的上纵隔淋巴结清扫及采用管状胃实施消化道重建的方法与胸段食管癌相同。某些情况下，经左侧胸腔镜或胸腹联合切口行下段食管加近端胃部分切除，或行下段食管加全胃切除也是可以实施的，这是鉴于此时清扫颈部或上纵隔淋巴结的价值不大，也有报道在不开胸情况下经食管裂孔途径实施手术。在食管胃交界部癌向胃侧浸润较多的病例中，纵隔淋巴结转移较为罕见，因此清扫这些淋巴结意义不大。因此，在第 10 版《食管癌临床与病理指南》中这些淋巴结被归入第 3 组淋巴结。

7.6.4 经食管裂孔食管癌切除术

在经食管裂孔的食管癌切除手术中，胸段食管的游离经过颈部和腹部而不需开胸操作。在西方，这种技术主要用于下胸段食管癌或食管胃交界部癌。荷兰进行的一项随机对照研究显示，对于食管胃交界部腺癌来说，经胸食管癌切除术与经食管裂孔食管癌切除术相比并无生存获益优势[14]。现在，关于食管胃交界部癌的淋巴结清扫程度仍存在争议，还需要进一步观察。

目前，随着同步放化疗及内镜下黏膜切除术在日本的开展，经食管裂孔食管癌切除术的指征有所减少。

7.6.5 围手术期管理和临床路径

最近几年，对于食管切除和重建的临床路径在多个机构被推荐和应用在临床实践中。可是，关于如何进行有效的围手术期管理，目前从一些大样本研究中只获得了比较有限的数据。

许多机构成立了营养支持团队（NST）对食管癌患者进行围手术期营养管理，这方便了早期的肠内营养供给[15]。在接受根治性食管癌手术的患者，早期肠内营养支持相比中心静脉营养支持可以更好地保持患者的术后免疫状态。术中放置一根肠内营养管，术后 1 ～ 3 天可开始通过流食进行肠内营养支持。作为围手术期管理的一个要素，使用皮质类固醇激素是有用的并被推荐用于围手术期管理中[16]。远离烟草、呼吸系统康复锻炼和术前口腔护理通常被认为对于预防术后并发症有益。

7.6.6 挽救性手术

根据第 10 版《食管癌临床和病理指南》的定义，挽救性手术是指对经过总剂量 50Gy 以上根治性放（化）疗后复发的患者实施的手术[13]。接受挽救性手术的患者的并发症发生率高于接受单纯手术或术前放化疗（放射剂量小于 50Gy）的患者。报道的挽救性手术患者术后住院死亡率为 7%～22%，表明这种手术的风险高于常规手术[17]。当存在挽救性手术的指征时，应充分考虑高并发症和高住院死亡率。

目前，对于放化疗后复发或残余肿瘤的患者，除挽救性手术之外尚没有其他治愈性的治疗方法（包括内镜下治疗）。因此，在慎重考虑后，并且充分告知患者风险及预后，挽救性手术方可实施。

7.7 新辅助治疗

新辅助治疗在 2012 版指南中更新最明显的部分。在西方进行的大量随机对照研究认为，新辅助化疗对于提高食管癌患者的生存率可能是有益的。但这些随机对照研究的荟萃分析提示，新辅助化疗对这些患者的生存影响作用各不相同，至今还不是很清楚[18]。因此，基于 JCOG（日本临床肿瘤学会）9024 研究（1992—1997 年：顺铂＋氟尿嘧啶术后辅助化疗和单纯手术对比分析）[19]，在 2007 年版指南中对伴有淋巴结转移的患者推荐实施术前新辅助化疗。一项随机对照研究（JCOG9907）采用顺铂＋氟尿嘧啶方案对比新辅助化疗与术后辅助化疗治疗可切除的 II 期或 III 期胸段食管癌（2002 国际抗癌联盟分期），结果显示采取新辅助治疗的患者生存时间有明显改善[20]。基于这项研究，新辅助化疗＋根治性切除术在日本成为可切除的 II～III 期胸段食管癌患者的标准治疗手段。

新辅助放化疗在西方是食管癌治疗手段中的中流砥柱。一项荟萃分析比较了术前新辅助放化疗与单纯手术，3 年生存率作为研究终点，结果显示接受术前新辅助放化疗（20～45Gy）的患者在术后 90 天内的手术死亡率明显增加，但局部复发率明显降低，3 年生存率明显提高[21]。

目前为止，西方所做的荟萃分析中，患者的特征（组织学类型、分期等）和放化疗的方案缺乏一致性。手术选择极大地影响了结果。

在日本还未开展新辅助放化疗的随机对照研究，因此目前还没有充分的理由将新辅助放化疗作为有效的手段进行推荐。

7.8　术后辅助治疗

7.8.1　术后化疗

一项随机对照试验（JCOG9204 研究）对比了手术与手术＋术后辅助化疗（顺铂＋氟尿嘧啶，2 个疗程），结果相比单纯手术，术后辅助化疗能显著提高患者的无病生存期，但总生存期两者无明显差异[19]。JCOG9204 研究的亚组分析显示，对于有明确的淋巴结转移的患者，2 个疗程的顺铂＋氟尿嘧啶化疗对于肿瘤复发有预防作用。因此，在临床实践中，只有在根治性手术明确病理检查结果后才被推荐。无论如何，根据 JCOG9907 研究结果，新辅助化疗是被认可的标准治疗手段。

7.8.2　术后放疗

JCOG 实施的一项随机对照试验对比了术前和术后放疗与单纯术后放疗，当分析只是关注于按照方案接受了治疗的患者时，单纯术后放疗患者的总生存率明显提高。基于这项结果，预防性的术后放疗在日本被广泛采用。而在西方，有随机对照试验比较了术后未接受放疗与术后接受放疗的结果（45 ～ 60Gy），结果显示的接受术后放疗的患者术后局部复发明显减少，但无总体生存期差异。因此，基本没有证据支持以根治性放疗作为术后标准的治疗。目前，术后进行放（化）疗的意义仍不明确。但在姑息性切除和术后局部复发的患者中，放（化）疗在临床实践中仍然被采用并报道是有效的。基于不充分的证据，对于接受姑息性手术和肉眼可见肿瘤残余而没有远处转移的患者，一些局部治疗仍然是有必要的。放（化）疗对于这些患者仍然是有用的治疗选择。

7.9　化疗

对于可切除的食管癌，化疗通常在术前或术后被用于手术或放疗的联合治疗。化疗的应用仅局限于有远处转移（M1a）或术后出现远处转移的患者。目前，在日本氟尿嘧啶＋顺铂是最常用于食管鳞癌的治疗方案。然而，由于没有确凿的证据证明化疗可以延长患者的生存期，因此化疗亦被认为是一种姑息治疗。

7.9.1　单药治疗的有效性

有 15% ～ 44% 的患者可能对单药治疗有效，但是完全缓解（CR）的病例较罕见，没有单药治疗能使患者生存获益[22]。目前，最常用的药物是氟尿嘧啶和顺铂。基础研究已经证明这两种药物不但作为单药治疗是有效的，同时在联合其他药物化疗和联合放疗时也有协同作用和增敏作用。一些报道认为在临床治疗中采用联合化疗能获得更好的效果。这些也是广泛使用这两种药物的原因。

7.9.2 联合治疗

自从被应用于临床，顺铂已被联合应用于多种化疗方案中。目前最常用的联合化疗方案是氟尿嘧啶＋顺铂[23]。目前在西方化疗药物还包括紫杉醇、伊立替康和吉西他滨[24]，在日本还有奈达铂和多西紫杉醇。针对这些方案还没有大规模的Ⅲ期临床试验结果，因此它们是否比氟尿嘧啶＋顺铂的标准联合化疗方案更有效还有待证明。目前在日本，氟尿嘧啶联合顺铂仍然是最常用的一线治疗方案，多西他赛作为二线治疗。在任何情况下，不管是联合治疗还是单药治疗，单纯化疗的作用是有限的，因此，单纯化疗只适用于有转移灶的患者。

顺铂作为一种广泛使用的化疗药物被归为高致吐药物，指南推荐适当使用 5-HT3 受体拮抗剂、皮质类固醇激素、阿瑞匹坦三药联合作为顺铂化疗时的呕吐预防措施。至于其他药物，评估是否违反合理使用止吐药物和预防措施是很必要的。

7.10 放疗

以前，放疗只是针对于不能实施手术或内镜治疗的患者。而最近几年作为一种根治性治疗，放疗（特别是放化疗）被广泛应用于浅表性癌和局部晚期的食管癌。

在 2008 年的放疗指南中（日本大学放射科、日本放射治疗和肿瘤学会、日本放射学会），阐述了食管癌标准放疗的细节要求[25]。

与单独放疗相比，同步放化疗（无论放疗、化疗的先后顺序）能提高患者的生存率[26]。同步放化疗适用于肿瘤分期为 $T_{1-4}N_0M_0$（国际抗癌联盟 TNM 分期，2009 版）和那些伴有锁骨上淋巴结转移（M_1）的局部晚期患者[27]。但是，在局部晚期（T4）的患者发生严重并发症（如食管瘘）的风险很高。

放疗时间延长意味着单次放疗剂量的减少，因此在 7 周内完成根治剂量放疗（66 ～ 68.4Gy）是很重要的。对于根治性同步放化疗，使用至少 50Gy/（25 次・5 周）的分割计划很有必要的。在美国，标准的同步放化疗计划为 50.4Gy/28 次[28]。而在日本，标准的同步放化疗方案是 60Gy/[30 次・（6 ～ 8 周）]，而且此方案被证明是安全的[29]。

在日本进行的一项随机对照试验显示，联合使用外照射和腔内近距离照射对 $T_{1～2}$ 食管癌患者有效[30]。虽然放化疗得到了广泛应用，但同步放化疗加腔内放疗是否值得推荐仍然缺乏足够的证据。

7.11 同步放化疗

随机对照试验表明，与单独放疗相比，同步放化疗能显著提高食管癌患者的生存率。

因此，这被认为是针对不适合手术的中晚期食管癌患者的标准治疗模式[31]。此外，根治性同步放化疗也适用于可切除的 T1-3N0-3M0、不可切除的 T4N0-3M0（国际抗癌联盟分期，2009 版）和局域淋巴结以外淋巴结转移的食管癌（M1）。有多项报道认为，在延长可切除的食管癌患者的总生存期和无病生存期方面，手术治疗和根治性同步放化疗没有显著差异[32]。但在日本，认为对 IB- Ⅲ期（国际抗癌联盟 TNM 分期，2009 版）食管癌实施新辅助化疗 + 手术方案的效果要优于同步放化疗；而对 IA 期（T1N0M0，国际抗癌联盟分期，2009 版）食管癌，同步放化疗和手术的效果相当[20, 33]。尽管在不同的研究中化疗药物剂量、放射剂量和治疗日程安排不尽相同，但是化疗药物一般都是采用氟尿嘧啶加顺铂，而同步放疗总剂量一般为 50 ～ 60Gy。有必要认识到任何报道的治疗结果都基于充分放化疗的假设。

7.11.1　最佳的照射剂量和化疗方案

放射治疗肿瘤学会的一个随机对照研究（RTOG9405/INT0123），对于 T1-4N0-1M0（国际抗癌联盟 -TNM，2002 版）的食管癌患者分别采用标准剂量（50.4Gy）与高剂量（64.8Gy）的同步放化疗，结果显示接受高剂量放疗患者对比标准剂量放疗的患者的中位生存期、2 年生存率、局部控制率无明显优势。由此得出的结论，标准的同步放化疗方案是用氟尿嘧啶联合顺铂化疗加 50.4Gy（1.8Gy×28 次）的放疗剂量[28]。而 60Gy 的放疗剂量在日本仍然普遍使用，标准的放疗剂量仍未被认知，将放疗计划变更为 1.8Gy/ 次 ×28 次（总剂量 50.4Gy）的标准放疗现在仍处于临床研究阶段。

标准的化疗方案是氟尿嘧啶 + 顺铂。在 RTOG9405/INT0123 研究中，一个方案是连续 4 天静脉注射氟尿嘧啶 [1000mg/（m² • 天）×4 天]+ 顺铂（75mg/m²，第 1 天），每 28 天重复 1 次，共 4 个周期，同步放疗在 2 个周期化疗后进行[28]。在日本氟尿嘧啶 + 顺铂的方案是可变的。一项由日本临床肿瘤组所做的 Ⅱ期临床研究（JCOG9708）针对 Ⅰ期食管癌 [T1N0M0，国际抗癌联盟分期，1997 版（同 IA 期：T1N0M0，2009 版的国际抗癌联盟 TNM 分期）] 采用了 2 个周期氟尿嘧啶（700mg/m²/ 天 ×4 天）+ 顺铂（70mg/m²，第 1 天）方案，每 4 周重复。在 JCOG9708 研究中，完全缓解率为 87.5%，4 年生存率为 80.5%，4 年无疾病进展期为 68%，与手术预期结果相同[33]。目前，一个对比根治性同步放化疗与单纯手术的 Ⅲ期临床研究（JCOG0502）还在进行中。另外一个日本肿瘤学组的 Ⅱ期临床研究（JCOG9906），针对 Ⅱ～Ⅲ期的食管癌患者，采用同步放化疗（氟尿嘧啶 + 顺铂 +60Gy 照射），化疗方案为连续 2 周静脉注射氟尿嘧啶 [400mg/（m² • 天）]+ 静脉注射顺铂（40mg /m²，第 1、8 天），每 5 周重复，共治疗 4 个周期（在 2 个周期化疗后联合同步放疗）[34]。另一方面，由放射治疗肿瘤学组制定的化疗指南仍在研究中。

7.11.2 同步放化疗后的不良事件

同步放化疗的早期不良反应包括恶心、呕吐、骨髓抑制、食管炎、口腔炎、腹泻、便秘和放射性肺炎。尤其是放射性肺炎，有可能是致命的，它也是判断预后的可靠因素。就这点而言，放射剂量体积直方图可能是有用的[35]。后期的不良反应包括放射性心肌炎、放射性胸膜炎、胸腔积液和心包积液。甲状腺功能减退出现在接受颈部放疗的患者中，也可能伴有胸腔积液或心包积液，需要小心。虽然少见，但胸椎压缩性骨折和放射性脊髓炎也有报道。关于后期的毒副反应，放射剂量对于肺和心脏的风险是很重要的[36]。为减少毒副反应，基于 CT 影像技术的三维适形放疗技术现在得到普遍应用[37]。

其他可能的不良事件包括激素分泌异常综合征（SIADH），由顺铂所致；由氟尿嘧啶引起的脑白质病也有报道[38]。出现不良反应后停药，并及早发现和治疗是很重要的。

7.11.3 放化疗后的随访和抢救治疗

增强 CT 和内镜检查通常用于根治性放化疗后的随访观察。虽然没有明确的证据来证实疗效评价和随访观察的最佳时机，但患者通常在结束放化疗后的 3 ~ 4 周和在每个化疗结束周期后接受检查，随后在第一年内每 3 个月接受检查，之后每 4 ~ 6 个月接受检查。

近来，内镜或外科开始作为挽救性治疗用于根治性放化疗后局部肿瘤残余或复发的病例。作为挽救性内镜治疗，内镜下黏膜切除术（EMR）、内镜黏膜下层剥离术（ESD）、光动力治疗（PDT）均得到尝试，有报道认为远期效果好且几乎不存在严重风险[39]。但是，这些治疗的适应证和治疗方案的选择还有待充分评估。

7.12 Barrett 食管和 Barrett 食管癌的诊断和治疗

Barrett 黏膜是指柱状上皮化生从胃向食管连续延伸，且可经内镜检查明确。组织学证实特定的柱状上皮化生不是必需的[40]。组织学上，Barrett 黏膜呈现以下特点：①柱状上皮区出现食管腺体；②柱状上皮区出现鳞状上皮小岛；③呈现黏膜肌层的双层结构。Barrett 食管癌是指在 Barrett 黏膜基础上发展起来的腺癌。尽管早期、表浅和进展期 Barrett 食管癌的定义与食管鳞癌相同，但对位置较深的 Barrett 食管癌黏膜固有肌层的处理与原生性粘膜固有肌层相同。Barrett 食管癌的治疗与发生于同一部位的食管鳞癌相同[16]。内镜下切除的适应证也是局限于固有黏膜层的病变（EP、SMM 和 LPM），而相对适应证目前仍在探讨中。

7.13　双原发癌的诊断和治疗（头、颈和胃）

众所周知，食管癌会合并其他脏器肿瘤，尤其是上呼吸道、消化道肿瘤（包括头颈部肿瘤和肺癌）[41]。术前检查和术后随访应注意存在双原发或多原发癌可能。根据类型、分期和双原发癌发病时间的不同，治疗方案各不相同。重要的是要在选择侵入性治疗时仔细权衡利弊，要充分考虑患者的全身情况和食管癌以及第二原发癌的预后。

7.14　食管癌治疗后的随访

食管癌治疗后随访的目的是：①及早发现复发肿瘤，并给予及时的治疗；②及早发现未同时发生的食管的双原发癌和其他器官的双原发癌，并及时治疗。另外从综合管理（包括患者生活质量）的角度看，随访观察也是很重要的。对于食管癌术后随访的方法取决于患者接受的初始治疗以及在接受初始治疗时的分期，重要的是对存在复发可能的患者的随访。

复发肿瘤的早期发现和早期治疗可以延长患者生存，对此事实应予以牢记。同样重要的是要谨慎对待未同时发生的食管多原发癌及其他器官的多原发癌，例如我们经常见到的胃癌和头颈部癌病例，有必要在共识基础上建立随访方案并验证其有效性。

7.15　食管癌复发的治疗

食管癌的初治手段有多种选择，包括内镜下治疗、根治性手术和根治性放化疗。因此，复发性食管癌的治疗应根据初治的手段做出个体化的决定。另外，复发性食管癌的治疗因复发类型的差异而有所不同。复发时患者的一般情况也决定了治疗策略的选择。肿瘤复发即便是在初治成功和完全有效的患者中也并不罕见。通过大规模的临床试验来阐明复发肿瘤的治疗是很难实施的，积极的治疗可能是有效的，但一般旨在控制肿瘤的发展和改善生活质量。

尽管局部复发最常见于内镜下黏膜切除初治后1年内，有的甚至出现在2～3年后，但近些年，在内镜下初治后局部复发的患者再次行内镜下切除的适应证已经在临床展开研究[42]。

根治性食管癌手术后复发的患者生存率极低，据报道从诊断复发开始的中位生存时间仅为5～10个月。但也有通过积极的治疗后长期存活的病例报道[43]。

根治性手术后复发患者的治疗策略选择依据复发的位置、类型和程度，还依赖于复发时患者的一般情况。无论复发是在手术范围内或外，还是患者是否接受了术前或术后的放疗，很少有针对大量不同临床情况患者治疗结果的数据。

7.16　姑息治疗

姑息治疗应当应用到医疗服务的各个领域，而食管癌患者生活质量下降却是特别普遍和严重，吞咽困难、营养不良、因为瘘导致的咳嗽，等等。因此应当在食管癌治疗的初始阶段就应开始姑息治疗，目的是减轻症状，维持和改善生活质量。然而，目前治疗策略的选择取决于医生的偏好，未来这些问题需要进一步的评估，所有的医疗人员都应获取姑息治疗有关的知识和技能。

姑息治疗需要一个团队的合作，不仅包括内科医师和护士，还应包括心理治疗师、药剂师、社工和物理治疗师。特别需要指出的是，针对食管癌患者的姑息治疗，专科护士作为团队的领导者是很重要的[44]。

由于患者及其家人处于对病情突然变化或突然死亡的恐惧中，提供心理支持和精神关怀是必不可少的。对于治疗晚期癌痛，推荐参照日本姑息医学学会撰写的《癌痛的临床药物管理指南》。

7.17　西方的治疗效果和推荐指南

在西方国家，起源于下胸段食管的腺癌最为常见[45]。因此，不能简单地对西方与日本食管癌治疗的策略和结果进行比较。

一项有关日本与西方在内镜治疗上的简单对照研究被终止，原因是各自标准不同，在西方还没有一个得到公认的内镜治疗指南。

至于手术治疗，经食管裂孔的食管癌切除术在西方较为普遍，反映出下胸段食管腺癌的发生率较高，淋巴结清扫范围仅限于中下纵隔。尽管日本和西方以分期为基础的手术指征上没有显著差异，但西方手术治疗结果相对较差。从西方国家和日本的国家登记数据获得的随机对照研究的汇总展示了这一结果（见表 7.1）。

表 7.1　食管癌外科治疗的随机对照研究结果及日本的国家登记数据汇总

作者	年	对象[a]	治疗[b]	例数	组织学分型 S/A/O[c]	切除例数	治疗相关死亡（%）	2年生存率（%）	3年生存率（%）	5年生存率（%）	中位生存期（月）[d]
Bosset	1989—1995	I～III期，包括 T3N1	S	139	134/0/5	137	5（3.6%）	约42	约35	约25	18.6
			CR+S	143	134/0/4	138	17+1（12.6%）	约48	约35	约25	18.6

续表

作者	年	对象[a]	治疗[b]	例数	组织学分型 S/A/O[c]	切除例数	治疗相关死亡（%）	2年生存率（%）	3年生存率（%）	5年生存率（%）	中位生存期（月）[d]
Kelsen	1990—1995	I～III期	S	234	110/124	217	13（5.6%）	35	19	7	16.1
			C+S	233	103/120	171	5+10（6.4%）	31	18	6	14.9
MRCOCWP	1992—1998	可切除病例	S	402	124/268/10	386	40（10%）	34	约25	约15	13.3
			C+S	400	123/265/12	361	36+8（11%）	43	约32	约25	16.8
Bedenne	1993—2000	T3N0-1M0（II～III期）	CR+S	129	115/14	107	12（9.3%）	39.9			16.4
			CR+C	130	115/15	1	1（0.8%）	35.4			14.9
Burmiester	1994—2000	I～III期，包括T4	S	128	50/78/0	110	6（5.4%）	39.8	28.1	14.8	19.3
			CR+S	128	45/80/3	105	5（4.7%）	45.3	32.8	16.4	22.2
Stahl	1994—2001	T3-4N1-0M0	S	86	86/0	51	11（12.8%）	39.9	31.3		16.4
			CR+S	86	86/0	0	3（3.5%）	35.4	24.4		14.9
Japan Esophageal Soci	2002	可切除病例	S+α			1581	41（4.5%）	62.2	53.6	44.1	约44
		I期	S+α			361		88.5	82.7	71.2	约53
		IIA期	S+α			290		66.6	60.7	49.2	约46
		IIB期	S+α			211		64.9	55.7	42.8	约20
		III期	S+α			494		44.4	33.7	27.7	

注：[a] 临床 TNM 分期；

[b] S 手术，C 化疗，R 放疗，+α 无论接受何种辅助治疗；

[c] S 食管鳞癌，A 腺癌，O 其他组织学类型；

[d] MST 中位生存期；

[e] 住院死亡率（包括手术死亡和复发死亡）。

在西方关于新辅助化疗的临床价值是有争议的[18]。美国的指南只是推荐对于下段食管癌和食管胃交界部癌行新辅助化疗，而对于其他食管癌则采取新辅助放化疗。在英国和苏格兰，指南推荐对于可切除食管癌患者可行 2 个周期的新辅助化疗，但不推荐使用新辅助放化疗。

在非手术治疗方面，同步放化疗已被证明比单一放疗能产生更好的结果，欧洲和北美推出的指南也建议行同步放化疗。放射肿瘤学组推荐的治疗方案在欧洲和北美被普遍接受，主要包括应用多野照射技术通过 28 次分割使总剂量达到 50.4Gy，照射野覆盖的区域应在肿瘤上下 5cm。这个方案是基于一项随机对照试验结果，结果显示接受标准剂量（50.4Gy）与高剂量（64.8 Gy）放化疗的患者生存期并没有显著差异，而且增加总的放射剂量对患者的生存的也是阴性结果。美国国立综合癌症网（NCCN）规定放疗的剂量应该在 50～50.4Gy。

7.18 展望

在 2012 版指南中，基于 JCOG 9907 研究的结果，对于可切除的 Ⅱ～Ⅲ 期胸段食管癌患者推荐的标准治疗是新辅助化疗 + 根治性手术。在日本，代表性的成就是通过精心组织的临床试验确定了全新的食管癌治疗标准。但该研究的亚组分析显示 Ⅲ 期的生存获益的证据还不充分。因此发展更有效的术前治疗是很有必要的。现在，JCOG 开展的一项三方的随机对照试验，对比顺铂 + 氟尿嘧啶术前放化疗、多西他赛 + 顺铂 + 氟尿嘧啶（DCF）、顺铂 + 氟尿嘧啶的标准术前治疗（JCOG1109）。这项研究对于检验西方目前所采用的术前放化疗标准的有效性和安全性将具有里程碑式的意义。

虽然以循证医学的方法来指导临床指南是理想和必需的，但需要有足够的患者群并花费较长的周期。在日本，2011 年建立了国家临床数据库（NCD），积累了所有外科治疗患者的资料。在下一版的指南中，来自日本国家临床数据库的数据分析将至少贡献一部分指南的内容。

正如本章所总结的，2012 版指南广泛涵盖了食管癌处置各方面的临床课题。通过 2012 版指南中不断累积的知识，我们将来应努力为指南使用者提供更加清晰和准确的信息。

参考文献

[1] The Japan Esophageal Society（eds）. Guidelines for diagnosis and treatments of esophageal cancer, 3rd edn[J]. Tokyo（Japanese）：Kanehara Co. Ltd., 2012

[2] Ozawa S, Tachimori Y, Baba H, et al. Comprehensive registry of esophageal cancer inJapan, 2002[J]. Esophagus, 2010, 7（1）：7–22

[3] Center for Cancer Control and Information Services, National Cancer Center, Japan（2013）http：//ganjoho.jp/professional/statistics/index.html.（Japanese）

[4] Birkmeyer JD, Stukel TA, Siewers AE, et al. Surgeon volume and operative mortality in the United States[J]. N Engl Med, 2003, 349（22）：2117–2127

[5] Haga Y, Beppu T, Doi K, et al. Systemic inflammatory response syndrome and organ dysfunction following gastrointestinal surgery[J]. Crit Care Med, 1997, 25 (12) : 1994–2000

[6] Oyama T, Tomori A, Hotta K, et al. Endoscopic submucosal dissection of earlyesophageal cancer[J]. Clin Gastroenterol Hepatol, 2005, 3 (7 Suppl 1) : S67–S70

[7] Shimizu Y, Tsukagoshi H, Fujita M, et al. Long-term outcome after endoscopic mucosal resection in patients with esophageal squamous cell carcinoma invading the muscularis mucosae or deeper[J]. Gastrointest Endosc, 2002, 56 (3) : 387–390

[8] Akiyama H, Tsurumaru M, Udagawa H, et al. Radical lymph node dissection for cancer of the thoracic esophagus[J]. Ann Surg, 1994, 220 (3) : 364–372, discussion 372–373

[9] Ando N, Ozawa S, Kitagawa Y, et al. Improvement in the results of surgical treatment of advanced squamous esophageal carcinoma during 15 consecutive years[J]. Ann Surg, 2000, 232 (2) : 225–232

[10] Luketich JD, Alvelo-Rivera M, Buenaventura PO, et al. Minimally invasive esophagectomy: outcomes in 222 patients[J]. Ann Surg, 2003, 238 (4) : 486–494, discussion 494–495

[11] Osugi H, Takemura M, Higashino M, et al. A comparison of video-assisted thoracoscopic oesophagectomy and radical lymph node dissection for squamous cell cancer of the oesophagus with open operation[J]. Br Surg, 2003, 90 (1) : 108–113

[12] Palanivelu C, Prakash A, Senthilkumar R, et al. Minimally invasive esophagectomy: thoracoscopic mobilization of the esophagus and mediastinal lymphadenectomy in prone position–experience of 130 patients[J]. Am Coll Surg, 2006, 203 (1) : 7–16

[13] Japanese Society for Esophageal Disease (eds). Japanese classification of esophageal cancer, 10th edn[J]. Tokyo (Japanese) : Kanehara Co. Ltd., 2008

[14] Hulscher JB, van Sandick JW, de Boer AG, et al. Extended transthoracic resection compared with limited transhiatal resection for adenocarcinoma of the esophagus[J]. N Engl Med, 347, 2002, (21) : 1662–1669

[15] Aiko S, Yoshizumi Y, Tsuwano S, et al. The effects of immediate enteral feeding with aformula containing high levels of omega-3 fatty acids in patients after surgery for esophageal cancer[J]. JPEN Parenter Enteral Nutr, 2005, 29 (3) : 141–147

[16] Sato N, Koeda K, Ikeda K, et al. Randomized study of the benefits of preoperative corticosteroid administration on the postoperative morbidity and cytokine response in patients undergoing surgery for esophageal cancer[J]. Ann Surg, 2002, 236 (2) : 184–190

[17] Nakamura T, Hayashi K, Ota M, et al. Salvage esophagectomy after definitive

chemotherapyand radiotherapy for advanced esophageal cancer[J]. Am Surg, 2004, 188 （3）： 261–266

[18] Malthaner RA, Wong RK, Rumble RB, et al. Neoadjuvant or adjuvant therapy for resectable esophageal cancer：a systematic review and metaanalysis[J]. BMC Med, 2004, 2：35

[19] Ando N, Iizuka T, Ide H, et al. Surgery plus chemotherapy compared with surgery alone for localized squamous cell carcinoma of the thoracic esophagus：a Japan Clinical Oncology Group Study–JCOG9204[J]. Clin Oncol, 2003, 21 （24）：4592–4596

[20] Ando N, Kato H, Igaki H, et al. A randomized trial comparing postoperative adjuvant chemotherapy with cisplatin and 5-fluorouracil versus preoperative chemotherapy for localized advanced squamous cell carcinoma of the thoracic esophagus （JCOG9907） [J]. AnnSurg Oncol, 2012, 19 （1）：68–74

[21] Gebski V, Burmeister B, Smithers BM, et al. Survival benefits from neoadjuvant chemoradiotherapy or chemotherapy in oesophageal carcinoma：a meta-analysis[J]. LancetOncol, 2007, 8 （3）：226–234

[22] Ajani JA. Contributions of chemotherapy in the treatment of carcinoma of the esophagus：results and commentary[J]. Semin Oncol, 1994, 21 （4）：474–482

[23] Iizuka T, Kakegawa T, Ide H, et al. Phase II evaluation of cisplatin and 5-fluorouracil in advanced squamous cell carcinoma of the esophagus：a Japanese Esophageal Oncology GroupTrial[J]. Jpn Clin Oncol, 1992, 22 （3）：172–176

[24] Ilson DH, Ajani J, Bhalla K, et al. Phase II trial of paclitaxel, fluorouracil, and cisplatin inpatients with advanced carcinoma of the esophagus[J]. Clin Oncol, 1998, 16 （5）：1826–1834

[25] Nemoto K, et al. Esophageal cancer. In：Japanese College of Radiology, Japanese Society Therapeutic radiology and Oncology, Japan Radiological Society （eds） Guidelinesfor clinical radiotherapy treatment planning. Medical Kyoiku Kenkyusha, Tokyo, pp 157–163. Japanese. http：//www.kkr-smc.com/rad/guideline/2008/

[26] Wong RK, Malthaner RA, Zuraw L, et al. Combined modality radiotherapy and chemotherapy in nonsurgical management of localized carcinoma of the esophagus：a practice guideline[J]. Int Radiat Oncol Biol Phys, 2003, 55 （4）：930–942

[27] Nishimura Y, Suzuki M, Nakamatsu K, et al. Prospective trial of concurrent chemoradiotherapy with protracted infusion of 5-fluorouracil and cisplatin for T4 esophageal cancer with or without fistula[J]. Int Radiat Oncol Biol Phys, 2002, 53 （1）：134–139

[28] Minsky BD, Pajak TF, Ginsberg RJ, et al. INT 0123 （Radiation Therapy Oncology Group 94-05） phase III trial of combined-modality therapy for esophageal cancer：high-dose

versus standard-dose radiation therapy[J]. Clin Oncol, 2002, 20（5）：1167-1174

[29] Ishida K, Ando N, Yamamoto S, et al. Phase Ⅱ study of cisplatin and 5-fluorouracil with concurrent radiotherapy in advanced squamous cell carcinoma of the esophagus: a Japan Esophageal Oncology Group（JEOG）/Japan Clinical Oncology Group trial（JCOG9516）[J]. Jpn Clin Oncol, 2004, 34（10）：615-619

[30] Okawa T, Tanaka M, Kita-Okawa M, et al. Superficial esophageal cancer: multicenter analysis of results of definitive radiation therapy in Japan[J]. Radiology, 1995, 196（1）：271-274

[31] Herskovic A, Martz K, Al-Sarraf M, et al. Combined chemotherapy and radiotherapy compared with radiotherapy alone in patients with cancer of the esophagus[J]. N Engl Med, 1992, 326（24）：1593-1598

[32] Ariga H, Nemoto K, Miyazaki S, et al. Prospective comparison of surgery alone and chemoradiotherapy with selective surgery in resectable squamous cell carcinoma of theesophagus[J]. Int Radiat Oncol Biol Phys, 2009, 75（2）：348-356

[33] Kato H, Sato A, Fukuda H, et al. A phase II trial of chemoradiotherapy for stage I esophageal squamous cell carcinoma: Japan Clinical Oncology Group Study（JCOG9708）[J]. Jpn Clin Oncol, 2009, 39（10）：638-643

[34] Kato K, Muro K, Minashi K, et al. Phase Ⅱ study of chemoradiotherapy with5-fluorouracil and cisplatin for Stage Ⅱ-Ⅲ esophageal squamous cell carcinoma: JCOG trial（JCOG 9906）[J]. Int Radiat Oncol Biol Phys, 2010, 81（3）：684-690

[35] Asakura H, Hashimoto T, Zenda S, et al. Analysis of dose-volume histogram parameters for radiation pneumonitis after definitive concurrent chemoradiotherapy for esophageal cancer[J]. Radiother Oncol, 2010, 95（2）：240-244

[36] Kumekawa Y, Kaneko K, Ito H, et al. Late toxicity in complete response cases after definitive chemoradiotherapy for esophageal squamous cell carcinoma[J]. Gastroenterol, 2006, 41（5）：425-432

[37] Morota M, Gomi K, Kozuka T, et al. Late toxicity after definitive concurrent chemoradiotherapy for thoracic esophageal carcinoma[J]. Int Radiat Oncol Biol Phys, 2009, 75（1）: 122-128

[38] Otsuka F, Hayashi Y, Ogura T, et al. Syndrome of inappropriate secretion of antidiuretic hormone following intra-thoracic cisplatin[J]. Intern Med, 1996, 35（4）：290-294

[39] Yano T, Muto M, Hattori S, et al. Long-term results of salvage endoscopic mucosal resection in patients with local failure after definitive chemoradiotherapy for esophageal squamous

cell carcinoma[J]. Endoscopy, 2008, 40（9）：717–721

[40] Sharma P, Dent J, Armstrong D, et al. The development and validation of an endoscopic grading system for Barrett's esophagus：the Prague C & M criteria[J]. Gastroenterology, 2006, 131（5）：1392–1399

[41] Muto M, Nakane M, Hitomi Y, et al. Association between aldehyde dehydrogenase gene polymorphisms and the phenomenon of field cancerization in patients with head and neck cancer[J]. Carcinogenesis, 2002, 23（10）：1759–1765

[42] Katada C, Muto M, Momma K, et al. Clinical outcome after endoscopic mucosal resection for esophageal squamous cell carcinoma invading the muscularis mucosae–a multicenterretrospective cohort study[J]. Endoscopy, 2007, 39（9）：779–783

[43] Toh Y, Oki E, Minami K, et al. Follow-up and recurrence after a curative esophagectomyfor patients with esophageal cancer：the first indicators for recurrence and their prognosticvalues[J]. Esophagus, 2010, 7：37–43

[44] Viklund P, Wengström Y, Lagergren J. Supportive care for patients with oesophageal and other upper gastrointestinal cancers：The role of a specialist nurse in the team[J]. Eur OncolNurs, 2006, 10（5）：353–363

[45] Trivers KF, Sabatino SA, Stewart SL. Trends in esophageal cancer incidence by histology, United States, 1998-2003[J]. Int Cancer, 2008, 123（6）：1422–1428

（文锋　译）

8

经胸食管癌切除术

Hirofumi Kawakubo

日本庆应大学医学院　外科学系

【摘要】外科手术被广泛用于食管癌的局部控制，并且在食管癌的治疗中发挥着主要作用。根治性肿瘤切除术需要完整切除肉眼可见的肿瘤以及任何可能存在的浸润灶。胸段食管癌通常伴有颈部、胸部及腹部淋巴结的扩散转移，因此纵隔淋巴结的充分清扫是必要的。最常用的做法是经右侧开胸行胸腹食管切除及淋巴结清扫术。经胸食管癌切除术是最具侵袭性的外科手术之一，虽然术前评估、操作技巧和围术期处理都有了实质性的进步，但是术后并发症的发生率和死亡风险仍然很高。为了提高患者的治愈率和术后生活质量，应更多地将重点放在个体化治疗上。患者的手术治疗可以根据前哨淋巴结定位所反映的个人具体信息进行调整和修改。这个方法可能会在高度侵袭性根治手术中起到至关重要的作用。

【关键词】食管癌；扩大淋巴清扫术；经胸食管癌切除术

8.1　简介

许多治疗策略都被应用于治疗食管癌，其中综合性的治疗方法包括：外科手术、放疗以及化疗。它们都对晚期食管癌的治疗起到关键作用[1, 2]。但只有外科手术是控制食管癌的最常用方法，在食管癌的整个治疗中扮演着关键角色[3]。

肿瘤病理学的分布在西方和日本之间存在着相当大的差异。起源于 Barrett 上皮细胞的腺癌（ADC）常见于西方国家，而在日本则以鳞状细胞癌（SCC）最为常见[4, 5]。腺癌与鳞癌的生物学表现不同，两者应区别对待。食管癌的预后取决于原发性肿瘤的侵袭程度和淋巴结扩散程度。从手术选择方式上来说，肿瘤的部位是一个重要的决定性因素，因为淋巴结的转移分布和发生率都是因原发肿瘤的位置不同而存在差异。食管鳞状细胞癌在中胸段食管的发病率是最高的，而绝大多数腺癌都发生于食管下段和食管胃交界部[6]。胸段食管鳞癌常伴有从颈部至腹部的大量淋巴结转移。根据 Ando 等的报告，淋巴结转移情况与原发肿瘤的位置关系见图 8.1[7]。颈部和上纵隔淋巴结转移常见于上胸段食管癌患者；下纵隔和胃周淋巴结转移常见于下胸段食管癌患者；中胸段食管癌患者则可能伴有从颈部至腹部的广泛淋巴结转移。

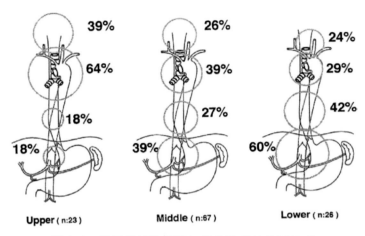

图 8.1　淋巴结转移情况与原发肿瘤的位置关系

　　广泛的三野淋巴清扫术包括对颈部、纵隔和腹部淋巴结的解剖性清扫，这种食管癌根治手术是在 1980 年由日本发起的。尽管食管癌根治性淋巴清扫术的有效性尚未通过前瞻性随机对照研究得到证实[8, 9]，但许多日本外科医生和一些西方外科医生都相继报道了根治性淋巴结清扫术对局部控制食管癌的重要价值[3, 6-13]。不过这种手术方式并没有引起西方的足够兴趣。绝大多数情况下，西方食管外科医生仅为了分期的需要在食管癌切除手术中摘除易摘除的局部淋巴结，而并不期望以此改善患者的生存期[14]。地区间食管癌的生物学差异可能是日本和西方国家在食管癌手术方式差异的原因之一。本章主要介绍日本胸段食管鳞癌的标准手术。

8.2　胸段食管鳞癌手术

8.2.1　食管切除术

　　根治性食管切除术应包括对肉眼可见的原发肿瘤的整块切除，也包括对可能存在的转移灶的切除。由于对纵隔淋巴结的彻底清扫是必要的，所以常用的方法是经右侧开胸、胸腹段食管全切除术及淋巴结清扫术。

8.2.2　区域性淋巴清扫

　　淋巴结的转移和分布因原发肿瘤的位置、大小和浸润深度的不同而有所不同。利用

CT、超声、MRI 或者 PET 等手段来确定合理的淋巴结清扫范围是很重要的。不同区域的淋巴结的命名和代码如图 8.2 所示[15]。

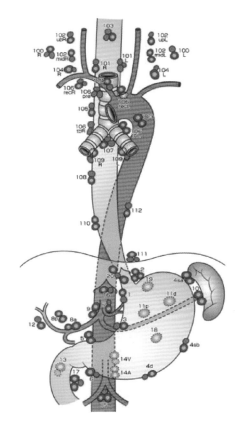

1）颈部淋巴结
101 颈部食管旁淋巴结
104 锁骨上淋巴结
2）胸腔淋巴结
105 上段食管旁淋巴结
106 气管旁淋巴结
106rec 喉返神经旁淋巴结
106pre 气管前淋巴结
106tb 气管支气管旁淋巴结
107 隆突下淋巴结
108 中段食管旁淋巴结
109 主支气管旁淋巴结
110 下段食管旁淋巴结
111 膈上淋巴结
112 后纵隔淋巴结
3）腹部淋巴结
1 贲门右淋巴结
2 贲门左淋巴结
3 胃小弯淋巴结
7 胃左动脉旁淋巴结
8 肝动脉旁淋巴结
9 腹腔动脉旁淋巴结

图 8.2　淋巴结中各个位置的命名和代码

8.2.2.1　上胸段食管癌

在上胸段食管癌的病例中，淋巴结的转移主要发生在颈部和上纵隔。虽然淋巴结转移到下纵隔和腹部的概率较低，但是三个部位都应常规清扫。

8.2.2.2　中胸段食管癌

在中胸段食管癌的病例中，淋巴结的转移主要发生在颈部和上、中、下纵隔以及腹腔。淋巴结清扫的范围要包括颈部及锁骨上区域。

8.2.2.3　下胸段食管癌

在下胸段食管癌的病例中，淋巴结的转移主要发生在纵隔和腹腔，颈部淋巴结转移的发生率较低。目前对淋巴结清扫的范围还有争议，一部分人认为颈部淋巴结应清扫，而更多的人认为只需充分清扫胸部淋巴结即可。

8.3 手术步骤

8.3.1 手术入路

食管切除术的开放性手术入路包括经食管裂孔、经右胸、经左胸或经左侧胸腹联合切口。手术入路的选择要依据肿瘤的位置、患者的一般情况以及食管重建所需的移植器官等多种因素决定。由于必须进行充分的纵隔淋巴结清扫，因此经胸食管癌切除的标准手术入路是右侧开胸，手术方式是胸腹段食管全切除术并纵隔淋巴结清扫术。

8.3.2 上纵隔的手术过程

奇静脉弓断开后，沿着食管的后缘打开右上纵隔胸膜的后侧，向上直至锁骨下动脉水平。在开放性食管癌切除术中，右支气管动脉要仔细分离出来并予以保留。上段食管的背侧和左侧要从左侧胸膜分离开来。右上纵隔胸膜的前侧要沿着右侧迷走神经切开直至右锁骨下动脉。右喉返神经位于右锁骨下动脉尾端的位置，而淋巴结则处于右喉返神经周围，所以在解剖时要小心，避免神经损伤（见图8.3）。上部食管的前面要连同周围的淋巴结一并游离出来。通过向后牵拉食管和向前轻压气管，是有可能显露气管左前方区域。左喉返神经周围的淋巴结需要从主动脉弓清扫到颈部。显露左锁骨下动脉，清扫左喉返神经旁淋巴结。清扫左侧气管—支气管旁淋巴结过程中，左喉返神经和左支气管动脉将会在主动脉弓和左主支气管之间的左肺动脉主干表面显露出来（见图8.4）。

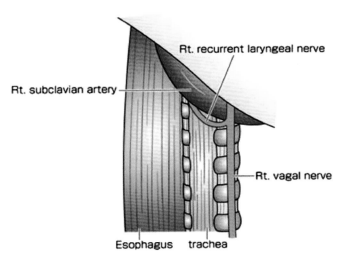

图8.3 右喉返神经处于右锁骨下动脉的末端，清扫右喉返神经周围淋巴结

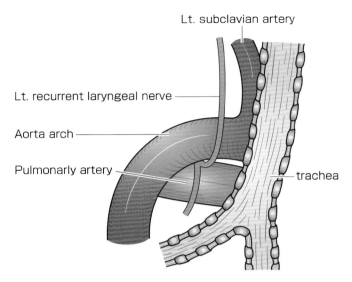

图 8.4　显露左锁骨下动脉，清扫左喉返神经旁淋巴结。显露主动脉弓和左支气管
之间的左肺动脉主干，清扫左侧气管—支气管旁淋巴结显示

8.3.3　中下纵隔的手术过程

　　沿着椎体前缘向裂孔方向切开中下纵隔胸膜。食管中下段后侧切开后可以显露出主
动脉弓和降主动脉（见图 8.5）。位于食管下段后方的胸导管被结扎和分离后，将和食管
一起被切除。采用直线切割缝合器将食管从原发肿瘤上方切断，然后将切断的食管断端
及其周围组织游离至裂孔处。隆突下淋巴结单独摘除（见图 8.6）。这样就完成了食管游
离和纵隔淋巴清扫。

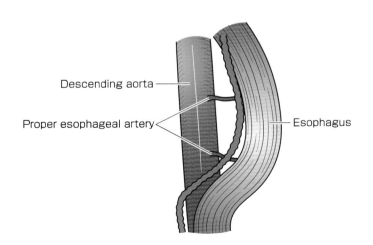

图 8.5　解剖食管中下段以暴露降主动脉，食管下段后方的胸导管被结扎和分离后，
将和食管一起被切除

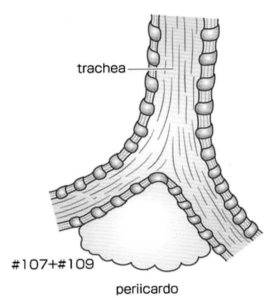

图 8.6　隆突下淋巴结单独摘除

8.3.4　腹部手术过程

从胃网膜动脉弓外侧 4～5cm 处切断大网膜。胃网膜左动脉和胃短动脉则沿着脾门处被切断。打开小网膜，保留胃右动脉。食管末端被解剖游离出来后，将游离的食管残端和纵隔组织从胸腔牵入腹腔。清扫腹腔干动脉区域淋巴结直至食管裂孔处。用直线切割缝合器将胃从胃小弯至胃底方向切断。至此，就完成了管胃制作和腹腔淋巴结清扫。

8.4　食管癌术后的死亡率和并发症发生率

经胸食管癌切除术是最具侵袭性的手术之一，患者会有潜在的呼吸、心血管和肝脏并发症风险。尽管术前风险评估、手术技术和围术期管理的水平都取得了长足的进步，但食管癌切除术后并发症发生率和手术死亡率仍然很高。

8.4.1　死亡率

死亡率与手术量密切相关。Metzer 等人对 13 项研究进行了荟萃分析，评估食管癌切除手术量对术后死亡率的影响[16]。发现每年手术量的增加可以明显减少术后死亡率。形成这一现象的主要原因可能是手术量大的医院术后并发症的发病率更低且并发症的管控更成功。他们得出结论认为只有每年食管癌切除术病例大于 20 例的医院才能达到明显减低死亡率，降至大约 4.9%，而食管癌手术应当是手术量较大的医院的任务。在日本全国 3243 例食管切除术住院患者样本数据库的回顾性调查中，Rodgers 等人认为手术量是食管癌切除术的死亡预测因子[17]。死亡率的独立风险包括疾病、年龄（65 岁）、女性、种族和手术量。日本的食管癌术后死亡率已经下降了。来自日本食管癌全国登记系统的数据显示，1979—1982 年，术后 30 天内的死亡率为 6.8%；1988—1994 年，死亡率降至 3%；2006 年，死亡率为 1.0%[18-20]。结果显示死亡率明显低于其它国家近期发表的数据。Fujita 等人分析了 2001—2006 年日本 709 个医疗中心做的 31，380 例食管癌切除术的数据发现，小手术量医院（每年不到 5 例）的术后 30 天内死亡率和住院期间死亡率是大手术量医院（每年 40 例以上）的 3 倍[21]。

8.4.2 并发症

8.4.2.1 肺部并发症

肺部并发症是食管癌切除术后最常见的并发症，2/3 的术后死亡率与此有关[22]。肺炎的发生率与手术操作技术有直接的关系[23]。据报道，与经裂孔食管癌切除术（THE）[24]和微创手术相比，经胸食管癌切除术的肺炎发生率更高[25]。

8.4.2.2 心血管系统并发症

心房颤动是食管癌术后较常见的心血管并发症。Atkins 等人的研究表明，在 397 名接受过食管癌切除术患者的回顾性研究中，发生心律失常的比例为 13.7%[22]。有些报道显示，房颤和其他围手术期并发症、吻合口瘘、肺部并发症和围手术期死亡率之间关系密切。Murthy 等人回顾了 921 例接受过食管切除术的患者，发现有 22% 出现过心房颤动[26]。该作者认为在患有心房颤动的患者，肺部并发症和肾衰竭的概率明显增加，吻合口瘘的发生率增加 6 倍而死亡率会增加 3.7 倍。在所有做过食管切除术的患者中，大约有1.1% ～ 3.8% 的患者会患上心肌梗塞[22, 27, 28]。

8.4.2.3 喉返神经损伤

喉返神经损伤多与颈部吻合和三野淋巴结清扫术有关。发病率根据不同情况为2% ～ 20%[29]。喉返神经麻痹或损伤会增加围手术期肺部并发症的发病率[30, 31]。手术中广泛清扫喉返神经旁淋巴结（106-recL 组和 106-recR 组）时的牵拉和烧灼会导致喉返神经损伤。有半数的声带功能障碍会在食管癌术后自行好转[32]。

8.4.2.4 乳糜胸

食管癌切除术中的胸导管损伤会导致明显的乳糜漏，每天会有 2 ～ 4L 的乳糜漏入胸腔。乳糜漏的诊断主要根据胸腔引流量随肠内营养增加而增多，且引流液的颜色从血清样变为乳白色。临床上大量的乳糜漏会导致体液、淋巴细胞和蛋白质的流失，进而会增加肺部和其他部位并发症的风险，导致免疫抑制和营养不良。处置乳糜胸的首要措施是停止肠内营养支持而给予全胃肠外营养。淋巴管造影和胸导管栓塞具有较高的成功率，但这有赖于放射科医生的经验。现在有许多外科医生主张早期实施手术干预。泄漏的位置可以通过给予高脂肪含量的液体来确定，例如在手术前至少 1 小时经鼻饲管或空肠造瘘管注入牛奶或奶油。一旦乳糜漏的位置确定，应结扎导管的近端和远端；如果乳糜漏的位置无法确认，就对脊柱和主动脉之间的所有组织实施大块结扎。

8.5　展望

对经胸食管癌扩大切除术一直有许多批评声音。反对扩大性淋巴结清扫术的最常见理由是这会增加死亡率和并发症[33]。手术的破坏性对患者术后生活质量的影响是显而易见的。为了提高治愈率和术后生活质量，应该更加注意患者的个性化治疗[34]。术中前哨淋巴结的定位和前哨淋巴结活检的概念似乎颇具吸引力。前哨淋巴结的辨别可以通过观察原发病灶的第一个引流点来确认，这个辨别方法可以用于食管鳞状细胞癌的个性化淋巴结清扫[35-38]。前哨淋巴结的病理状态可以用来预测所有区域淋巴结的状况，从而避免不必要的根治性淋巴结清扫术[39, 40]。这些技术可以使患者获益，避免根治性淋巴结清扫所带来的不必要的并发症。Takeuchi 曾报道放射线引导技术来定位食管癌前哨淋巴结的研究[41]，共纳入 75 例术前分期在 T1N0M0 或 T2N0M0 的原发性食道癌患者，有 71 例（95%）被确诊有前哨淋巴结；33 例有淋巴结转移的患者中有 29 例（88%）存在前哨淋巴结转移。前哨淋巴结的诊断的准确度为 94%。我们相信将来这将有助于对食管癌患者实施准确的术中诊断和个体化的微创手术治疗。淋巴结清扫的程度可以根据前哨淋巴结的分布来决定。以后前哨淋巴结的定位可能会扮演非常关键的角色，通过获得患者的具体疾病信息来调整和修正每位患者的手术过程，从而避免不必要的大创伤手术。

参考文献

[1] Bedenne L, Michel P, Bouche O, et al. Chemoradiation followed by surgery compared with chemoradiation alone in squamous cancer of the esophagus：FFCD 9102[J]. Clin Oncol, 2007, 25：1160–1168

[2] Suntharalingam M. Definitive chemoradiation in the management of locally advanced esophageal cancer[J]. Semin Radiat Oncol, 2007, 17：22–28

[3] Udagawa H, Akiyama H, et al. Surgical treatment of esophageal cancer：Tokyo experience of the three-field technique[J]. Dis Esophagus, 2001, 14：110–114

[4] Vizcaino AP, Moreno V, Lambert R, et al. Time trends incidence of both major histologic

types of esophageal carcinoma in selected countries, 1973–1995[J]. Int Cancer, 2002, 99： 860–868

[5] Jamal A, Bray F, Center MM, et al. Global cancer statistics[J]. CA Cancer Clin, 2011, 61： 69–90

[6] Akiyama H, Tsurumaru M, Udagawa H, et al. Radical lymph node dissection for cancer of the thoracic esophagus[J]. Ann Surg, 1994, 220： 364–373

[7] Ando N, Ozawa S, Kitagawa Y, et al. Improvement in the results of surgical treatment of advanced squamous esophageal carcinoma during 15 consecutive years[J]. Ann Surg, 2000, 232： 225–232

[8] Nishihira T, Hirayama K, Mori S. A prospective randomized control trial of extended cervical and superior mediastinal lymphadenectomy for carcinoma of the thoracic esophagus[J]. Am Surg, 1998, 175： 47–51

[9] Kato H, Watanabe H, Tachimori Y, et al. Evaluation of the neck lymph node dissection for thoracic esophageal carcinoma[J]. Ann Thorac Surg, 1991, 51： 931–935

[10] Tsurumaru M, Kajiyama Y, Udagawa H, et al. Outcomes of extended lymph node dissection for squamous cell carcinoma of the thoracic esophagus[J]. Ann Thorac Cardiovas Surg, 2001, 7： 325–329

[11] Fujita H, Kakegawa T, Yamana H, et al. Mortality and morbidity rates, postoperative course, quality of life, and prognosis after extended radical lymphadenectomy for oesophageal cancer. Comparison of three-field lymphadenectomy with two- field lymphadenectomy[J]. Ann Surg, 1995, 222： 654–662

[12] Altorki N, Kent M, Ferrara RN, et al. Three-field lymph node dissection for squamous cell and adenocarcinoma of the esophagus[J]. Ann Surg, 2002, 236： 177–183

[13] Lerut T, Nafteux P, Moons J, et al. Three-field lymphadenectomy for carcinoma of the esophagus and gastroesophageal junction in 174 R0 resections： impact on staging, disease-free survival, and outcome： a plea for adaptation of TNM classification in upper-half esophageal carcinoma[J]. Ann Surg, 2004, 240： 962–972

[14] Orringer MB. Editorial on "Occult cervical nodal metastases in esophageal cancer： preliminary results of three-field lymphadenectomy" [J]. Thorac Cardiovas Surg, 1997, 113： 538–539

[15] Japanese Society for Esophageal Diseases. Japanese Classification of Esophageal Cancer, tenth edition： part I[J]. Esophagus, 2009, 6： 1–25

[16] Metzer R, Bollschweiler E, Vallbohmer D, et al. High volume centers for esophagectomy： what is the number needed to achieve low postoperative mortality? [J]. Dis

Esophagus, 2004, 17（4）：310–314

[17] Rodgers M, Jobe BA, O'Rourke RW, et al. Case volume as a predictor of inpatient mortality after esophagectomy[J]. Arch Durg, 2007, 142（9）：829–839

[18] Japanese Research Society for Esophageal Diseases. The report of treatment results of esophageal carcinoma in Japan（1979, 1980, 1982, 1982）, 10th edn[M]. Tokyo（in Japanese）：National Cancer Center, 2000

[19] Japanese Research Society for Esophageal Diseases. Comprehensive registry of esophageal cancer in Japan（1988–1994）, 1st edn[M]. Chiba：Japanese Society for Esophageal Diseases, 2000

[20] Tachimori Y, Ozawa S, Fujishiro M, et al. Comprehensive registry of esophageal cancer in Japan, 2006[J]. Esophagus, 2010, 23（2）：145–152

[21] Fujita H, Ozawa S, Kuwano H, et al. Esophagectomy for cancer：clinical concerns support centralizing operations within the larger hospitals[J]. Dis Esophagus, 2014, 11：21–47

[22] Atkins BZ, Shah AS, Hutcheson KA, et al. Reducing hospital morbidity and mortality following esophagectomy[J]. Ann Thorac Surg, 2004, 78（5）：1783–1789

[23] Ferri LE, Law S, Wong KH, et al. The influence of technical complications on postoperative outcome and survival after esophagectomy[J]. Ann Surg Oncol, 2006, 13：557–564

[24] Hulscher JB, van Sandick JW, de Boer AG, et al. Extended transthoracic resection compared with limited transhiatal resection for adenocarcinoma of the esophagus[J]. N Engl Med, 2002, 347：1662–1669

[25] Biere SS, van Berg Henegouwen MI, Maas KW, et al. Minimally invasive versus open oesophagectomy for patients with oesophageal cancer; a multicenter, open-label, randomized controlled trial[J]. Lancet, 2012, 379：1887–1892

[26] Murthy SC, Law S, Whooley BP, et al. Atrial fibrillation after esophagectomy is a marker for postoperative morbidity and mortality[J]. Thorac Cardiovas Surg, 2003, 126：1162–1167

[27] Bailey SH, Bull DA, Harpole DH, et al. Outcomes after esophagectomy：a ten-year prospective cohort[J]. Ann Thorac Surg, 2003, 75（1）：217–222

[28] Martin RE, Letsos P, Taves DH. Oropharyngeal dysphagia in esophageal cancer before and after transhiatal esophagectomy[J]. Dysphagia, 2001, 16（1）：23–31

[29] Raymond D. Complication of esophagectomy[J]. Surg Clin North Am, 2012, 92：1299–1313

[30] Berry MF, Atkins BZ, Tong BC, et al. A comprehensive evaluation for aspiration after esophagectomy reduces the incidence of postoperative pneumonia[J]. Thorac Cardiovas Surg,

2010, 140：1266–1271

[31] Dumont P, Wihlm JM, Hentz JG, et al. Respiratory complications after surgical treatment of esophageal cancer. A study of 309 patients according to the type of resection[J]. Eur Cardiothorac Surg, 1995, 9：539–543

[32] Baba M, Natsugoe S, Shimada M, et al. Dose hoarseness of voice from recurrent nerve paralysis after esophagectomy for carcinoma influence patient quality of life? [J]. Am Coll Surg, 1999, 188：231–236

[33] Paracchia A, Ruol A, Bardini R, et al. Lymph node dissection for cancer of the thoracic esophagus：how extended should it be? Analysis of personal data and review of the literature[J]. Dis Esophagus, 1992, 5：69

[34] Kitajima M, Kitagawa Y. Surgical treatment of esophageal cancer – the advent of the era of individualization[J]. N Engl Med, 2002, 347（21）：1705–1709

[35] Morton DL, Wen DR, Wong JH, et al. Technical details of intraoperative lymphatic mapping for early stage melanoma[J]. Arch Surg, 1992, 127：392–399

[36] Morton DL, Thompson JF, Essner R, et al. Multicenter selective lymphadenectomy trial group. Validation of accuracy of intraoperative lymphatic mapping and sentinel lymphadenectomy for early-stage melanoma：a multicenter trial[J]. Ann Surg, 1999, 230：453–463

[37] Krag D, Weaver D, Ashikage T, et al. The sentinel node in breast cancer-a multicenter validation study[J]. N Engl Med, 1998, 339：941–946

[38] Blichik [J]AJ, Saha S, Wiese D, et al. Molecular staging of early colon cancer on the basis of sentinel node analysis：a multicenter phase II trial[J]. Clin Oncol, 2001, 19：1128–1136

[39] Kitagawa Y, Fujii H, Mukai M, et al. The role of the sentinel lymph node in gastrointestinal cancer[J]. Surg Clin North Am, 2000, 80：1799–1809

[40] Kitagawa Y, Fujii H, Mukai M, et al. Intraoperative lymphatic mapping and sentinel lymph node sampling in esophageal and gastric cancer[J]. Surg Oncol Clin N Am, 2002, 11：293–304

[41] Takeuchi H, Fujii H, Ando N, et al. Validation study of radio-guided sentinel lymph node navigation in esophageal cancer[J]. Ann Surg, 2009, 249：757–763

（赵嘉华 译）

9

外科：微创食管切除术

Hiroya Takeuchi

日本庆应大学医学院　外科学系

【摘要】随着胸腔镜手术技术的进步和内窥镜设备的不断开发，微创食管切除术的普及率不断提高。到目前为止，已有一些单中心的研究和多项荟萃分析表明，采用胸腔镜食管切除术治疗食管癌的近期疗效尚可，且与传统开放式食管切除术相当。在日本，扩大纵隔淋巴结清扫术（包括沿双侧喉返神经的上纵隔淋巴结清扫）是治疗胸段食管鳞状细胞癌的标准手术。如今甚至采用胸腔镜方法也可以沿双侧喉返神经精确地施行上纵隔淋巴结清扫术。不过，目前旨在证明微创食管切除术可行性与获益的前瞻性多中心临床试验的数量还很有限。为了精确施行沿双侧喉返神经的上纵隔淋巴结清扫术治疗食管鳞状细胞癌，还应该对左侧卧位和俯卧位进行比较和评估，找出适合微创食管切除术的手术体位。此外，微创食管切除术的的肿瘤学获益还没有得到科学证明，因为微创食管切除术与传统食管切除术在长期生存上的对等性还未得到随机对照试验的验证。如果未来的前瞻性研究表明，微创食管切除术可带来肿瘤学获益，则该术会真正成为食管癌的标准疗法。

尽管已有多项研究充分表明，机器人辅助胸腔镜食管切除术安全、可行，但应当谨慎评估机器人辅助胸腔镜食管切除术相对于传统胸腔镜食管切除术的优势，因为从手术费用的角度看，机器人辅助胸腔镜食管切除术与传统微创食管切除术相比没有优势。

【关键词】食管癌；鳞状细胞癌；胸腔镜；腹腔镜；机器人手术；俯卧位；卧位

9.1　引言

对于局限期食管癌（包括鳞状细胞癌）患者，食管切除术仍然是最主要的根治性方法。据报道，同时实施根治性淋巴结清扫术的食管切除术能够改善食管癌的控制效果和生存期[1-4]。

然而，实施根治性淋巴结清扫术的食管切除术是侵入性最强的胃肠手术之一。因此，通过胸腔镜或腹腔镜方法施行的食管切除术似乎是一种非常有吸引力的微创手术[5]。1992 年，Cuschieri 等人首次报道胸腔镜食管切除术是一种微创食管切除术（Minimally Invaseve Esophagectomy，MIE）[6]，从那以后，许多研究团队都报道了各种方式的微创食管切除术[7-11]。2011 年，在日本的 713 家医院接受食管切除术的 5354 名患者中，共有 1751 名（32.7%）患者接受了完全（胸腔镜和腹腔镜方法）或杂交（胸腔镜或腹腔镜）微创食管切除术。在这些患者中，有 1436 例（82%）接受了胸腔镜参与的微创手术[12]。微创食管切除术越来越受欢迎的原因是胸腔镜和腹腔镜手术技术的进步和内窥镜设备的不断开发，包括新开发的手术器械、腹腔镜凝血剪和血管闭合系统。这些设备都可以用于食管切除术和扩大纵隔淋巴结清扫术。但是，微创食管切除术的近期疗效和肿瘤学效果优势尚未得到证实。通过更小的切口，以胸腔镜和（或）腹腔镜方式施行类似于传统开放式食管切除术（Open Esophagectomy，OE）的手术，与传统食管切除术相比，微创食管切除术将明显减少并发症，并实现同等的远期生存率。此外，即使在开放式食管切除术中，也广泛采用了腹腔镜下游离胃以重建消化道的方法[11]。

　　在这一章，我们将回顾此前有关微创食管切除术的研究报道，重点关注文献中的胸腔镜食管切除术，并与传统开放式食管切除术比较以评估微创食管切除术的近期和远期疗效。

9.2　微创食管切除术概述

9.2.1　微创食管切除术术语

　　目前为止，有多种胸腔镜或腹腔镜胸段食管癌切除方法被视为微创食管切除术[5, 13]。虽然从狭义上讲，全胸腔镜联合腹腔镜食管切除术才是典型的微创食管切除术，但从广义上讲，微创食管切除术也包括电视胸腔镜辅助（Vedeo-assisted Thoracoscopic Surgery，VATS）小开胸切口（可长达约 5cm 的切口）联合腹腔镜的微创食管切除术[14]。杂交微创食管切除术的定义是使用胸腔镜或腹腔镜的食管切除术。腹腔镜经裂孔和纵隔镜辅助钝性食管切除术主要用于切除表浅型食管鳞状细胞癌或源于 Barrett 食管腺癌[15]。采用 Ivor Lewis 手术的 VATS 食管癌切除后食管—胃吻合术、颈部吻合或胸内吻合已在临床实践中采用[16]。最近，采用达芬奇机器人辅助胸腔镜和（或）腹腔镜切除术似乎成了一个颇具吸引力的选择[17, 18]。

9.2.2　电视胸腔镜食管切除术

9.2.2.1　历史

　　Cuschieri 等人于 1992 年首次报告了 5 例接受右胸 VATS 食管切除术的患者[6]。

1995 年进一步完成了包含胸内吻合的 VATS 下 Ivor Lewis 食管切除术[19]。在日本，Akaishi 等人于 1996 年首次报告了含整块纵隔淋巴结清扫术的胸腔镜完全食管切除术[10]。Kawahara 等人于 1999 年介绍了包括淋巴结清扫术的 VATS 食管切除术的详情[7]，Osugi 等人描述了接受 VATS 食管切除术的 77 名食管鳞状细胞癌患者的远期生存状况[14]。

9.2.2.2 适应证

VATS 食管切除术的适应证比胃癌、结直肠癌腹腔镜外科手术的适应证更宽。VATS 食管切除术目前已应用于局限期食管癌（在一些报道中，甚至包括新辅助放化疗后的食管癌）。只有 T4 肿瘤、严重胸腔内粘连和不能耐受单肺通气的患者被排除在 VATS 食管切除术适应证之外[11, 13]。

9.2.2.3 手术体位

迄今在胸腔镜食管切除术中使用过两种手术体位。大多数胸外科医生喜欢在左侧卧位下行右胸 VATS 食管切除术，这类似于右胸开放式食管切除术。然而，在 Cuschieri 等人[6]首次描述俯卧位胸腔镜食管游离术后，一些在俯卧位下的 VATS 食管切除术的单中心报告已经发表[20-23]。

在文献中，已经讨论过 VATS 食管切除术中这两种手术体位之间的差异[5, 24]。俯卧位的最大优点是，无须用拉钩或缝合方式牵拉右肺，即可实现良好的手术视野和中下后纵隔（包括食管）的良好暴露，因为在俯卧位下，右肺在重力作用下自然下垂，并且可以向胸腔注入二氧化碳。然而在采取左侧卧位的情况下，必须由一名熟练的助手牵拉右肺，才能获得合适的手术视野。

多项研究表明，与左侧卧位相比，俯卧位 VATS 食管切除术的手术时间更短，术后呼吸系统并发症发生率更低[20, 25]。但是，俯卧位依然有手术安全性方面的问题，因为在该手术体位下，在出现突然大出血等紧急情况时，在技术上很难紧急转换到右胸切开术。为了解决这个问题，我们此前描述过采用左侧半俯卧位的方法[26, 27]。通过旋转手术台，可以在最佳手术体位下（例如左侧卧位、俯卧位），借助安全和精确的淋巴结清扫术施行胸腔镜食管切除术[26, 27]。

9.2.2.4 胸段鳞状细胞癌的 VATS 食管切除术

胸段食管鳞状细胞癌（在日本这一类型远比食管腺癌常见）的特异性特征，一是淋巴结从颈部到腹部随机地广泛转移；其次是沿双侧喉返神经（Recurrent Laryngeal Nerve，RLN）向上纵隔淋巴结转移的风险比较高[2, 28]。在这些临床观察的基础上，含上纵隔淋巴结清扫术（沿双侧喉返神经实施）的扩大根治性淋巴结清扫术在日本被视为一种标准手术[2]。具体而言，三野淋巴结清扫术（含颈部淋巴结、纵隔淋巴结和腹腔淋巴结清扫）是根治中、上段食管癌的标准治疗手术方式。如今，即使采用胸腔镜，也可以精确施行沿双侧喉返神经的上纵隔淋巴结清扫术[29]。Noshiro 等人报道，在俯卧位下施行胸腔镜食管切除术，可获得更好的手术视野，包括左侧喉返神经周围视野[29]。

胸段食管鳞状细胞癌的另一特异性特征是原发性肿瘤的位置。胸段食管鳞状细胞癌主要位于食管的中段，而腺癌通常位于位置更低的下段或食管胃结合部。因此，对于胸段食管鳞状细胞癌，术中一般在食管上段将食管横断，而食管—胃吻合应该在颈部或胸内上后纵隔内进行。

9.2.3　腹腔镜/纵隔镜辅助食管切除术

Sadanaga 等人于 1994 年报道了首例腹腔镜下经裂孔食管切除术[15]。纵隔镜辅助下食管钝性切除术于 1993 年见诸报道[30]。目前已有多家机构报道了腹腔镜联合/或纵隔镜辅助下经裂孔食管切除并食管—胃颈部吻合术[15, 31]。使用腹腔镜或纵隔镜避免了胸段食管切除时的盲目钝性分离。多个机构都曾报道过腹腔镜联合/或纵隔镜辅助经裂孔食管切除术的安全性和微创性[13]。一些医者曾报道，腹腔镜下经裂孔食管切除术比传统开放式经裂孔食管切除术带来的获益更大，包括手术时间更短、出血量较少及住院时间更短[31, 32]。Tangoku 等人还报道，42 名有医疗风险的表浅食管癌患者（41 例鳞癌，1 例腺癌）安全地接受了纵隔镜辅助下经裂孔食管切除术，其并发症发生率低，无手术死亡[33]。

9.2.4　重建手术

与开放式食管切除术类似，通常会在微创食管切除术后的食管重建中使用胃作为替代物。在技术上，食管切除术后的食管重建必须安全易行。一般情况下，对于接受含二野淋巴结清扫术的开放式食管切除术的患者，胸内食管—胃吻合术比颈部食管—胃吻合术更有优势，因为这样吻合口瘘发生率低，美容效果更好[34]。但对于 VATS 食管切除术后的食管重建，首选在颈部行食管—胃吻合术，这是因为胸腔镜下胸内食管—胃吻合术的技术难度较大。多个研究团队（包括我们）都开发出了简单而安全的胸腔镜胸内食管—胃吻合手术，此术采用经口咽置入钉砧的圆形吻合器的方法或采用线性吻合器方法[19, 26]。这些吻合方法均可用于胸腔镜 Ivor-Lewis 食管切除术。

9.2.5　外科手术（庆应大学医院微创食管切除术）

如前所述，在我们的医疗中心，用沙袋让患者置于左侧半俯卧位，并通过旋转手术台，在最佳手术体位（左侧卧位或俯卧位）施行胸部手术[26, 27]。

在胸壁上切开一个 4～5cm 的小开胸切口，并放置 5 个套管针（见图 9.1）[26, 27]。

让患者最初处于左侧卧位，施行上纵隔手术。使用线性切割吻合器将奇静脉弓断开，沿食管后缘切开上纵隔胸膜后部，向上直至右锁骨下静脉。沿胸导管解剖食管上段的背侧和左侧。沿右侧迷走神经从奇静脉弓水平至右锁骨下静脉的边缘切开右上纵隔胸膜，在右锁骨下动脉的尾端找出右喉返神经。解剖和切除上至颈部的右喉返神经周围的淋巴结，需特别小心防止损伤神经（见图9.2）。然后，先将食管上段的前部与气管分开，随后连同淋巴结一起全周游离出食管上段。将食管套带向后牵引，将气管向前方牵拉可以充分显露气管的左侧缘。从主动脉弓到颈部,仔细地解剖分离出左侧喉返神经旁淋巴结(见图9.3和图9.4）。暴露出左肺动脉主干，以便解剖主动脉弓和左主支气管之间的左侧气管支气管旁淋巴结。在胸廓入口处夹闭并切断胸导管。

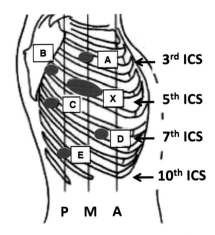

在胸壁上切5个小切口和一个小开胸切口（4至5cm）。ICS：肋间隙，
A：腋前线，M：腋中线，P：腋后线.A套管针（12mm），B套管针（5mm），C套管针（5mm），
D套管针（12mm），E套管针（12mm），X小切口（40～50mm）

图9.1　胸部切口位置

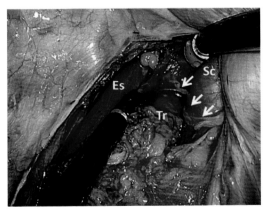

箭头为右侧喉返神经；Es食管；Tr气管；Sc右锁骨下动脉

图9.2　胸腔镜下右侧喉返神经旁淋巴结清扫术

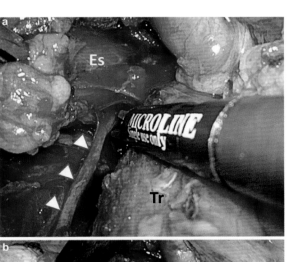

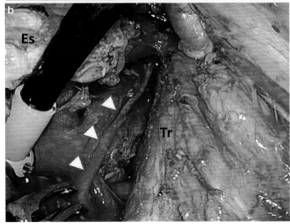

（a）放大视野； （b）概览；箭头为左侧喉返神经；Es 食管；Tr 气管

图 9.3　胸腔镜左侧喉返神经旁淋巴结清扫术

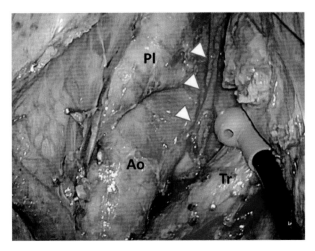

箭头为左侧喉返神经；Ao 主动脉弓；Tr 气管；Pl 左纵隔胸膜

图 9.4　精确淋巴结清扫术后的左上纵隔部位

然后，旋转手术台，使患者处于俯卧位，封闭胸部小切口，建立 7mmHgCO$_2$ 人工气胸。沿胸椎前缘至裂孔切开纵隔胸膜，解剖中下段食管的后侧，露出主动脉弓和降主动脉。在食管下段后方夹闭胸导管后连同食管一并切除。然后切开食管前的纵隔胸膜。在原发肿瘤上方使用线性切割缝合器切断食管，解剖下端食管及周围组织直至裂孔。隆突下淋巴结单独清扫，从而完成食管游离和纵隔淋巴结清扫术。

通过上腹正中切口或以手助腹腔镜手术（Hand-assisted Laparoscoic Surgery，HALS）施行腹部手术。手辅助腹腔镜手术通过右上象限内的一个横向小切口（7cm）施行。在肚脐下切一个孔，在左腹部切开两个孔。

在 10 mmHg 气腹下游离大网膜、胃短血管和小网膜，同时避免损伤胃网膜右血管和胃右血管。解剖并游离远端食管。解剖游离胃左动脉表面的脂肪组织后结扎切断胃左动脉。然后将食管的下断端和游离的纵隔组织从胸部牵拉入腹部。然后利用线性切割缝合器，从胃小弯至穹窿部将胃切割制作成管状胃，从而完成管状胃成形和腹腔淋巴结清扫。

在颈部或胸部施行食管—胃吻合术 [26, 27]。对于接受颈部吻合的患者，将管胃经后纵隔路径上提至颈部。接着使用圆形吻合器吻合颈段食管和管胃。如果管胃不够长，无法施行机械吻合，则行手缝吻合。对于接受胸腔内食管—胃吻合术的患者，通过胸部小切口，在上后纵隔内的胸腔处采用圆形吻合器施行食管—胃吻合术 [26]。

9.3 微创食管切除术的近期及远期疗效

9.3.1 VATS 食管切除术的近期疗效

到目前为止，一些单中心研究表明，在手术时间、出血量、术后并发症等方面，采用 VATS 食管切除术治疗胸段食管癌的近期疗效是可以接受的；这些疗效与传统开放式食管切除术相当 [13, 22]。许多研究都表明，VATS 食管切除术的手术时间比传统开放式食管切除术长，但其出血量明显低于开放式食管切除术。单中心研究中报道，因为粘连和大瘤体等原因导致 VATS 食管切除术中转为开放式食管切除术的比例为 0 ～ 20%[13]。值得注意的是，报道中也提到，VATS 食管切除术中出现了大出血、支气管损伤等严重术中并发症 [13]。

在检出纵隔和 / 或总淋巴结数方面，大多数研究都表明，VATS 食管切除术与开放式食管切除术几乎相当（见表 9.1）[38]。在术后并发症方面，VATS 食管切除术在降低肺炎等呼吸道并发症方面的作用仍然颇受争议，但是多项研究表明，VATS 食管切除术比开放式食管切除术的呼吸道并发症发生率更低（见表 9.1）。另一方面，VATS 食管切除术的吻合口瘘和喉返神经麻痹的发生率与开放式食管切除术几乎相当 [5]。

表 9.1　微创食管切除术与传统开放式食管切除术治疗食管鳞状细胞癌的主要结果比较

编号	作者（年）	病例数	SCC（%）	手术时间（分钟）	p值	失血量（mL）	p值	检出淋巴结数	p值	呼吸并发症（%）	p值	吻合口瘘（%）	p值	住院死亡率（%）	p值	住院时间（天）	p值	生存率	p值
[14]	Osugi (2003)	VATS 77	77 (100)	227	0.031	284	NS	34	NS	15.6	NS	1.3	NS	0.0	NS	NA	NS	55 %（5 年 OS）	NS
		OE 72	72 (100)	186		310		33		19.4		2.8		0.0				57 %（5 年 OS）	
[35]	Shiraishi (2006)	tMIE 78	144/153	426	0.01	670	NS	NA		20.5	0.005	11.5		2.6	0.003	NA		NA	
		VATS 38	(94)	461		640				23.7		10.5		10.5					
		OE 37		487		883				32.4		24.3		13.5					
[36]	Gao (2011)	MIE 96	90 (94)	330	<0.01	347	<0.01	18	NS	13.5	NS	7.3	NS	30天死亡率(%)2.1	NS	13	<0.01	NA	
		OE 78	72 (92)	284		519		18		14.1		7.7		3.8		18			

续表

编号	作者(年)	病例数	SCC (%)	手术时间(分钟)	p值	失血量(mL)	p值	检出淋巴结数	p值	呼吸并发症(%)	p值	吻合口瘘(%)	p值	住院死亡率(%)	p值	住院时间(天)	p值	生存率	p值
[37]	Kinjo (2012)	tMIE 72	71 (99)	308	<0.001	320	<0.001	28	0.002	13	0.001	4	NA	30天死亡率(%)0.0	NS	23	<0.001	72 % (2年DFS)	NS
		hMIE 34	31 (91)	264		536		24		38		24		0.0		32		58% (2年DFS)	
		OE 79	71 (90)	268		680		18		39		17		0.0		53		58% (2年DFS)	
[11]	TIME 试验 (2012) (随机对照试验)	MIE 59	24 (41)	329	0.002	200	<0.001	20	NS	8.5	0.005	11.9	NS	3.3	NS	11	0.044	NA	
		OE 56	19 (34)	299		475		21		28.6		7.1		1.8		14			

注：VATS 电视胸腔镜手术，OE 开放食管切除术，TTE 经胸食管切除术，THE 经裂孔食管切除术，MIE 微创食管切除术，tMIE 完全 MIE，hMIE 杂交 MIE，NS 不明显，NA 未评估，SCC 鳞状细胞癌，OS 总生存率，DFS 无病生存率。

Mamidanna 等人使用英国 2005—2010 年的一个全国性数据库，进行了一个将微创食管切除术与开放式食管切除术相比较的最大规模研究（n=7502）[39]。得出的结果是，开放式食管切除术和微创食管切除术组之间的总的并发症（38% 与 39.2%）和 30 天死亡率（4.3% 与 4%）未见明显差异。此外，开放式食管切除术和微创食管切除术之间在呼吸系统并发症方面也没有明显差别（31.4% 与 30%）。值得注意的是，与开放式食管切除术组相比，微创食管切除术组的二次手术率明显增加（21% 与 17.6%）。他们的结论是，这项研究证实了微创食管切除术的安全性，但该术式与二次手术率增高有关，且在总体并发症和死亡率方面，没有展示出明显的获益。

迄今已经有三项大型荟萃分析比较了微创食管切除术与开放式食管切除术之间的近期获益[40–42]。在这些荟萃分析中，两组患者的并发症发生率和死亡率基本没有差异。Nagpal 等人比较了 12 项研究中接受完全及杂交微创食管切除术的 672 名患者和接受开放式食管切除术的 612 名患者[42]。在手术时间、淋巴结检出数目、吻合口瘘发生率和 30 天死亡率方面，微创食管切除术组和开放式食管切除术组之间没有明显差异，但与开放式食管切除术相比，微创食管切除术的出血量低得多，总并发症发生率和呼吸系统并发症发生率降低，ICU 停留和住院时间缩短[42]。然而，迄今为止，仅在病例对照研究中研究过微创食管切除术，不仅研究设计可能会引入各种误差，而且学习曲线、样本量和发表偏移都有可能引起误差[42]。

欧洲的一个研究小组最近首次报告了将微创食管切除术与开放式食管切除术进行对比的多中心随机对照试验（TIME 试验）的结果（见表 9.1）[11]。主要观察指标是术后两周及整个住院期间的肺部感染发生率。他们随机将 56 名患者（含 19 名鳞状细胞癌患者）分配到开放式食管切除术组，将 59 名患者（含 24 名鳞状细胞癌患者）分配到微创食管切除术组。微创食管切除术在俯卧位下通过右胸腔镜施行，单腔气管插管下，上腹部腹腔镜操作并颈部吻合。为在胸腔镜检查过程中保持右肺部分萎陷，以 8 mmHg 的压力向胸腔内吹入二氧化碳。微创食管切除术和开放式食管切除术并实施二野淋巴清扫，管胃制作成形后实施颈部或胸内吻合。在术后两周及整个住院期间，微创食管切除术组的肺部感染发生率均明显低于开放式食管切除术组。微创食管切除术带来的获益有术中出血量少、术后生活质量更好及住院时间短。但两组患者的 30 天内死亡率及住院期间死亡率没有明显差异。两组的淋巴结清扫数等病理参数也没有明显差异。这些研究结果证明，微创食管切除术可给食管癌患者带来近期获益。

9.3.2　VATS 食管切除术的远期疗效

到目前为止，数量有限的病例对照研究显示了接受微创食管切除术的患者的远期生存率。特别值得一提的是，少数研究报道了微创食管切除术后基于分期的生存率情况。

Smithers 等人报道，微创食管切除术后不同分期的 5 年生存率如下：Ⅰ期 85%，ⅡA 期 33%，ⅡB 期 37%，Ⅲ期 16%（TNM 分类，第六版）[43]。Osugi 等人比较了接受 VATS 食管切除术与开放式食管切除术的食管鳞状细胞癌患者的远期生存率，该参数被当作历史对照，根据肿瘤背景分层[14]。结果是，这两个组的 3 年和 5 年生存率有没有明显差异[14]。其他的研究也表明，微创食管切除术和开放式食管切除术的远期生存率在统计学上相当（表 9.1）。Sgourakis 等人和 Dantoc 等人发现，在他们的荟萃分析中，这两个组的 3 年生存率没有显著差异[38, 41]。但是，微创食管切除术的肿瘤学获益还没有得到科学证明，因为还没有微创食管切除术与传统食管切除术远期生存率对等性的随机对照试验。

9.4　讨论与展望

在世界范围内，胸腔镜食管切除术等微创食管切除术的普及率不断提高。到目前为止，已有一些单中心的研究表明，微创食管切除术（MIE）的疗效（包括治疗食管癌的胸腔镜食管切除术的近期疗效）尚可，且与传统开放式食管切除术（OE）相当[38, 40-42]。

已知微创食管切除术与开放式食管切除术相比有多项优势，例如更好的美容效果、更轻的组织创伤、更少的疼痛、更少的术后炎症反应和较少的并发症发生率等[40-42]。特别是，荟萃分析和一项随机对照试验均表明，微创食管切除术后的呼吸系统并发症比开放式食管切除术后的这类并发症明显减少[11, 42]。Osugi 等人表明，VATS 食管切除术组的肺部并发症比开放式食管切除术组少[14]。此外，手术数月后，VATS 食管切除术组的肺活量显著高于开放式食管切除术组[14]。在预防食管切除术后肺炎和保持肺功能方面，微创食管切除术比开放式食管切除术更加获益。微创食管切除术组呼吸道并发症减少可能是源于手术的微创性，因为患者在微创食管切除术后可以早期下床活动，促进术后尽快恢复，防止肺萎陷引起肺不张。Biere 等人强调，导致术后呼吸系统并发症发生率降低的另一个可能的因素是，在微创食管切除术的俯卧位下，纵隔处于平常的中间位置，胸、腹部不受压缩[11]。此外他们的随机对照试验结果还表明，在俯卧位下不存在单肺通气情况，这可能减少了动静脉分流，更好地维持了氧合作用[11]。

胸腔镜方法的技术难度比开放式食管切除术大；但是，关于微创食管切除术的学习曲线，一些论文作者报道，随着经验的增长，可缩短手术时间，减少出血量[14]。此外，在以前的大多数报告中，微创食管切除术的检出淋巴结数都不低于开放式食管切除术，而在多项研究中，微创食管切除术的该数值甚至更大[38]。胸腔镜对手术视野的放大可能提高了以显微纵隔解剖为基础的食管切除术和局部淋巴结清扫术的安全性和精确性，并因为可以在监视器上共享图像等培训方面的获益，缩短了学习曲线。

但是，微创食管切除术的安全性和获益仍不清楚，必须在鳞状细胞癌患者中开展更多的前瞻性多中心试验和精心设计的随机对照试验进行评估。首先，必须特别针对身患各种并发症的高危手术患者，验证这类手术的"微创性"。从理论上讲，对于这些高危患者，应当在微创食管切除术的手术创伤程度低于开放手术的情况下，才推荐这种手术。未来的前瞻性试验会发现如何选择适合微创食管切除术的患者。

总的来说，因为存在放射性纤维化，在放化疗后施行微创食管切除术有技术难度，对在治疗前有晚期大瘤体的患者尤其如此。虽然在 TIME 试验[11]中，微创食管切除术即使在放化疗后也是可行的，但是必须开展更多可行性研究，评估放化疗后微创食管切除术对患有局部晚期食管鳞状细胞癌患者的安全性。

还应当通过随机对照试验，比较左侧卧位与俯卧位，找出最合适的微创食管切除术体位[24]。实际上，在 TIME 试验中，呼吸系统并发症方面的临床获益的原因可能在于微创食管切除术中俯卧位和开放式食管切除术中侧卧位之间的差异[11]。此外，在微创食管切除术中，俯卧位在沿双侧喉返神经精确施行上纵隔淋巴结清扫术方面相对于左侧卧位的优势一直颇受争议。还需要进一步开展比较研究来确认微创食管切除术中俯卧位与左侧卧位相比有优势。

具有较大灵巧性和精确解剖技能的手术机器人已经开发出来，可用以帮助外科医生施行手术[17, 18]。尽管已有多项研究充分表明，机器人辅助胸腔镜食管切除术安全、可行，但应当谨慎评估机器人辅助胸腔镜食管切除术相对于无机器人辅助的传统胸腔镜食管切除术的优势，因为从手术费用的角度看，机器人辅助胸腔镜食管切除术没有优势。

由于没有随机对照试验，因我们应尽快开展多中心的随机对照试验来验证微创食管切除术与开放式食管切除术在远期生存率上的对等性，尤其是对食管鳞状细胞癌患者，他们的特征与食管腺癌不同。如果这些前瞻性研究能证明微创食管切除术可带来肿瘤学获益，则该术式会真正成为食管鳞状细胞癌患者的标准疗法。

参考文献

[1] Ando N, Ozawa S, Kitagawa Y, et al. Improvement in the results of surgical treatment of [J]. Ann Surg, 2000, 232：225–232

[2] Akiyama H, Tsurumaru M, Udagawa H, et al. Radical lymph node dissection for cancer of the thoracic esophagus[J].Ann Surg, 1994, 220：364–372

[3] Nishihira T, Hirayama K, Mori S. A prospective randomized trial of extended cervicaland superior mediastinal lymphadenectomy for carcinoma of the thoracic esophagus[J].Am Surg, 1998, 175：47–51

[4] Isono K, Sato H, Nakayama K. Results of a nationwide study on the three-field lymph

node dissection of esophageal cancer[J].Oncology, 1991, 48：411–420

[5] Takeuchi H, Kawakubo H, Kitagawa Y. Current status of minimally invasive esophagectomy for patients with esophageal cancer[J].Gen Thorac Cardiovasc Surg, 2013, 46（4）：241–248

[6] Cuschieri A, Shimi S, Banting S. Endoscopic oesophagectomy through a right thoracoscopic approach[J]. R Coll Surg Edinb, 1992, 37：7–11

[7] Kawahara K, Maekawa T, Okabayashi K, et al. Video-assisted thoracoscopic esophagectomy for esophageal cancer[J].Surg Endosc, 1999, 13：218–223

[8] Luketich JD, Schauer PR, Christie NA, et al. Minimally invasive esophagectomy[J].Ann Thorac Surg, 2000, 70：906–911

[9] Nguyen NT, Follette DM, Lemoine PH, et al. Minimally invasive Ivor Lewis esophagectomy[J]. Ann Thorac Surg, 2001, 72：593–596

[10] Akaishi T, Kaneda I, Higuchi N, et al. Thoracoscopic en bloc total esophagectomy with radical mediastinal lymphadenectomy[J]. Thorac Cardiovasc Surg, 1996, 112：1533–1540

[11] Biere SS, van Berge Henegouwen MI, Maas KW, et al. Minimally invasive versus open oesophagectomy for patients with oesophageal cancer：a multicentre, open-label, randomised controlled trial[J]. Lancet, 2012, 379：1887–1892

[12] Takeuchi H, Miyata H, Gotoh M, et al. A risk model for esophagectomy using data of 5354 patients included in a Japanese nation-wide web-based database[J]. Ann Surg, in press

[13] Shichinose T, Hirano S, Kondo S. Video-assisted esophagectomy for esophageal cancer[J]. Surg Today, 2008, 38：206–213

[14] Osugi H, Takemura M, Higashino M, et al. A comparison of video-assisted thoracoscopic oesophagectomy and radical lymph node dissection for squamous cell cancer of the oesophagus with open operation[J]. Br Surg, 2003, 90：108–113

[15] Sadanaga N, Kuwano H, Watanabe M, et al. Laparoscopy-assisted surgery：a new technique for transhiatal esophageal dissection[J]. Am Surg, 1994, 168：355–357

[16] Nguyen TN, Hinojosa MW, Smith BR, et al. Minimally invasive esophagectomy.Lessons learned from 104 operations[J]. Ann Surg, 2008, 248：1081–1091

[17] Kernstein KH, DeArmond DT, Karimi M, et al.

The robotic, 2-stage, 3-field esophagolymphadenectomy[J]. Thorac Cardiovasc Surg, 2004, 127：1847–1849

[18] Suda K, Ishida Y, Kawamura Y, et al. Robot-assisted thoracoscopic lymphadenectomy along the left recurrent laryngeal nerve for esophageal 162 H. Takeuchisquamous cell carcinoma

in the prone position：technical report and short-term outcomes[J].World Surg, 2012, 36：1608–1616

[19] Liu HP, Chang CH, Lin PJ, et al. Video-assisted endoscopic esophagectomy with stapled intrathoracic esophagogastric anastomosis[J].World Surg, 1995, 19：745–747

[20] Palanivelu C, Prakash A, Senthilkumar R, et al. Minimally invasive esophagectomy：thoracoscopic mobilization of the esophagus and mediastinal lymphadenectomy in prone position—experience of 130 patients[J]. Am Coll Surg, 2006, 203：7–16

[21] Fabian T, McKelvey AA, Kent MS, et al. Prone thoracoscopic esophageal mobilization for minimally invasive esophagectomy[J]. Surg Endosc, 2007, 21：1667–1670

[22] Watanabe M, Baba Y, Nagai Y, et al. Minimally invasive esophagectomy for cancer：an updated review[J]. Surg Today, 2013, 43：237–244

[23] Ozawa S, Ito E, Kazuno A, et al. Thoracoscopic esophagectomy while in a prone position for esophageal cancer：a preceding anterior approach method[J]. Surg Endosc, 2013, 17：40–47

[24] Jarral OA, Purkayastha S, Athanasiou T, et al. Thoracoscopic esophagectomy in the prone position[J]. Surg Endosc, 2012, 26：2095–2103

[25] Fabian T, Martin J, Katigbak M, et al. Thoracoscopic esophageal mobilization during minimally invasive esophagectomy：a head-to head comparison of prone versus decubitus positions[J]. Surg Endosc, 2008, 22：2485–2491

[26] Takeuchi H, Oyama T, Saikawa Y, et al. Novel thoracoscopic intrathoracic esophagogastric anastomosis technique for patients with esophageal cancer[J]. Laparoendosc Adv Surg Tech 2012, A22：88–92

[27] Kaburagi T, Takeuchi H, Kawakubo H, et al. Clinical utility of a novel hybrid position combining the left lateral decubitus and prone positions during thoracoscopic esophagectomy[J]. World Surg, 2014, 38（2）：410–418

[28] Takeuchi H, Fujii H, Ando N, et al. Validation study of radio-guided sentinel lymph node navigation in esophageal cancer[J]. Ann Surg, 2009, 249：757–763

[29] Noshiro H, Iwasaki H, Kobayashi K, et al. Lymphadenectomy along the left recurrent laryngeal nerve by a minimally invasive esophagectomy in the prone position for thoracic esophageal cancer[J]. Surg Endosc, 2010, 24：2965–2973

[30] Bumm R, Holscher AH, Feussner H, et al. Endodissection of the thoracic esophagus：technique and clinical results in transhiatalesophagectomy[J]. Ann Surg, 1993, 218：97–104

[31] Bernabe KQ, Bolton JS, Richardson WS. Laparoscopic hand-assisted versus open transhiatal esophagectomy：a case–control study[J]. Surg Endosc, 2005, 19：334–337

[32] Avital S, Zundel N, Szomstein S, et al. Laparoscopic transhiatal esophagectomy for esophageal cancer[J]. Am Surg, 2005, 190：69–74

[33] Tangoku A, Yoshino S, Abe T, et al. Mediastinoscopeassisted transhiatal esophagectomy for esophageal cancer[J]. Surg Endosc, 2004, 18：383–389

[34] Biere SS, Maas KW, Cuesta MA, et al. Cervical or thoracic anastomosis after esophagectomy for cancer：a systematic review and meta-analysis[J]. Dig Surg, 2011, 28：29–35

[35] Shiraishi T, Kawahara K, Shirakusa T, et al. Risk analysis in resection of thoracic esophageal cancer in the era of endoscopic surgery[J]. Ann Thorac Surg, 2006, 81：1083–1089

[36] Gao Y, Wang Y, Chen L, Zhao Y. Comparison of open three-field and minimallyinvasive esophagectomy for esophageal cancer[J]. Intract Cardiovasc Thorac Surg, 2011, 12：366–369

[37] Kinjo Y, Kurita N, Nakamura F, et al. Effectiveness of combined thoracoscopic-laparoscopic esophagectomy：comparison of postoperative complication and midterm oncological outcomes in patients with esophageal cancer[J]. Surg Endosc, 2012, 26：381–390

[38] Dantoc M, Cox MR, Eslick GD. Evidence to support the use of minimally invasive esophagectomy for esophageal cancer：a meta-analysis[J]. Arch Surg, 2012, 147：768–776

[39] Mamidanna R, Bottle A, Aylin P, et al. Short-term outcomes following open versus minimally invasive esophagectomy for cancer in England[J]. Ann Surg, 2012, 255：197–203

[40] Biere SSA, Cuesta MA, Van Del Peet DL. Minimally invasive versus open esophagectomy for cancer：a systematic review and meta-analysis[J]. Minerva Chir, 2009, 64：121–133

[41] Sgourakis G, Gockel I, Radtke A, et al. Minimally invasive versus open esophagectomy：metaanalysis of outcomes[J]. Dig Dis Sci, 2010, 55：3031–3040

[42] Nagpal K, Ahmed K, Vats A, et al. Is minimally invasive surgery beneficial in the management of esophageal cancer?A meta-analysis[J]. SurgEndosc, 2010, 24：1621–1629

[43] Smithers BM, Gotley DC, Martin I, et al. Comparison of the outcomes between open and minimally invasive esophagectomy[J]. Ann Surg, 2007, 245：232–240

（龚太乾　译）

10

外科手术：食管重建

Michio Sato

日本市川市总医院　外科

【摘要】颈段食管癌当病灶局限于颈段食管时可选择游离空肠移植，如果肿瘤侵犯到胸段食管或同时胸段食管存在另一肿瘤病灶，一般经食管裂孔切除食管后，用胃或结肠重建食管。

食管次全切除和重建通常适用于颈段或高位胸段食管癌。在日本，胃、结肠及空肠作为食管替代物，所占比例分别为82%、4%和4%。食管—胃吻合技术可分为手工吻合、圆形吻合器吻合及直线型吻合器吻合。

如果不能使用胃，则选择结肠或空肠作为食管替代物。结肠中动脉或结肠左动脉升支分别作为右半结肠和左半结肠滋养血管提供血供。如果颈部重建使用的空肠游离肠管较长，行颈部血管吻合术增压以确保肠管末端血液供应。

食管重建路径包括皮下、胸骨后、后纵隔和胸腔内，在日本，后纵隔和胸骨后路径被更多使用，分别占36.2%和33%。

【关键词】食管重建；结肠间置；游离空肠移植；管状胃；空肠段增压

10.1　简介

胸腔镜或腹腔镜正越来越多地应用于食管切除和重建[1]，在2006年和2011年，这种内窥镜手术仍只占日本全部食管手术的20%和33%[2, 3]。在本章中，我们描述食管鳞状细胞癌的开放性食管重建术。由于随机临床试验基础上的食管重建的相关证据较少，因此，我们只限于介绍我们自己的经验。颈段食管癌的食管重建术在10.2中介绍，10.3讨论胸段食管癌的食管重建术。

食管癌（经组织学确诊）的肿瘤好发部位见表10.1[2]。中胸段食管癌最常见（50%），同时上纵隔淋巴结转移的发生率相当高[4]。因此，在日本，对于胸段食管鳞状细胞癌，通常行上纵隔淋巴结清扫,食管次全切除,残余食管和食管替代物在颈部或胸腔高位吻合。

表 10.1　食管癌部位

肿瘤发生位置	例数	%
颈部	198	4.2
上胸段	631	13.4
中胸段	2290	48.7
下胸段	1224	26.0
腹段食管	247	5.3
食管胃	31	0.7
食管胃交界部	26	0.6
贲门	6	0.1
未知	46	1.0
总计	4699	
缺失	5	

10.2　颈段食管癌

　　颈段食管癌当病灶局限于颈段食管时可选择游离空肠移植，如果肿瘤侵犯到胸段食管或同时胸段食管存在另一肿瘤病灶，一般经食管裂孔切除食管后，用胃或结肠重建食管。如果胃或结肠长度不能到达颈部食道残端或下咽部，游离空肠间置肠管吻合近端和远端器官。

【游离空肠移植】

　　颈横动脉和甲状腺上动脉是受体动脉的第一和第二选择。面动脉和舌动脉也可作为备选，但是因为下颌骨的骨性突出阻挡，这些动脉很难处理。颈外静脉（端端式吻合）或颈内静脉（端侧式吻合）通常用作受体静脉。

操作技术

　　在清扫颈部淋巴结后，离断备好受体动脉和静脉，以湿纱布覆盖，防止血管吻合前脱水干燥。

　　于十二指肠悬韧带远端约 50cm 处截取一长 30～40cm 空肠段，提起该段肠管，对光观察肠系膜，仔细检查并离断被用作滋养血管的第 2 或第 3 支。待移植空肠段切断前需用缝线标记出肠蠕动方向，并在移植前从根部离断肠管血管。游离肠管的血管不需要行灌洗。

待移植空肠段顺蠕动方向放置于颈部。血管吻合及肠吻合的先后顺序并无定论。先行血管吻合具有一优点，那就是血管显微吻合不受间置肠管蠕动的影响，也有更长的时间检查血供恢复状况。血管吻合术需在显微镜下操作。截除有动脉斑块的血管部分，两端动脉用 9-0 尼龙缝线全层缝合。静脉吻合前，术者应目测检查静脉是否扭曲，并自然下垂。静脉吻合用 9-0 尼龙丝线缝合。依次移除静脉和动脉的血管夹，血流和空肠蠕动应恢复。将已吻合血管附近的肠系膜固定在颈深筋膜，以避免肠管吻合时的牵拉。

保证吻合血管无张力的前提下，空肠移植段尽可能直的放置。空肠用作移植物的长度是 12 ～ 15cm，切除肠管两端多余部分。多余的肠系膜填充到气管周围空间并包绕血管吻合口。肠管近端与下咽部行分层端侧吻合，远端和食管行机械吻合或手工分层端端吻合（见图 10.1）。

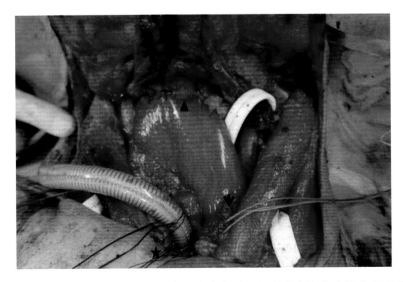

图 10.1　游离空肠吻合后照片，下咽和空肠的吻合（▲）以及空肠和食管之间的吻合（↓）
（★标记处为气管造口插管）

10.3　胸段食管癌

胃、结肠和空肠是胸段食管癌用于食管重建的主要器官。因需要的吻合较少，手术操作相对简单，且手术应激较轻，胃最常被用作食管的替代物。在日本，胃被用于食管重建占 82%（见表 10.2）[2]。如果因为曾行胃切除术或同时伴有胃癌，不能使用胃，则结肠或空肠可用作食管替代物。

表 10.2　日本食管癌重建的器官（2006 年）

食管替代物	例数	%
未使用	46	1.8
全胃	109	4.3
管状胃	1989	77.6
空肠	103	4.0
游离空肠段	46	1.8
结肠	112	4.4
游离结肠段	14	0.5
皮瓣	1	0.0
其他	140	5.5
未知	3	0.1
病变总数	2563	
总例数	2541	
缺失	4	

10.3.1　胃

使用胃作为食管替代物依据胃管宽度的不同可以分为三种类型：全胃、次全切除的胃和窄管状胃。术者基于管胃长度和供血情况进行选择。管胃的血供主要来源于胃网膜右动脉，而胃体上部末端的血供只能由壁内血管丛提供。宽体管胃血液供应较丰富，但长度较短。窄管状胃更长，但末端血供较差，容易坏死。

10.3.1.1　操作技术

距离胃网膜右血管 3 ～ 4cm 处切断胃结肠网膜，从根部离断胃网膜左血管，并切断胃短血管。在此过程中，使用 LigaSure ™或 Enseal ™可以缩短手术时间并减少出血量。通过食管的左侧显露右侧膈肌角，暴露和离断左膈下动脉返支。然后在食管的右侧显露膈肌角，暴露并离断小网膜。清扫腹腔动脉周围淋巴结（第 9 组；日本淋巴结分类[5]）及胃左动脉淋巴结（第 7 组），在根部结扎后离断胃左动脉。从食管裂孔拉出胸段食管并和胃一起移除。如使用皮下或胸骨后上提路径，则缝合关闭食管裂孔。

术者提起胃底找到胃的最高点[6]，确定胃小弯的切割线的位置（见图 10.2）。对于全胃管，切割线是食管胃交界处；对于次全切的胃管，切割线是胃左外周动脉各支进入胃壁处的点连线；窄管状胃的切割线位于距离大弯 3 ～ 4cm 处（见图 10.3）。通常小弯用直线型切割缝合器分几次离断，再做浆肌层缝合加固。胃小弯被离断时，贲门左侧和右侧淋巴结（第1组和第2组）及胃小弯淋巴结（第3组）一起被移除。做好的管状胃套入狭长塑料袋中，沿设计好的路径拉至颈部。如果胃管的长度不够，可采取以下措施，如游离十二指肠、环形切开胃管的浆肌层、改为一个更短的重建路径、手工缝合替代器械缝合胃小弯等方法。

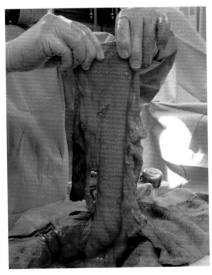

图 10.2　术者提起胃底找到胃的最高点

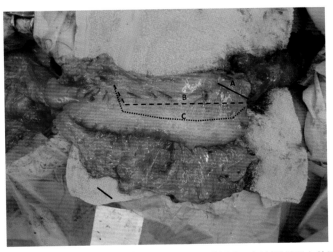

对于全胃管，切割线是食管胃交界处（A，连续线）；对于次全切的胃管，切割线是胃左外周动脉各支进入胃壁处的点连线（B，阴影线）；窄管状胃的切割线是距离大弯 3～4cm 处（C，虚线）

图 10.3　胃小弯的切割线

10.3.1.2　食管胃吻合术

食管胃吻合有很多种方法，大体上分为手工缝合、圆形吻合器和直线型切割缝合器吻合方法。手工缝合时，通常使用4-0可吸收缝合线全层间断或连续端端吻合食管胃。然而，手工吻合比较其他吻合器吻合方法，吻合口瘘及吻合口狭窄的发生率更高[7-10]。

圆形吻合器方法中，通常使用直径为25mm圆形吻合器。先将吻合器头插入食管残端并缝合固定，圆形吻合器插入胃管中并从胃管高点处穿出，端侧吻合食道残端和胃大弯（见图10.4a），线型闭合器闭合胃壁切口。

线型缝合器技术可用于侧侧吻合和端侧吻合。侧侧吻合时，直线型切割闭合器钉仓分别插入到食管残端和胃管前壁造口，并平行对准，切割缝合食道后壁和胃管的前壁（见图10.4b）。胃部切割线尽量远离吻合口，以避免两者之间缺血。用直线型切割缝合器闭合或手工缝合胃和食管的剩余缺口[7,8]。在直线型切割缝合器端端吻合方法中，直线型切割缝合器需使用三次，因此，这种技术又被称为三角吻合法。窄管状胃的合适宽度约为3.5cm，先用线型缝合器做食管残端和胃管后壁内翻缝合（见图10.4c）。再用线型缝合器分两次全层外翻吻合食管、胃前壁，完成食管胃端端吻合。重要的是，确保全层吻合，且胃管的切割吻合线位于三角形右侧边中点[9-11]。

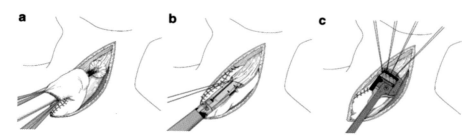

（a）圆形吻合器的食管胃端侧吻合法；（b）直线型切割缝合器的侧侧吻合法；（c）线型缝合器的端端吻合法
（三角吻合法）
图10.4　几种不同的食管—胃吻合器吻合方法图示

10.3.2　结肠

带蒂结肠作为食管替代物用于重建，带血管蒂的顺蠕动结肠可使用右半结肠和结肠中动脉或左半结肠和结肠左动脉（见图10.5）。使用带有回肠末端的右半结肠的优点在于，回肠末端的直径与颈部食道相近，而且回盲瓣也有防止食物返流的作用；而缺点是盲肠较笨重，且血管变异也比左半结肠多见。术中根据实际情况决定使用哪段结肠。使用结肠作为食管替代物的禁忌征包括严重的肠系膜动脉粥样硬化，结肠边缘动脉弓解剖性间断，腹主动脉瘤，慢性便秘和多发结肠憩室等。

操作技术

在腹膜后组织中离断带有回肠末端的升结肠和降结肠。透照结肠肠系膜，确认结肠血管走形。游离结肠的长度，取决于结肠边缘动脉的长度。因此，通过一根棉带测量结肠边缘血管的长度，而结肠边缘动脉作为血管弓使用。离断血管和肠管之前，需做血流阻断试验。阻断结肠血管、结肠边缘血管及预移植的肠管 10 分钟，检查肠管的颜色，以确保不会坏死。如以结肠中动脉用作供血血管，从根部离断结肠右血管和回结肠血管，游离带有或不带回肠末端的升结肠（见图 10.5a）。当选择左结肠动脉时，从根部离断结肠中血管，游离横结肠和降结肠。Griffith 点和 Riolan 弧一定要仔细检查。如果结肠边缘动脉在 Griffith 点不连续，最好不要使用左半结肠。如果 Riolan 弧存在，应尽可能被保留（见图 10.5b）。

移植的结肠段套入一个窄塑料袋里，通过选定路径拉至锁骨上方。使用直径 25mm 的圆形吻合器端侧吻合颈部食道和结肠。

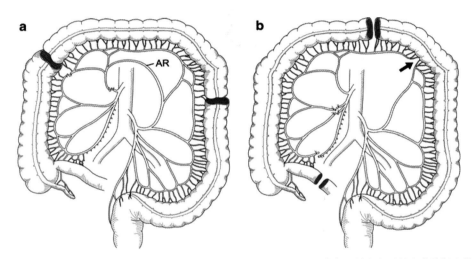

（a）移植顺蠕动的左半结肠血供由结肠左动脉供给，Riolan 血管弓；（b）移植顺蠕动的右半结肠血供由结肠中动脉供给，结肠缘动脉在 Griffith 点处间断（→）

图 10.5　结肠代食管的示意图

10.3.3　空肠 Roux–Y 法重建与血管吻合

操作技术

显露肠系膜上动脉和空肠动脉的第 1 到第 3 分支的根部，保留空肠血管的第 1 支，从根部结扎离断第 2 支和第 3 支。十二指肠悬韧带远端约 15cm 处离断空肠。在第 2 和第 3 和第 4 空肠动脉分支之间切开肠系膜，以增加游离肠管的长度。如果空肠不能到达颈部食道，则需切断空肠边缘血管弓。没有边缘动脉血流供应的移植空肠段则需要额外增加微血管血流量。

切除 4cm 长的左侧第三肋软骨，显露胸廓内动脉和静脉。从皮下路径提上带血管蒂的空肠襻。用 8-0 或 9-0 尼龙线分别间断显微吻合空肠动静脉第 2 支和胸廓内动静脉。近端空肠的缘动脉搏动恢复提示血管吻合成功[12, 13]。

手工端端吻合颈部食道和空肠。由于游离的空肠比肠系膜长而易在胸内扭转，需切除多余的空肠以拉直肠管（见图10.6）。在腹部 Roux- Y 法吻合空肠。

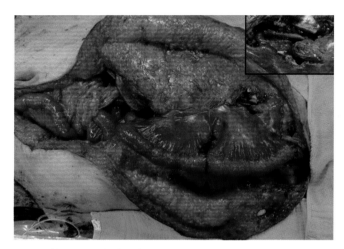

图 10.6　大图：一个带血管蒂的游离空肠管通过开放的皮下路径拉至颈部，近端与颈段食管吻合（↓）；空肠食管吻合前切除多余的肠管（▲）；显微吻合血管（★）。小图：右侧第三肋软骨内面吻合胸廓内动静脉和空肠动静脉第 2 支

10.3.4　重建路径

食管替代物的重建路径有皮下、胸骨后、后纵隔和胸腔内。由术者根据病人的身体状况和其他因素选择合适路径。在日本，后纵隔和胸骨后路径使用较多，分别占 36.2% 和 33.0%（见表 10.3）[2]。四条重建路径的优缺点见表 10.4。

表 10.3　日本的食管重建路径（2006 年）

重建路径	例数	百分比（%）
无	37	1.5
下	314	12.5
胸骨后	833	33.0
胸腔内	365	14.5
后纵隔	913	36.2
颈部	33	1.3
其他	22	0.9
未知	4	0.2
总计	2521	
缺失	24	

表 10.4　四种重建路线的优缺点

重建路径	优点	缺点
皮下	1. 易于吻合 2. 吻合口瘘危害小，易于处理 3. 易于处理重建器官的继发性癌变	1. 重建路径最长 2. 吻合口瘘发生率高 3. 易发生食物瘀滞 4. 欠美观
前纵隔	1. 路径较皮下短 2. 吻合口瘘比后纵隔路径危害小，容易处理	1. 重建器官挤压心脏 2. 胸锁关节处狭窄，易造成重建器官被挤压坏死
后纵隔	1. 符合人体生理功能，且路径短 2. 吻合口瘘发生率较低 3. 挤压邻近器官轻	1. 发生胸内吻合口瘘症状重 2. 不适用于高位颈段食管癌 3. 食管反流 4. 重建器官溃疡穿孔症状重，危害大 5. 术后胸段食管癌复发，不能接受放射治疗 6. 重建器官继发恶性肿瘤时处理困难

参考文献

[1] Luketich JD, Alvelo-Rivera M,et al.Minimally invasive esophagectomy Outcomes in 222 patients[J]. Ann Surg,2003,238:486–495

[2] Tachimori Y, Ozawa S, Fujishiro M,et al. Comprehensive registry of esophageal cancer in Japan, 2006[J]. Esophagus,2014,11:21–47

[3] Takeuchi H, Miyata H,et al.A risk model for esophagectomy using data of 5354 patients included in a Japanese nationwide web-based database[J]. Ann Surg,2014, Apr 16[Epub]

[4] Ando N, Ozawa S, Kitagawa Y,et al.Improvement in the results of surgical treatment of advanced squamous esophageal carcinoma during 15 consecutive years[J]. Ann Surg,2000, 232:225–232

[5] Japan Esophageal Society.Japanese classification of esophageal cancer, tenth edition: part I[J]. Esophagus,2009,6:1–25

[6] Orringer MD, Sloan H Esophageal replacement after blunt esophagectomy. In: Nyhus LM,

Baker RJ(eds) Mastery of surgery, vol 1, Little Brown, Boston

[7] Orringer MB, Marshall B, Iannettoni MD.Eliminating the cervical esophagogastric anastomotic leak with a side-to-side stapled anastomosis.[J]Thorac Cardiovasc Surg,2000,119:277–88

[8] Singh D, Maley RH,et al.Experience and technique of stapled mechanical cervical esophagogastric anastomosis[J]. Ann Thorac Surg,2001,71:419–24

[9] Furukawa Y, Hanyu N,et al.Usefulness of automatic triangular anastomosis for esophageal cancer surgery using a linear stapler(TA-30)[J]. Ann Thorac Cardiovasc Surg,2005,11:80–6

[10] Toh Y, Sakaguchi Y,et al.The triangulating stapling technique for cervical esophagogastric anastomosis after esophagectomy[J]. Surg Today,2009,39:201–6

[11] Takemura M, Yoshida K, Fujiwara Y.Modified triangulating stapling technique for esophagogastrostomy after esophagectomy for esophageal cancer[J]. Surg Endosc,2013, 27:1249–1253

[12] Ascioti AJ, Hofstetter WL,et al.Long-segment, supercharged, pedicled jejunal flap for total esophageal reconstruction[J]. Thorac Cardiovasc Surg,2005,130:1391–8

[13] Sato M, Ando N, Harada H,et al.Vascular pedicled jejunal Roux-en-Y reconstruction with supercharge technique for necrosis of the gastric tube following subtotal esophagectomy[J]. Esophagus,2007,4:87–90

（李学昌　译）

11

新辅助治疗和辅助治疗

Nobutoshi Ando

日本横滨国际友好医院　外科部

【摘要】现在大多数临床医生都已经认识到，有必要采取综合治疗措施改善深受食管癌之苦的患者的疗效。西方国家现有的临床试验结果不适用于亚洲的食管癌临床实践，因为在这个领域，东西方存在巨大差异。在日本，对鳞状细胞癌患者外科手术的辅助治疗重点已从 20 世纪 80 年代的术后放疗转移到术后化疗，包括 20 世纪 90 年代使用的一种重要药物——顺铂。后来，依据比较了采用顺铂和氟尿嘧啶（CF）的术前化疗与术后化疗的 JCOG 研究（JCOG9907）的结果，在 21 世纪初又重新将术前治疗作为围术期辅助治疗的最佳时机。最近一项荟萃分析包含比较了术前放化疗与单纯外科手术的 12 项随机对照试验，表明对于两种组织学类型——鳞状细胞癌和腺癌，术前放化疗均能带来显著的生存获益。接下来，仍需回答一个临床上的问题，即术前高强度化疗或术前放化疗，哪种疗法更好？ JEOG 启动了一项三臂随机对照试验，旨在确认作为局部晚期食管鳞状细胞癌的术前疗法，DCF（CF 联合多西他赛）和放化疗相对于 CF 的总生存率优势。一批在食管癌的综合治疗中采取分子靶向治疗的临床试验将于近期启动。

【关键词】食管鳞状细胞癌；综合治疗；新辅助放化疗；新辅助化疗

11.1　引言

外科治疗提高了进展期胸段食管鳞癌患者的生存率[1]。自 20 世纪 80 年代中期以来，随着扩大淋巴结清扫术（即三野淋巴结清扫术）被日本各大医疗机构正式采用，食管癌根治性手术（含经胸食管切除术）成了一种主要的治疗方式[2]。在亚洲，即便是手术量较高的医疗中心，仅凭外科手术似乎已不可能进一步提高 5 年生存率。部分原因是将来能够耐受这种侵袭性手术的患者比例不会再比目前多。现在大多数临床医生都认为，有必要采取综合性的方法，进一步改善食管癌患者的预期疗效。因此，在这一领域讨论得最多的话题是局限期和可切除的临床 II、III 期食管癌综合治疗方法的优化，过去 30 年出现了许多关于这个主题的报道。

不应将西方国家的现有临床试验结果直接用于亚洲的临床实践中，因为东西方的食管癌治疗方法和疗效存在较大的差异[3]。例如，主要的组织学类型即鳞状细胞癌（SCC）或腺癌（ADC）的不同分布，外科医生针对局部区域或局部肿瘤控制的外科理念差异以及单纯手术的效果差异等。因此，许多治疗食管鳞状细胞癌（ESCC）患者的亚洲医生不能放心地将基于西方现有证据的结果（更多地依据 ADC 结果）直接应用于他们在亚洲的临床实践中。

日本食管肿瘤研究协作组（JEOG）[隶属日本临床肿瘤研究协作组（JCOG）][4] 开展了连续的随机对照试验，旨在探明新的外科辅助治疗的潜在疗效。这些研究结果已经产生了临床成果，促进了日本食管鳞癌最新治疗方法的研发[5]，并被《食管癌诊断和治疗指南》用作新的证据[6]。因此，本章首先介绍这些专注于食管鳞癌的 JCOG 研究的结果，然后回顾和讨论日本以外的食管癌研究成果。

11.2 日本的 ESCC 辅助治疗和新辅助治疗

11.2.1 日本 ESCC 外科辅助治疗的历史变迁

11.2.1.1 术前和术后放射治疗

在 20 世纪 70 年代 JEOG 成立之初，术前放疗是主流的食管癌治疗方法。人们普遍认为，这种方法能够改善食管癌的可切除性（食管切除术），并预防局部肿瘤复发[7]。因此，第一次 JEOG Ⅲ期随机对照试验（1978—1981 年）比较了 30 Gy 术前放疗联合替加氟与30 Gy 术前放疗联合博来霉素注射疗法。术前放疗联合替加氟组不仅生存率优于术前放疗联合博来霉素组，并且博来霉素组的术后并发症发生率和死亡率均高于前者[8]。

在 20 世纪 70 年代，即术前放疗时代，一个研究团队强调了术后放疗的优越性，理由是基于回顾性研究发现，与对照组比较，手术并发症发生率降低，生存率提高[9]。因此，开展了第二次 JEOG 随机对照试验，以便探明哪种放疗模式的生存率更高：术前还是术后？这项研究（JCOG8201，1981—1983 年）比较了术前（30 Gy）联合术后（24 Gy）放疗与单独术后放疗（50 Gy）。手术联合术后单纯放疗组的生存率明显优于手术联合术前及术后放疗组[10]（见图 11.1）。根据这一结果，术前放疗被普遍放弃，食管癌综合治疗方法的时间从手术前转移到了手术后。

11.2.1.2 术后化疗

【术后放疗与术后化疗】

自 20 世纪 80 年代初以来，顺铂一直是日本食管癌治疗的关键药物，于是开展了第三次 JEOG 随机对照试验来探明哪种术后治疗可以带来更好的生存获益：放疗还是化疗？

这项研究（JCOG8503，1984—1987 年）比较了术后放疗（50 Gy）与术后化疗（顺铂 70 mg/m² 联合长春地辛 3 mg/m²，2 个疗程）。在该研究中，采用了顺铂联合长春地辛的化疗方案，因为当时这种组合是非小细胞肺癌的标准治疗方案，而顺铂联合氟尿嘧啶尚不流行。虽然这项研究表明，两组的 5 年总生存率没有显著差异[11]（见图 11.2），但其结果确实显示，包含顺铂的术后化疗不比当时的标准治疗方式（术后放疗）差。因此，术后化疗作为食管鳞癌的辅助治疗在日本得到普遍采用。

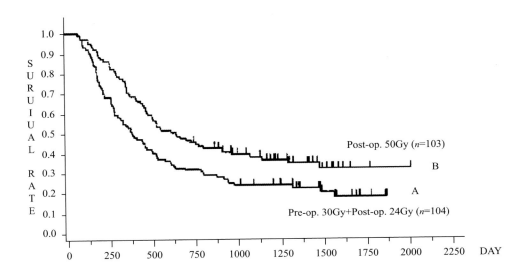

图 11.1 术前与术后放疗对比，单纯术后放疗组（B）的生存率明显优于术前联合术后放疗组（A）

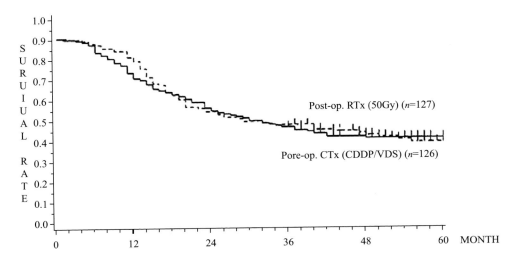

图 11.2 术后放疗与术后化疗对比，术后放疗组的 5 年生存率为 44%，术后化疗组的 5 年生存率为 42%，两组间无明显差异

【相对于单纯手术，术后辅助化疗的生存率增效作用】

食管癌外科手术提高了淋巴结清扫术（特别包含了颈部和上纵隔淋巴结清扫）的质量，使其在 20 世纪 80 年代末成为日本的标准做法。因此，在第四次 JEOG 随机对照试验中，认为有必要确定术后辅助化疗是否能给接受根治性食管癌手术的患者带来生存获益。这项研究（JCOG8806，1988—1991 年）比较了单纯外科手术与外科手术联合术后化疗（顺铂 70mg/m^2 联合长春地辛 3mg/m^2，2 个疗程）。这项研究表明，两组患者的 5 年总生存率（OS）没有显著差异[12]（见图 11.3）。基于这一结果，单纯外科手术成为当时 ESCC 的标准疗法。

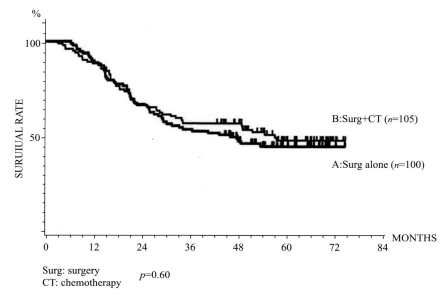

图 11.3　单纯手术与术后化疗（顺铂 +Vindesine）对比，单纯手术组的 5 年生存率为 45%，术后化疗组的 5 年生存率为 48%，两组间无明显差异

根据我们的两个 II 期临床研究的经验，对于晚期食管癌患者，顺铂联合氟尿嘧啶（5-FU）的联合治疗疗效优于顺铂联合长春地辛。因此，启动了第五次 JEOG 随机对照试验，以便探明对于接受单纯根治性手术以治疗 II、III 病理分期（不含 T4）鳞状细胞癌的患者，采用了顺铂联合氟尿嘧啶的术后辅助化疗是否可带来生存率增效作用。这项研究（JCOG9204，1992—1997 年）比较了单纯外科手术与外科手联合术后化疗（顺铂 80mg/m^2，第 1 天；第 1～5 天，氟尿嘧啶 800mg/m^2，2 个疗程）。单纯手术组（122 名患者）的 5 年无病生存率（主要终点）为 45%；术后化疗组（120 名患者）则为 55%（p=0.04）。两组患者的 5 年总生存率（OS）分别为 52% 和 61%（p=0.13）。在有淋巴结转移的亚组内，术后化疗具有明显的风险降低作用[13]（见图 11.4）。在这些数据的基础上，采用顺铂联合氟尿嘧啶的术后辅助化疗在 21 世纪初成为食管鳞癌患者的标准疗法。

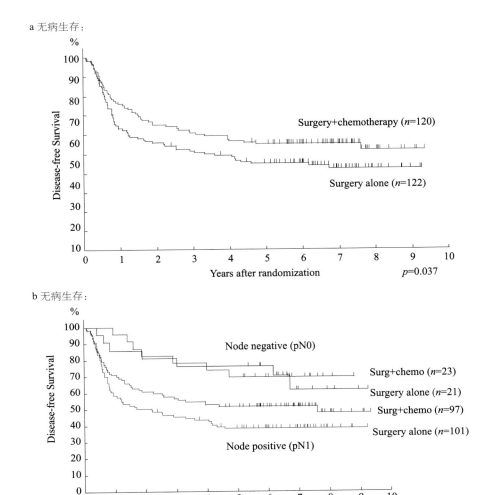

（a）单纯手术与术后化疗（顺铂＋氟尿嘧啶）对比。所有登记患者的无病生存曲线。单纯手术患者的 5 年无病生存率为 45%，手术联合化疗患者为 55%（p=0.037）。（b）单纯手术与术后化疗对比（pN0/pN1）。在 pN0y 亚组内，单纯手术组的 5 年无病生存率为 76%，手术联合化疗组为 70%（p=0.433）；在 pN1 亚组内，单纯手术组的该值为 38%，手术联合化疗组为 52%（p=0.041）

图 11.4　单纯手术与术后化疗对比

11.2.1.3　术前化疗（新辅助化疗）

　　尽管在日本术后辅助化疗被视为食管癌的标准疗法，但在西方国家，术前辅助治疗依然占主流，这是因为食管癌手术的侵袭性强，并发症发生率高[14]。在对食管癌患者的生存率影响方面，术前化疗相对于单纯手术或术后化疗的积极作用仍受争议。下一小节将详细介绍这一争议。鉴于此，启动了第六次 JEOG 随机对照试验，以便探明局部晚期 ESCC 患者的最佳围手术期化疗时间是在外科术前还是在外科术后。在这项研究中（JCOG9907，2000—2006 年），将符合条件的临床 II 或 III 期（排除 T4）食管鳞癌患者随机分组，分别接受手术联合术后化疗（术后组）或术前化疗（术前组），（化疗方案均为顺铂 80mg/m^2，第 1 天；氟尿嘧啶 800 mg/m^2，第 1 ～ 5 天；2 个疗程，3 周间隔）。无进展生存期（主要终点）没有达到中止实验的界限，但术前化疗组（164 名患者）的总生存率明显优于术后化疗组（166 名患者）（$p=0.01$）。再次分析显示，术后化疗组的 5 年总生存率为 43%，术前化疗组为 55%（风险比 0.73，95% 置信区间 0.54 ～ 0.99；$P=0.04$）[15]（见图 11.5）。尽管术前化疗组的术后肾功能不全发生率略高于术后化疗组，但术前化疗并没有增加术后并发症风险或住院死亡率[16]。术前化疗的效果更好，有三个可能的原因。第一，术前化疗为部分患者实现了降期。虽然两组内疾病处于临床 II 期的患者的比例相似，但术前化疗组内疾病处于病理分期 II 期或更低的患者比例更大。第二，术前化疗组的完全切除率（R0）比术后化疗组略微增多。第三，术前化疗组的方案治疗完成率比术后化疗组好得多。术前化疗组中完成两个疗程化疗方案治疗的 R0 切除率为 85.4%，术后化疗组中的 R0 切除率仅为 75%。

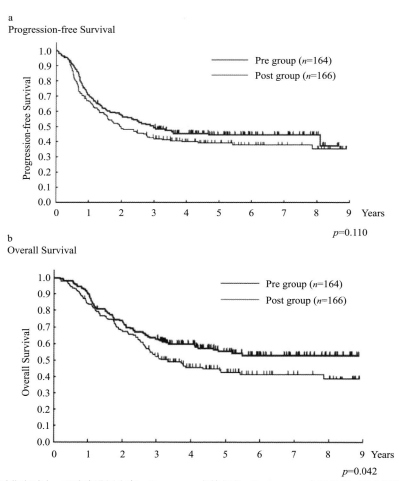

（a）术前与术后化疗对比。无疾病进展生存。Pre group= 术前化疗，Post group= 术后化疗。两个组的无疾病进展生存期无明显差异。（b）术前与术后化疗对比。总生存率。Pre group= 术前化疗，Post group= 术后化疗。术后化疗组的 5 年总生存率为 43%，术前化疗组为 55%（$p=0.04$）

图 11.5　术前与术后化疗对比

根据这些结果，顺铂联合氟尿嘧啶的术前化疗逐渐成为 II / III 期食管鳞癌患者的标准疗法，且在《食管癌诊断和治疗指南》最新修订版中将这种治疗方法作为新的标准疗法。因此，术前再次成为手术辅助治疗的最佳围手术期时机。

11.2.2 日本未来的食管鳞癌外科辅助治疗候选方案

在 JCOG9907 中的亚组分析结果显示，术前化疗在临床 II 期或 T1-2 病例中比在临床 III 期或 T3 病例中（即在较早期的患者中）更加有效。此外，术后化疗组肿瘤复发病例中孤立局部复发率为 31%，术前化疗组为 25%，这两个值均很低，这可能是因为我们的外科手术做得更加细致。我们的研究结果表明，如果通过积极的外科手术实现了充分的局部肿瘤控制，则采用了顺铂联合氟尿嘧啶（CF 方案）的术前化疗是一种很好的治疗策略；而如果局部肿瘤控制不充分，则旨在实现局部肿瘤控制的术前放化疗或旨在实现全身性疾病控制的更强烈的术前化疗等更积极的辅助治疗可能是一种更好的治疗策略。多西他赛是最有前途的治疗食管癌的药物之一。在最近报道的一项探索性试验中，采用了多西他赛联合顺铂和氟尿嘧啶（DCF），实施术前化疗来治疗局部晚期 ESCC。该试验表明，患者的反应率（61.5%）良好，且无与治疗相关的死亡[17]。术前化疗或术前放化疗哪个更好的临床问题仍有待阐明。

在这些背景的基础上，JEOG 启动了三臂随机对照试验 JCOG1109，以便探明 DCF（多西他赛 + 顺铂 + 氟尿嘧啶）和 CF-RT（放疗 + 顺铂 + 氟尿嘧啶）作为局部晚期 ESCC 的术前疗法，在总生存期方面相对于 CF 的优势[18]。A 组的患者接受了两个疗程的术前 CF（顺铂 80 mg/m^2，第 1 天；氟尿嘧啶 800 mg/m^2，第 1 ～ 5 天），每 3 周重复一次。B 组的患者接受了 3 个疗程的术前 DCF（多西他赛 70 mg/m^2，第 1 天；顺铂 70 mg/m^2，第 1 天；氟尿嘧啶 750 mg/m^2，第 1 ～ 5 天），每 3 周重复一次。C 组的患者接受了术前化疗（顺铂 75 mg/m^2，第 1 天；氟尿嘧啶 1000 mg/m^2 第 1 ～ 4 天；2 周期，4 周间隔）+ 放疗（41.4 Gy/23 次）（见图 11.6）。

11.3 日本以外的食管鳞癌辅助治疗和新辅助治疗

表 11.1 是日本国内外文献中食管鳞癌辅助治疗和新辅助治疗的证据一览表。

11.3.1 针对 ESCC 的辅助治疗

已见诸报道的 ESCC 辅助化疗的文献回顾研究很少。法国外科研究协会开展了一项随机对照试验，比较了对 ESSC 患者实施单纯手术与使用顺铂联合氟尿嘧啶的术后辅助化疗[19]。在随机化前，他们将 120 例患者分为 2 层：根治性完全切除和留下残余宏观或显微肿瘤组织的姑息性切除。化疗包含术后 1.5 个月内最多 8 个疗程的（至少 6 个疗程）顺铂（第 1 天 80mg/m^2 或 30mg/m^2 ×5 天）联合氟尿嘧啶（1000mg/m^2 ×5 天）。两个组的总生存期相似，其中，辅助化疗组（52 名患者）的中位生存期为 13 个月，单纯手术组（68 名患者）的中位生存期为 14 个月，几乎相同。治愈性切除组的有无化疗的生存曲线相似，中位生存期均为 20 个月；姑息性切除组也如此，中位生存期均为 9 个月。根据这些数据得出的结论是，术后顺铂联合氟尿嘧啶化疗对于 ESCC 患者没有帮助。

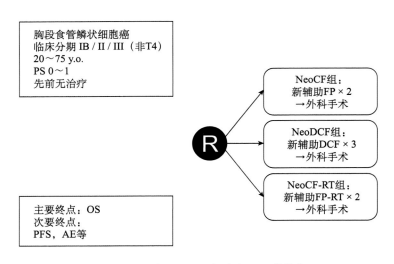

NeoDCF或NeoCF-RT相对于NeoCF的优势

图 11.6　三臂Ⅲ期试验，局部晚期食管癌术前治疗顺铂联合氟尿嘧啶（CF）与多西他赛、顺铂联合氟尿嘧啶（DCF）与放射治疗同 CF（CF-RT）的比较（JCOG1109，NExT 研究）

韩国肿瘤学家在 N1 可切除 ESCC 患者中开展了术后化疗（顺铂，60 mg/m^2，第 1 天；氟尿嘧啶 1000mg/m^2，第 1 ～ 4 天；3 个疗程，3 周间隔）的前瞻性研究，并将这些结果与在同一时期仅接受治愈性切除术的患者作为历史对照组进行了比较[20]。辅助治疗组的 3 年无病生存率为 47.6%，单纯手术组为 35.6%（p=0.049）。他们的结论是，术后化疗可能会延长淋巴结阳性患者的无病生存期。他们提出，应根据淋巴结状况，确定食管癌患者的术后治疗方式。这与 JCOG9204 的结论完全相同。

11.3.2　针对食管鳞癌的新辅助治疗

很多报告专注于同时具有鳞状细胞癌和腺癌组织的食管癌患者的新辅助疗法。

表 11.1　文献中的 ESCC 辅助治疗和新辅助治疗证据

第一作者	入组期间	登记疾病期	化疗	放疗	外科手术	患者数 +CT, CRT	患者数 单纯手术	生存期 +CT, CRT	生存期 单纯手术	p 值
辅助 *CT* 与单纯外科手术对比										
Pouliquen X [19] (FASR)	1987—1992	不含 T4, N0	顺铂（100 mg/m²）氟尿嘧啶（1000 mg/m²）×6–8 疗程		TTE	68	52	MST: 12 个月	MST: 12 个月	NS
Ando [13] (JCOG)	1992—1997	IIA, IIB, III, IVa	顺铂（80 mg/m²）氟尿嘧啶（800 mg/m²）×2 疗程		TTE	120	122	5 年 DFS: 55%	5 年 DFS: 45%	0.037
Lee [20]	1989—1995	IIb, III, IVa	顺铂（60 mg/m²）氟尿嘧啶（1000 mg/m²）×3 疗程		TTE	40	52（历史对照）	3 年 DFS: 47.6%	3 年 DFS: 35.6%	0.049
新辅助 *CRT* 与单纯手术对比										
Law [21]	1989—1995	不含 T4 和 IV 期	顺铂（100 mg/m²）氟尿嘧啶（500 mg/m²）×2 疗程		TTE	74	73	MST: 16.8 个月	MST: 13 个月	0.17
Ancona[22]	1992—1997	IIA, IIB, III	顺铂（100 mg/m²）氟尿嘧啶（1000 mg/m²）×2 疗程		TTE	48	48	5 年 OS: 34%	5 年 OS: 22%	0.55
Kelsen[23,24] (RTOG) ᵃ	1990—1995	I, II, III	顺铂（100 mg/m²）氟尿嘧啶（1000 mg/m²）×3 疗程		TTE 和 THE	213 (54 %; ADC)	227 (53 %; ADC)	MST: 14.9 个月	MST: 16.1	0.53 SCC/ADC / NC/NC
MRC[25, 26]ᵃ	1992—1998	可切除肿瘤	顺铂（80 mg/m²）氟尿嘧啶（1000 mg/m²）×2 疗程		TTE 和 THE	400 (66%; ADC)	402 (67 %; ADC)	MST: 16.8 个月	MST: 13.3 个月	0.004 HR: SCC/ADC 0.78/0.78

续表

第一作者	入组期间	登记疾病期	化疗	放疗	外科手术	患者数		生存期		p 值
						+CT, CRT	单纯手术	+CT, CRT	单纯手术	
Ando[15] (JCOG)	2000—2006	IIA, IIB, III	顺铂（80 mg/m²） 氟尿嘧啶（800 mg/m²）×2 疗程		TTE	术前 164	术后 166	术前 5 年 OS：55%	术后 5 年 OS：43%	0.04
新辅助 CRT 与单纯手术对比										
Nygaad[31]	1983—1988	I, II, III	顺铂（20 mg/m²）×5 博来霉素 10 mg/m²×5×2 疗程	35 Gy	TTE	26	15	MST：未说明	MST：未说明	0.3
Le Prise[32]	1988—1991	I, II	顺铂（100 mg/m²） 氟尿嘧啶（600 mg/m²）×2 疗程	20 Gy	未说明	41	45	1 年 OS：46.6%	1 年 OS：46.7%	0.56
Apinop[33]	1986—1992	IIB, III	顺铂（100 mg/m²） 氟尿嘧啶（1000 mg/m²）×2 疗程	40 Gy	TTE	35	34	MST：9.7 个月	MST：7.4 个月	0.4
Bosset[34]	1986—1992	I, II	顺铂（80 mg/m²）×2 疗程	37 Gy	TTE	143	139	MST：18.6 个月	MST：18.6 个月	0.78
Lee[3]	1999—2002	IIA, IIB, III	顺铂（60 mg/m²）	45.6 Gy	TTE	51	50	MST：28.2 个月	MST：27.3 个月	0.69 研究停止

注：a 包括 ADC 的关键研究：CT 化疗，CRT 放化疗，SCC 鳞状细胞癌，ADC 腺癌，TTE 经胸食管切除术，THE 经裂孔食管切除术。

11.3.2.1 针对食管鳞癌的新辅助化疗

在香港的一项研究中，Law 和同事们比较了可切除食管鳞癌的单纯手术与术前化疗（顺铂 100 mg/m²，第 1 天；氟尿嘧啶 500 mg/m²，第 1～5 天；2 个疗程，3 周间隔）

联合外科手术治疗[21]。大多数患者的肿瘤都位于中段食管，首选的外科手术是含纵隔淋巴结清扫术的经胸食管切除术。单纯手术组（73 名患者）的无癌生存期（主要终点）为 13 个月，术前化疗组为 16.8 个月（74 名患者）（$p=0.17$）。由此得出结论，术前化疗带来的生存期并不比单纯手术组好。但他们也提出，接受术前化疗的患者具有生存优势的趋势。他们强调对化疗敏感者获得的疗效要好于无反应者，以此可作为一种可靠的预测因素。

意大利 Ancona 和同事们比较了 Ⅱ / Ⅲ 期 ESCC 的单纯手术与术前化疗（顺铂 100 mg/m²，第 1 天；氟尿嘧啶 1000 mg/m²，第 1 ～ 5 天；2 个疗程，3 周间隔）联合外科手术治疗[22]。这项研究采用的手术方法是经胸食管切除术联合二野淋巴结清扫术。单纯手术组（48 名患者）的 5 年总生存率（主要终点）为 22%，而术前化疗组（48 名患者）的 5 年总生存率（主要终点）为 34%（$p=0.55$）。他们由此认为，在接受了术前化疗并实现病理完全缓解的可临床手术切除食管鳞癌患者中，远期生存率提高。他们还指出，有必要尽量识别出那些可能对术前化疗敏感的患者。

有两项全球知名的关键性的新辅助化疗的随机对照试验：RTOG（放射治疗肿瘤学组）试验（美国组间研究）和 MRC（医学研究理事会）试验（英国和荷兰），但鳞状细胞癌和腺癌包含在内。Kelsen 和 4 个研究组的研究人员比较了在可以手术的食管癌病例中，单纯手术与术前化疗（顺铂 100mg/m²，第 1 天；氟尿嘧啶 1000 mg/m²，第 1 ～ 5 天；3 个疗程，4 周间隔）联合外科手术并后接两个术后化疗疗程的疗效[23]。超过 50% 的患者（单纯手术组 53%，术前化疗组 54%）为腺癌（ADC），外科手术包括经胸和经裂孔食管切除术，不限制淋巴结清扫术的范围。单纯手术组（227 名患者）的中位生存期为 16.1 个月，术前化疗组为 14.9 个月（213 名患者）（$p=0.53$）。鳞癌（SCC）与腺癌（ADC）患者之间的生存期无差异。他们认为，顺铂联合氟尿嘧啶的术前化疗并未提高 SCC 或 ADC 患者的总生存率。他们的报告显示，在远期随访中，接受术前化疗的患者的平均生存时间为 1.3 年，接受单纯手术的患者的平均生存时间也为 1.3 年[24]。他们描述了与其他研究人员类似的结果：如对术前化疗有客观的反应，则生存情况更好。

英国医学研究理事会食管癌工作组的研究人员比较了可切除食管癌的单纯手术与术前化疗（顺铂 80mg/m²，第 1 天；氟尿嘧啶 1000 mg/m²，第 1 ～ 4 天；2 个疗程，3 周间隔）联合外科手术治疗[25]。3/2 的患者（单纯手术组为 67%，术前化疗组为 66%）为腺癌（ADC），外科手术方式由外科手术医生选择。单纯手术组（402 名患者）的中位生存期为 13.3 个月，术前化疗组（400 名患者）的中位生存期为 16.8 个月，2 年生存率分别为 34% 和 43%（$p=0.53$）。SCC 与 ADC 患者的治疗效果的危险比相同，这说明两种组织学类型的治疗效果非常相似。他们认为，术前化疗提高了可切除食管癌患者治疗后的生存率。在这项试验的远期随访结果中，他们指出，单纯手术组的 5 年生存率为 17.1%，术前化疗组的 5

年生存率为 23%，在两种组织学类型中获得的治疗效果一致[26]。他们强调，术前化疗是可手术切除食管癌患者的必要的标准治疗方法。

因为这两项关键研究得出了完全不同的结论，即使仅考虑 ESCC 患者，术前化疗的获益在我们最新的 JCOG9907 研究之前一直受到争议。因此，关于最佳的新辅助方法是什么，目前全球似乎没有共识。在大多数食管癌患者为 ADC 患者的美国[27, 28]，术前放化疗后施行手术是公认的标准治疗；在英国，依据 MRC 研究的结果，术前化疗是标准治疗方法[29]；但法国治疗指南将术前放化疗作为标准治疗方法[30]。即使在欧洲，也没有关于最佳新辅助方法的共识。

11.3.2.2 针对食管鳞癌的新辅助放化疗

过去 20 年，有 10 多项将新辅助放化疗后施行外科手术与单纯手术进行比较的随机对照试验见诸报道。其中，20 世纪 90 年代的 4 项试验专注于食管鳞癌，这些试验并未显示出可归因于术前放化疗的生存获益[31-34]。在 21 世纪初，韩国的一个研究小组比较了单纯手术与术前放化疗（顺铂 60 mg/m^2，第 1 天、第 21 天；氟尿嘧啶 1000 mg/m2，第 2～5 天；联合 45.6 Gy/38 次，每日 2 次的放疗）后进行外科手术对于治疗 II、III 期食管鳞癌的疗效。施行了含淋巴结清扫术的经胸整块食管癌切除术。单纯手术组（50 名患者）的中位生存期为 27.3 个月，术前放化疗组（51 名患者）的中位生存期为 28.2 个月（p=0.69），2 年生存率分别为 51% 和 49%。这次试验中途停止了，因为食管切除术退出率高得出人意料，并导致术前放化疗组的局部区域失败率过高。因此，他们得出结论，术前放化疗未能给可切除 ESCC 患者带来生存获益[35]。

在比较局部晚期食管癌的新辅助治疗和单纯手术的随机对照试验的结果不一致的情况下，开展了多项荟萃分析。对术前放化疗的 6 项荟萃分析中的 2 项并没有显示出给可手术切除食管癌带来的显著生存获益[36]。这种不一致可以归因为荟萃分析中包含的试验的异质性。Sjoquist 等人[37] 最近开展的荟萃分析包含比较了术前放化疗与单纯手术治疗的 12 项随机对照试验，共有 1854 名患者。术前放化疗的生存获益很明显，其 HR 为 0.78（0.70～0.88；$p < 0.0001$）。在一项亚组分析中，鳞癌的 HR 为 0.80（0.68～0.93；p=0.004），腺癌的 HR 为 0.75（0.59～0.95；p=0.02）。与同一研究团队此前的荟萃分析相比，这次新的荟萃分析提供了更有力的生存获益证据[38]。这项分析还比较了术前化疗与术前放化疗，并显示术前放化疗具有统计学上不明显的生存获益（HR 0.88，0.76～1.01；p=0.07）。

11.4 辅助和新辅助治疗展望

长期以来，食管癌个体化治疗的价值一直受到重视[39]。外科手术界讨论过淋巴结清扫个性化和前哨淋巴结导航概念的应用，以便合理降低淋巴结清扫术的范围[40]。在综合治疗领域，识别化疗和放疗反应者是一个迫切的课题，因为如前面几章所述，证据表明，组织学完全反应可预测远期无病生存期和总生存率结果。如果能预测反应者疗效，就可避免不必要的术前化疗或放化疗引起的不必要的毒性和所用的时间，施行合理的根治性手术。因此，目前研究人员专注于识别预后、预测生物标志物和分子靶点与生物治疗的整合[41]。食管癌中表皮生长因子受体（Epidermal Growth Factor Receptor，EGFR）的过度表达（鳞癌的表达范围在 12% ~ 71%）与预后不良有关。在美国一项评估治疗前EGFR 表达水平的研究中，EGFR 表达的增加与较差的总体生存率相关，但与组织学反应无关[42]。一批在食管癌的综合治疗中联合分子靶向治疗的临床试验即将启动。现在，术前放化疗中采用了西妥昔单抗和吉非替尼等 EGFR 抑制剂[43]，联合化疗中采用了血管内皮生长因子受体（Vascular Endothelial Growth Factor，VEGF）抑制剂[44]。

参考文献

[1] Ando N, Ozawa S, Kitagawa Y,et al.Improvement in the results of surgical treatment of advanced squamous esophageal carcinoma during 15 consecutive years[J].Ann Surg,2000,232:225–232

[2] Akiyama H, Tsurumaru M, Udagawa H,et al.Radical lymph node dissection for cancer of the thoracic esophagus[J].Ann Surg,1994,220:364–373

[3] Law S, Wong J. Changing disease burden and management issues for esophageal cancer in the Asia-Pacific region[J]. Gastroenterol Hepatol,2002,17:374–381

[4] Shimoyama M, Fukuda H, Saijo N,et al.Japan Clinical Oncology Group(JCOG)[J].Jpn Clin Oncol,1998,28:158–162

[5] Ando N .Progress in multidisciplinary treatment for esophageal cancer in Japan as eflected in JCOG studies[J].Esophagus,2011,8:151–157

[6] Kuwano H, Nishimura Y, Ohtsu A,et al.Guidelines for diagnosis and treatment of carcinoma of the esophagus April 2007 edition: part II[J].Esophagus,2008,5:117–132

[7] Akakura I, Nakamura Y, Kakegawa T,et al.Surgery of carcinoma of the esophagus with preoperative radiation[J].Chest,1970,57:47–57

[8] Cooperative Clinical Study Group for Esophageal Carcinoma.Multidisciplinary treatment for esophageal carcinoma[J].Jpn Clin Oncol,1983,13:417–424

[9] KasaiM.Surgical treatment for carcinoma of the esophagus[J]. Jpn Surg Soc,1980,81:845–853

[10] Iizuka T, Ide H, Kakegawa T,et al.Preoperative radioactive therapy for esophageal

carcinoma randomized evaluation trial in eight institutions[J]. Chest,1988,93:1054–1058

[11] Japanese Esophageal Oncology Group.A comparison of chemotherapy and radiotherapy as adjuvant treatment to surgery for esophageal carcinoma[J].Chest,1993,104:203–207

[12] Ando N, Iizuka T, Kakegawa T,et al.A randomized trial of surgery with and without chemotherapy for localized squamous carcinoma of the thoracic esophagus: the Japan Clinical Oncology Group Study[J]. Thorac Cardiovasc Surg,1997,114:205–209

[13] Ando N, Iizuka T, Ide H,et al.Surgery plus chemotherapy compared with surgery alone for localized squamous cell carcinoma of the thoracic esophagus: a Japan Clinical Oncology Group Study-JCOG 9204[J]. Clin Oncol,2003,24:4592–4596

[14] Kleinberg L, Forastiere A.Chemoradiation in the management of esophageal cancer[J]. Clin Oncol,2001,25:4110–4117

[15] Ando N, Kato H, Shinoda M,et al.A randomized trial of postoperative adjuvant chemotherapy with cisplatin and 5-fluorouracil versus neoadjuvant chemotherapy for localized squamous cell carcinoma of the thoracic esophagus(JCOG 9907)[J].Ann Surg Oncol,2012,19:68–74

[16] Hirao M, Ando N, Tsujinaka T,et al.apan Esophageal Oncology Group/Japan Clinical Oncology Group: influence of preoperative chemotherapy for advanced thoracic esophageal squamous cell carcinoma on perioperative complications[J].Br Surg,2011,98:1735–1741

[17] Hara H, Daiko H, Kato K,et al.Feasibility study of neoadjuvant chemotherapy with docetaxel-cisplatin-fluorouracil(DCF) for clinical stage II/III esophageal squamous cell carcinoma[J].Clin Oncol,2011,29(suppl):4060

[18] Nakamura K, Kato K, Igaki H,et al.Three-arm phase III trial comparing cisplatin plus 5-FU(CF) versus docetaxel, cisplatin plus 5-FU(DCF) versus radiation therapy with CF(CF-RT) as preoperative therapy for locally advanced esophageal cancer(JCOG1109, NExT Study)[J].Jpn Clin Oncol,2013,43:752–755

[19] Pouliquen X, Levard H, Hay JM,et al.5-fluorouracil and cisplatin therapy after palliative surgical resection of squamous cell carcinoma of the esophagus.A multicenter randomized trial. French Associations for Surgical Research[J].Ann Surg,1996,223:127–133

[20] Lee J, Lee KE, Im YH,et al.Adjuvant chemotherapy with 5-fuorouracil and cisplatin in lymph node-positive thoracic esophageal squamous cell carcinoma[J].Ann Thorac Surg,2005,80:1170–1175

[21] Law S, Fok M, Chow S,et al.Preoperative chemotherapy versus surgical therapy alone for squamous cell carcinoma of the esophagus: a prospective randomized trial[J]. Thorac Cardiovasc Surg,1997,114:210–217

[22] Ancona E, Ruol A, Santi S,et al.Only pathologic complete response to neoadjuvant chemotherapy improves significantly the long term survival of patients with resectable esophageal squamous cell carcinoma.Final report of randomized, controlled trial of preoperative chemotherapy versus surgery alone[J].Cancer,2001, 91:2165–2174

[23] Kelsen DP, Ginsberg R, Pajak TF,et al.Chemotherapy followed by surgery compared with surgery alone for localized esophageal cancer[J].N Engl Med,1998,339:1979–1984

[24] Kelsen DP, Winter KA, Gunderson LL,et al.Long-term results of RTOG Trial 8911(USA Intergroup 113): a random assignment trial comparison of chemotherapy followed by surgery compared with surgery alone for esophageal cancer[J]. Clin Oncol,2007,25:3719–3725

[25] Medical Research Council Oesophageal Cancer Working Party.Surgical resection with or without preoperative chemotherapy in oesophageal cancer: a randomised controlled trial [J] .Lancet,2002,359:1727–1733

[26] Allum WH, Stenning SP, Bancewicz J,et al.Long-term results of a randomized trial of surgery with or without preoperative chemotherapy in esophageal cancer[J]. Clin Oncol,2009, 27:5062–5067

[27] Merkow RP, Bilimoria KY, McCarter MD,et al.Use of multimodality neoadjuvant therapy for esophageal cancer in the United States: assessment of 987 hospitals[J].Ann Surg Oncol,2012, 19:357–364

[28] Almhanna K, Strosberg JR.Multimodality approach for locally advanced esophagealcancer[J]. World Gastroenterol,2012,18:5679–5687

[29] Hingorani M, Crosby T, Maraveyas A,et al.Neoadjuvant chemoradiotherapy for resectable oesophageal and gastro-oesophageal junction cancer – do we need another randomized trial?[J].Clin Oncol,2011,23:696–705

[30] Bedenne L, Vincent J, Jouve JL.Is surgery always necessary in esophageal cancer? [J]. Esophagus,2011,8:3–7

[31] Nygaard K, Hagen S, Hansen HS,et al.Preoperative radiotherapy prolongs survival in operable esophageal carcinoma: a randomized, multicenter study of preoperative radiotherapy and chemotherapy.The second Scandinavian trial in esophageal cancer[J].World Surg,1992,16:1104–1109

[32] Le Price E, Etienne PL, Meunier B,et al.A randomized study of chemotherapy, radiation therapy, and surgery versus surgery for localized squamous cell carcinoma of the esophagus[J]. Cancer,1994,73:1779–1784

[33] Apinop C, Puttisak P, Preecha N.A prospective study of combined therapy in esophageal

cancer[J].Hepatogastroenterology,1994,41:391–393

[34] Bosset JF, Gignoux M, Triboulet JP,et al.Chemoradiotherapy followed by surgery compared with surgery alone in squamous-cell cancer of the esophagus[J].N Engl Med,1997,337:161–167

[35] Lee JL, Park SI, Kim SB,et al.A single institutional phase III trial of preoperative chemotherapy with hyperfractionation radiotherapy plus surgery versus surgery alone for resectable esophageal squamous cell carcinoma[J].Ann Oncol,2004,15:947–954

[36] Wijnhoven BPL, van Lanschot JJB, Tilanus HW,et al.Neoadjuvant chemoradiotherapy for esophageal cancer: a review of meta-analyses[J].World Surg,2009,33:2606–2614

[37] Sjoquist KM, Burmeister BH, Smithers BM,et al.Survival after neoadjuvant chemotherapy or chemoradiotherapy for resectable oesophageal carcinoma: an updated metaanalysis[J]. Lancet Oncol,2011,12:681–692

[38] Gebski V, Burmeister B, Smithers BM,et al.Survival benefits from neoadjuvant chemoradiotherapy or chemotherapy in oesophageal carcinoma: a meta-analysis[J].Lancet Oncol,2007,8:226–234

[39] Kitajima M, Kitagawa Y.Surgical treatment of esophageal cancer- the advent of the era of individualization[J].N Engl Med,2002,347:1705–1708

[40] Takeuchi H, Kitagawa Y.Sentinel node navigation surgery for esophageal cancer.[J]Gen Thorac Cardiovasc Surg,2008,56:393–396

[41] Forastiere AA.Multimodality treatment of esophagus cancer: current status and future perspectives in the United States[J].Esophagus,2010,7:1–6

[42] Gibson MK, Abraham SC, Wu TT,et al.Epidermal growth factor receptor, p53 mutation and pathological response predict survival in patients with locally advanced esophageal cancer treated with preoperative chemoradiotherapy[J].Clin Cancer Res,2003,9:6461–6468

[43] Ruhstaller T, Pless M, Dietich D,et al.Cetuximab in combination with chemoradiotherapy before surgery in patients with resectable, locally advanced esophageal carcinoma: a prospective, multicenter phase IB/II trial(SAKK 75/06) [J]. Clin Oncol,2011,29:626–631

[44] Shah MA, Jhawer M, Ilson DH,et al.Phase II study of modified docetaxel, cisplatin, and fluorouracil with bevacizumab in patients with metastatic gastroesophageal adenocarcinoma[J]. Clin Oncol,2011,29:868–874

（龚太乾　译）

12

化疗与放化疗

Ken Kato

日本国家癌症中心医院　肿瘤内科

【摘要】化疗对于食管鳞癌有多重作用。氟尿嘧啶及顺铂作为治疗转移性食管癌的标准方案已经有几十年。最近，紫杉醇应用于临床，而靶向治疗也不断取得进展。毫无疑问，对于拒绝手术或者不适合手术的食管鳞癌患者，放化疗是标准的治疗方案。20世纪末，氟尿嘧啶（5-FU）+ 顺铂 + 放疗（60 或 50.4Gy）是标准的治疗方案。在 PRODIGE5 试验中，评估了可以使用奥沙利铂替代顺铂。根据 SCOPE1 和 RTOG0436 的试验中，西妥昔单抗加入针对性放化疗治疗方案中似乎对生存期有负性影响。所以，针对食管癌，需要更多有效的药物或放化疗策略。

【关键词】放化疗；化疗；二线治疗；靶向治疗

12.1　化疗的目的及评估

化疗在食管鳞癌的治疗中有多重角色。化疗曾用于转移或复发癌症的治疗，以期延长患者的生存期或缓解因癌症引起的症状。化疗也可以联合手术进行术前或术后化疗，以增加手术的完整切除率。同时，化疗也可以与放疗联合应用，对局域性的食管鳞癌进行根治性放化疗。化疗的效果可以通过内镜、CT、MRI 或其他方法进行评估，这些方法已经在第三章及第四章中提及。对于随访的时间间隔，尚无最佳时间间隔的报道和证据。对于转移性癌常规评估时间间隔为 2～3 个月，而对术前辅助化疗或放化疗的评估则伴随每次化疗进行。最近有报道称，PET 检查中的病变 SUV 值的早期改变可能预测肿瘤对化疗的疗效。

12.2　食管鳞癌的化疗药物

据报道，多种化疗药物可对食管鳞癌有效。大多数研究都是 I 期或 II 期临床试验，而且入组患者数量较少。尽管这些结果都是探索性的，但它们促进了联合使用新药进行治疗的思路。由于药物活性及与放疗和其他药物的协同作用较好，氟尿嘧啶、博来霉素、丝裂霉素、顺铂和紫杉醇都已经在临床实践中广泛使用（见表 12.1）。

表 12.1 进展期食管癌的单药化疗

药物	组织类型及患者数量	治疗线程	给药方式	有效率（%）	无进展生存期（月）	中位生存期（月）	参考文献
博来霉素	SCC29	一线	NA	14	NA	NA	[2]
博来霉素	SCC +AC 20	一线	NA	20	NA	NA	[3]
博来霉素	SCC 14	一线	NA	0	NA	NA	[4]
氟尿嘧啶	SCC 26	一线	500 mg/m² × 5 days/q5wks	15	3.4	NA	[5]
复方替加氟奥替拉西胶囊	SCC 20	二线或三线	40~60 mg × twice daily day 1~28/q6wks	25	3.3	10.8	[6]
顺铂	SCC44	一线	100 mg/m²·q3wks	19	4.1	6.4	[7]
卡铂	SCC11	一线	NA	9	NA	NA	[8]
卡铂	SCC18	一线	130 mg/m²·day, days 1, 3, 5	0	NA	NA	[9]
奈达铂	SCC29	一线或二线	100 mg/m²·q4wks	51.7	NA	NA	[10]
紫杉醇	SCC18 AC32	一线	250 mg/m²·q3wks	SCC28 AC34	3.9	13.2	[11]
紫杉醇	SCC20 AC66	一线和二线	80 mg/m² Day 1,8,15,22/q4wks	12	3.1	9.0	[12]
紫杉醇	SCC52	二线	100 mg/m² Day 1,8,15,22,29,35/q7wk	44.2	3.9	10.4	[13]
多西他赛	AC41	一线	100 mg/(m²·q3wks)	17	NA	NA	[14]
多西他赛	AC22	一线或二线	75 mg/(m²·q3wks)	一线 18 二线 0	NA	3.4	[15]

续表

药物	组织类型及患者数量	治疗线程	给药方式	有效率(%)	无进展生存期（月）	中位生存期（月）	参考文献
多西他赛	SCC35 AC3	一线或二线	75 mg (m²·q3wks)	一线 36 二线 16	4.7	8.1	[16]
长春地辛	SCC26	一线	3.0 mg/m² weekly	17.3	NA	NA	[17]
长春地辛	SCC9	一线或二线	4.0 mg/(m2·q2wks)	22.2	NA	NA	[18]
长春地辛	SCC52	一线	3 mg/m² weekly	27	NA	NA	[19]
长春瑞滨	SCC46	一线或二线	25 mg/m² weekly	一线 20 二线 6	NA	6.0	[20]
依托泊苷	SCC26	一线	200 mg/m² day 1, 2, 3/q3wks	19	4.0	NA	[21]
伊立替康	SCC10 AC3	一线或二线	125 mg/m² Day 1, 8, 15, 22/q6wks	15	3.8	6.1	[22]
甲氨蝶呤	SCC26	一线	40 mg/m² weekly	12	NA	3.2	[5]
异环磷酰胺	SCC32	一线和二线	1.5 g/m² × 5 days	7	NA	NA	[23]
吉西他滨	SCC6 AC14	一线	1,250 mg/m² Day 1, 8, 15/q4wks	0	2	5	[24]
阿霉素	SCC20	一线	60 mg/(m²·q3wks)	5	NA	1.8	[5]

注：ACC，鳞癌；AC，腺癌；NA，文中无法获取；WKS，周。

12.2.1 博来霉素

博来霉素在 19 世纪 80 ～ 90 年代应用于食管鳞癌的化疗。博来霉素作为单药化疗应用食管鳞癌的治疗，据报道，其治疗反应率为 15% ～ 20%[2-4]。在一项随机试验中，使用博来霉素治疗并给予患者最佳支持治疗，结果显示博来霉素的应用并没有延长生存期[25]。由于博来霉素在联合其他药物或放疗时肺毒性作用较重，所以目前临床已经不再使用。

12.2.2 抗代谢药物

氟尿嘧啶联合其他药物或放疗，是目前食管鳞癌最常规应用的化疗药物。在早期美国东部肿瘤协作组织的研究中，氟尿嘧啶单药以静脉注射的方式应用，患者有效率为

15%[5]。复方替加氟奥替拉西胶囊（S-1）是喃氟啶、吉美拉西以及氧嗪酸钾以 1:0.4:1 的摩尔比混合的口服氟嘧啶抗癌药物，现已经应用于消化道、头颈部、肺部、子宫以及其他部位肿瘤。目前报道 S-1 对食管鳞癌的有效率为 25%[6]。

12.2.3　铂类抗癌药物

铂类抗癌药物最常应用的方式是联合氟尿嘧啶、拓扑异构酶抑制剂或紫杉类药物。作为单药应用，顺铂应用剂量为 50 ～ 120 mg/m²，每 3 ～ 4 周 1 次；其积累效应对食管鳞癌的有效率为 21%[7,26,27]。在一项入组 92 例食管鳞癌患者的 II 期临床随机试验中，3 周为一周期的 100 mg/m² 的顺铂单药治疗与顺铂联合氟尿嘧啶治疗进行比较。尽管联合用药组有效率较单药治疗组有效率高（35% 与 19%），但是两组之间的生存期相似（33 周与 28 周）[7]。卡铂作为第二代的铂类抗癌药物，其主要设计目标是维持顺铂的抗肿瘤活性同时减少毒性。卡铂最常用的使用方式也是联合其他抗肿瘤药物，其单药应用的活性有限，有效率为 0 ～ 14%[8,9]。奥沙利铂作为铂类抗癌药物的衍生物，其致呕性、肾毒性和耳毒性比顺铂低。该药对食管癌的治疗作用主要以联合用药的方式进行评价。奈达铂是第二代的铂类药物衍生物，其水溶性是顺铂的 10 倍，消化系统和肾脏毒性比顺铂小。在一项临床 II 期试验研究中，奈达铂以 4 周间隔 100 mg/m² 计量通过静脉输入，在 9 例已经接受过前期化疗的食管鳞癌的患者中，5 例患者（55.6%）出现部分缓解；在 4 例先前应用过顺铂的患者中，2 例出现部分缓解[10]。

12.2.4　紫杉烷类

紫杉烷类不仅对食管腺癌有效，同时对食管鳞癌也有效。紫杉醇可以提高微管的稳定性，而且紫杉醇是细胞周期特异性药物，主要作用于细胞有丝分裂 G2/M 期[28]。紫杉醇作为一线化疗药物的效果获得过验证（250 mg/m² 每 24 小时，连续 3 周，静脉注射）。在入组的 52 例患者中，共有 18 例食管鳞癌。在鳞癌患者中，共有 5 例出现部分缓解，另外 5 例出现轻微缓解。而在腺癌组中，完全缓解和部分缓解的比例为 34%[11]。紫杉醇的以周为单位的治疗疗效也通过一组 86 人的食管癌患者进行了评估，其中包括 32 例食管鳞癌，紫杉醇的应用剂量为每周 80 mg/m²，静脉注射给药，给药时间不少于 1 小时。在 15 例既往未接受化疗的鳞癌患者中，2 例（13%）出现部分缓解；而既往接受过化疗的患者均无缓解[12]。一项针对食管癌的 II 期临床试验评估紫杉醇以周为单位进行化疗的疗效，通过 1 小时的静脉注射，剂量为 100 mg/m²，注射时间为每七周的第 1 天、第 8 天、第 15 天、第 22 天、第 29 天、第 36 天。总体有效率为 43.1%，其中 4 例患者（7.8%）达到了完全缓解。尽管出现了 3 ～ 4 级的不良反应，其中包括中性粒细胞减少症（52.8%）、白血球减少症（45.3%）、神经性厌食症（9.4%）和疲劳（9.4%），但紫杉醇每周一次的给药方案表现出了有效性，且患者耐受良好。多西他赛以 $75 \sim 100 \ mg/m^2$ 的剂量给药 3 周，约有 20% 的既往无治疗的食管腺癌出现了缓解[14,15]。对于食管鳞癌，多西他赛的一项 II 期临床试验使用每三周 1 次、每次 $70 \ mg/m^2$ 的给药剂量。该组中，大部分（94%）患者为食管鳞癌。对既往有治疗的患者其缓解率为 16%，对既往无治疗的患者其缓解率为 36%[16]。但是在该组中可以观察到 3 ～ 4 级的嗜中性粒细胞减少症（88%），以及发热性中性粒细胞减少（18%），所以应仔细控制感染。

12.2.5 长春花生物碱

长春花生物碱的抗肿瘤效果在多个 II 期试验中被验证，其抗肿瘤效果的重复性较好，对鳞癌的有效性约为 20%[17-19]。长春瑞滨的神经毒性较长春新碱和长春地辛弱，其对食管鳞癌的有效性在一项由欧洲癌症研究和治疗组织进行的 II 期临床试验中得到了验证。长春瑞滨通过快速静脉注射以 $25 \ mg/m^2$、每周 1 次的剂量应用，对于前期无治疗的患者和有治疗的患者的有效性分别为 20% 和 6%。

12.2.6 拓扑异构酶抑制剂

目前已经有应用拓扑异构酶抑制剂治疗食管鳞癌的报道。依托泊苷作为一个 II 型拓扑异构酶抑制剂，在一项临床试验中的治疗有效性为 19%[21]。而在其他一些试验中，其有效性均不超过 5%[29,30]。伊立替康作为 I 型拓扑异构酶抑制剂，在前期 10 例食管鳞癌的患者治疗中，其有效性为 10%[22]。

12.2.7 其他药物

其他药物作为单药治疗食管鳞癌的有效性也被验证过，均有一定抗肿瘤活性，其缓解率为 0 ～ 42%；这些药物包括甲氨蝶呤[5]，异环磷酰胺[23]，吉西他滨[24]，丝裂霉素 C[26] 和阿霉素[5]。

12.3 联合化疗

由于化疗药物单药应用时有效性较低，所以，上文中描述的大多数药物均经过联合化疗的验证。两个随机试验比较针对食管鳞癌的最佳支持治疗组与联合化疗组的生存情况。在先期手术或未手术食管鳞癌的患者中，顺铂与氟尿嘧啶联合化疗组与最佳支持治疗组的总生存期均为 12 个月，联合化疗并未显示出治疗效果的优势[31]。在另一项随机试验中，共有 24 例患者入组，其中 19 例为鳞癌，该组中环磷酰胺联合阿霉素进行化疗，其结果显示该联合方案并未有效延长生存期。尽管这些随机试验没有显示联合化疗对延长生存期有效，但是顺铂与氟尿嘧啶联合更新的药物已经被用来治疗食管鳞癌（见表 12.2）。

表 12.2 食管鳞癌的联合化疗

药物	组织类型及患者数量	治疗线程	给药方式	有效率（%）	无进展生存期（月）	中位生存期（月）	参考文献
氟尿嘧啶 + 顺铂	SCC 44	一线	氟尿嘧啶 1000 mg/（m^2·day）day1~5/q3wks 顺铂 100 mg/m^2 day 1	35	6.2	7.6	[7]
氟尿嘧啶 + 顺铂	SCC 72	一线	氟尿嘧啶 1000 mg/（m^2·day）day1~5/q4wks 顺铂 20 mg/m^2 day 1~5/q4wks	NA	NA	12	[31]
氟尿嘧啶 + 顺铂	SCC 39	一线	氟尿嘧啶 700 mg/（m^2·day）day1~5/q3wks 顺铂 70 mg/m^2 day 1	35.9	3.5（有效）	9.5（有效）	[32]
氟尿嘧啶 + 顺铂	SCC 36	一线	氟尿嘧啶 800 mg/（m^2·day）day1~5/q4wks 顺铂 20 mg/m^2 day 1~5	33.3	NA	7.5	[33]
氟尿嘧啶 + 顺铂 + 甲酰四氢叶酸	SCC 5 AC 5	一线	氟尿嘧啶 2000~2600 mg/（m^2·day）day1,8 顺铂 50 mg/m^2 day 1	40	NA	10.6	[34]
氟尿嘧啶 + 顺铂	SCC 30	一线	氟尿嘧啶 1,000 mg/（m^2·day）day1~5/q4wks 顺铂 100 mg/m^2 day 1	13	3.6	5.5	[35]
长春瑞滨 + 顺铂	SCC 71	一线	长春瑞滨 25 mg/（m^2·day）day1,8 顺铂 80 mg/（m^2·day）day1/q3wks	33.8	3.6	6.8	[36]
吉西他滨 + 顺铂	SCC 12 AC24	一线	吉西他滨 800 mg/（m^2·day）day2,9,16 顺铂 50 mg/（m^2·day）day1,8/q4wks	SCC 42 AC 41	NA	9.8	[37]
卡培他滨 + 顺铂	SCC 45	一线	卡培他滨 1250 mg/m^2 twice day1~14 顺铂 60 mg/（m^2·day）day1/q3wks	57.8	4.7	11.2	[38]

续表

药物	组织类型及患者数量	治疗线程	给药方式	有效率（%）	无进展生存期（月）	中位生存期（月）	参考文献
长春花碱＋卡铂	SCC 16	一线	长春花碱 5 mg/m² day1, 15, 29 0 卡铂 5 mg/m² day1, 15, 29	0	NA	NA	[39]
FOLFOX	SCC 56	一线	奥沙利铂 100 mg/m² day1 亚叶酸 400 mg/m² day1 氟尿嘧啶 mg/m² day1 静脉滴注 氟尿嘧啶 2400 mg/m² day1~2 46小时内均分	23.2	4.4	7.7	[40]
XELOX	SCC64	一线或二线	卡培他滨 1000 mg/m² twice daily day1~14 奥沙利铂 120 mg/m² day1/q3wks	43.8	4	10	[41]
氟尿嘧啶＋奈达铂	SCC 42	一线	氟尿嘧啶 800 mg/（m²·day）day1~5奈达铂 90 mg/m² day1/q4wks	39.5	2.5	8.8	[42]
紫杉醇＋卡铂	SCC 13 AC 22	一线	紫杉醇 200 mg/（m²·day）day1 卡铂 AUC5mg/h/mL/q3wks	SCC 31 AC 50	3.4	8.8	[43]
紫杉醇＋顺铂	SCC 30 AC 33	一线	紫杉醇 100~200 mg/（m²·day）day1 顺铂 60 mg/m² day1/q2wks	SCC 48 AC 59	NA	NA	[44]
紫杉醇＋顺铂	SCC 14 AC 6	一线	紫杉醇 90 mg/（m²·day）day1 顺铂 50 mg/m² day1/q2wks	SCC 50 AC 17	NA	7	[45]
紫杉醇＋顺铂	SCC 39	一线	紫杉醇 175 mg/（m²·day）day1 顺铂 75 mg/m² day1/q3wks	48.5	7	13	[46]
蛋白结合型紫杉醇＋顺铂	SCC 33	一线	蛋白结合型紫杉醇 250 mg/（m²·day）day1 顺铂 75 mg/m² day1/q3wks	60.6	6.2	15.5	[47]
紫杉醇＋奈达铂	SCC 36 AC 3	一线	紫杉醇 175 mg/（m²·day）day1 奈达铂 80 mg/m² day1/q3wks	SCC 44.5 AC 33.3	6.1	10.3	[48]

续表

药物	组织类型及患者数量	治疗线程	给药方式	有效率（%）	无进展生存期（月）	中位生存期（月）	参考文献
紫杉醇＋奈达铂	SCC 46 AC 2	一线	紫杉醇 175 mg/（m²·day）day1 奈达铂 80 mg/m² day1/q3wks	41.7	6.1	11.5	[49]
紫杉醇＋奈达铂	SCC 39	一线	紫杉醇 175 mg/（m²·day）day1 奈达铂 80 mg/m² day1/q3wks	46.1	7.1	12.4	[50]
卡培他滨＋紫杉醇	SCC 32	一线或二线	卡培他滨 900 mg/m² twice daily day1~14 紫杉醇 80 mg/（m²day）day1	56.3	5.2	11.7	[51]
多西他赛＋顺铂	SCC 38	二线	多西他赛 70 mg/（m²·day）day1 顺铂 75 mg/m² day1/q3wks	34.2	4.5	7.4	[52]
多西他赛＋奈达铂	SCC 12	二线	多西他赛 30~40 mg/（m²·day）day1,15 奈达铂 70~90 mg/m² day1/q4wks	25	NA	NA	[53]
多西他赛＋奈达铂	SCC 48	二线	多西他赛 30 mg/（m²·day）day1奈达铂 50 mg/m² day1/q2wks	27.1	3.1	5.9	[54]
多西他赛＋奈达铂	SCC 12	二线	多西他赛 50 mg/（m²·day）day1, 8奈达铂 mg/m² day8/q3wks	0	2	7.8	[55]
多西他赛＋奈达铂	SCC 9	二线	多西他赛 50～60 mg/（m²·day）day1 奈达铂 70 mg/m² day1/q4wks	22	2.1	9.5	[56]
紫杉醇＋氟尿嘧啶＋顺铂	SCC 31 AC 30	一线	紫杉醇 175 mg/（m²·day）day1 氟尿嘧啶 750~1000 mg/m² 每日 顺铂 20 mg/m² weekly/q5wks	SCC 50 AC 46	5.7	10.8	[57]

续表

药物	组织类型及患者数量	治疗线程	给药方式	有效率（%）	无进展生存期（月）	中位生存期（月）	参考文献
多西他赛＋氟尿嘧啶＋顺铂	SCC 39	一线	多西他赛 50 mg/（m²·day）day1 氟尿嘧啶 700 mg/（m²·day）day1~5 顺铂 70 mg/m² day1/q3wks	66.6	7	13	[58]
多西他赛＋氟尿嘧啶＋顺铂	SCC 18	一线	多西他赛 30~40 mg/（m²·day）day1 氟尿嘧啶 400 mg/m²/day day1~5 顺铂 40 mg/m² day1/q2wks	88.9	NA	NA	[59]
多西他赛＋氟尿嘧啶＋顺铂	SCC 30	一线	多西他赛 60 mg/（m²·day）day1 氟尿嘧啶 800 mg/（m²·day）day1~5 顺铂 60 mg/m² day1/q3~4wks	72	NA	8.9	[60]
多西他赛＋氟尿嘧啶＋顺铂	SCC 40	一线	多西他赛 70 mg/（m²·day）day1 氟尿嘧啶 700 mg/（m²·day）day1~5 顺铂 50 mg/m² day1/q3wks	72.5	14	一年生存率 74.6	[61]
多西他赛＋氟尿嘧啶＋顺铂	SCC 29	一线	多西他赛 50 mg/（m²·day）day1 氟尿嘧啶 700 mg/（m²·day）day1~5 顺铂 70 mg/m² day1/q3wks	34.5	2.8	10.4	[62]
多西他赛＋氟尿嘧啶＋奈达铂	SCC 43	一线	多西他赛 75 mg/（m²·day）day1 氟尿嘧啶 375 mg/（m²·day）day1 氟尿嘧啶 2600 mg/（m²·day 1~2）46 小时内均分 奈达铂 100 mg/m² day1/q3wks	62.8	6.6	10.2	[63]

续表

药物	组织类型及患者数量	治疗线程	给药方式	有效率(%)	无进展生存期（月）	中位生存期（月）	参考文献
多西他赛+氟尿嘧啶+顺铂	SCC 41	一线	多西他赛 30 mg/（m²·day）day1 氟尿嘧啶 700 mg/（m²·day）day1~5 顺铂 14 mg/（m²·day）day1~5/q4wk	43.9	5	7.6	[64]

注：SCC，鳞癌；AC，腺癌；NA，文中无法获取；WKS，周。

12.3.1 铂类药物的联合应用

以顺铂为基础的联合化疗的效果研究最多，同时其治疗有效率也最高。顺铂与氟尿嘧啶联合化疗是最常用的化疗方案，但是其化疗计划有很多种。尽管前期随机试验表明顺铂与氟尿嘧啶联合化疗的效果较顺铂单药差，但是，顺铂（100 mg/m²，每周第一天）和氟尿嘧啶（1000 mg/m²，每天持续静脉滴注 96 ~ 120 小时）联合持续应用 3 ~ 4 周的化疗方案已经作为治疗食管鳞癌的标准方案有二十余年了。氟尿嘧啶和顺铂的联合方案有效率更高（35% 与 19%），生存期也更长（28 周与 33 周），只是差异不显著[7]。另外，有些小样本量试验应用了不同的治疗周期，这些结果显示总体的有效率为 30% ~ 35%，中位生存期为 5.5 ~ 12 个月[7,31-35]。顺铂联合长春瑞滨的效果通过 71 例先前未曾治疗的食管鳞癌患者的疗效进行了评估。结果显示部分缓解率为 33.8%，中位生存时间为 6.8 个月[36]。另一研究中，顺铂（50 mg/m²；第 1 天和第 8 天）以及吉西他滨（800 mg/m²；第 2、第 9、第 16 天）持续应用以 4 周为一周期，该组中，共有 36 例无先前治疗的患者，包括食管腺癌（67%）以及食管鳞癌（33%）。总体缓解率和食管鳞癌的有缓解率分别为 41% 和 42%。所有患者的总生存率为 9.8 个月[37]。卡培他滨是一种口服氟嘧啶，通过一项临床 II 期试验，评估了卡培他滨以及顺铂联合应用治疗转移性食管鳞癌的疗效。患者在第一天静脉注射 60mg/m² 顺铂，在后期第 1 ~ 14 天中，每日两次口服 1250 mg/m² 卡培他滨，每三周重复一次。总体缓解率为 57.8%，总体中位生存期为 11.2 个月。常见的 3 ~ 4 级的非血液病学的不良反应为厌食（18/191，9.4%）、乏力（9/191，4.7%）、便秘（6/191，3.1%）、手足综合征（6/191，3.1%）以及腹泻（4/191，2.1%）[38]。

其他铂类药物也在临床试验中得到过评估。卡铂不能替代顺铂。在一项入组 16 人的临床 II 期试验中，卡铂联合长春花碱的有效率为 0。奥沙利铂联合氟尿嘧啶和亚叶酸最早用于结直肠癌的治疗，即 FOLFOX 方案。根据一项入组 56 例患者的 II 期临床试验的报道，治疗鳞癌的总体有效率为 23.2%，总生存期为 7.7 个月（40%）。在另一个相似的临床试验中，其入组患者中腺癌的比例更高（82%），有效率也更高（40%），而中位生存期相似（7.1 个月），但是对鳞癌患者均无效[65]。卡培他滨联合奥沙利铂（XELOX 方案）的疗效在一项 II 期临床试验中被验证，奥沙利铂在每周期第一天以静脉注射方式注入 120 mg/m²，然后在第 1 ～ 14 天，每日两次的口服卡培他滨，口服剂量为每日 1000 mg/m²。在入组 64 例食管鳞癌患者中，总体有效率为 43.8%，中位生存期为 10 个月[41]。在临床 II 期试验 JCOG9905-DI 中，奈达铂联合氟尿嘧啶的治疗转移性食管鳞癌的疗效也进行了评估，结果显示总有效率为 39.5%，中位生存期为 8.8 个月[42]。

12.3.2 紫杉醇的联合应用

作为一个单药应用时，紫杉醇在治疗食管癌的化疗药物中活性最高。联合化疗方案的效果也在许多试验中进行了评估。紫杉醇（200 mg/m²；每三周第一天应用）和卡铂（5AUC；每三周第一天应用）联合应用于多种癌症治疗，如肺癌、卵巢癌及原发部位不明确的肿瘤，也可用于食管鳞癌。在 35 例患者中，总缓解率为 43%，中位生存期为 8 个月[43]。在包括数量相等的鳞癌和腺癌患者的 I 期临床试验中，紫杉醇及顺铂联合应用的总缓解率为 52%[44]。另一个 II 期临床试验中，有 30% 的病例为腺癌，在其余的鳞癌患者中，总体有效率为 50%，中位生存期为 7 个月[45]。在另一个 II 期临床试验中紫杉醇（175 mg/m²；每三周第一天应用）和顺铂（75 mg/m²；每三周第一天应用）联合应用治疗鳞癌，总体有效率为 57.8%，中位生存期为 13 个月[46]。紫杉醇脂质体是一种新型的无溶剂的紫杉醇，其使用白蛋白运送紫杉醇，这样就避免了使用类似蓖麻油聚氧乙烯醚以及乙醇这样的溶剂。有研究报道，在一项入组 33 例食管鳞癌患者的试验中，尽管入组人数较少，但是紫杉醇脂质体与顺铂的联合应用有效率很高，达到 60.6%，中位生存时间达到 15.5 个月[47]。其他铂类药物也有联合应用，如奈达铂联合紫杉醇治疗的总缓解率为 40% ～ 46.1%，中位生存期为 10.3 ～ 12.4 个月[48-50]。卡培他滨是一种口服氟嘧啶，其联合紫杉醇治疗食管鳞癌的疗效通过 32 例患者的预后进行评估。在 12 例首次接受化疗的患者中，9 例（75%）出现客观有效，中位生存期为 14.5 个月。另外 20 例既往接受过化疗的患者中，9 例（45%）客观有效，中位生存期为 8.5 个月[51]。在氟尿嘧啶和铂类联合一线治疗失败后，多西他赛和铂类联合应用作的二线治疗的效果也进行了评价。在一项既往使用氟尿嘧啶和铂类治疗食管鳞癌的 II 期临床试验中，共入组 35 例患者，多西他赛（70mg/m²）和顺铂（75mg/m²）在第一天使用，每三周重复使用。总体缓解率为 34.2%，完全缓解率为 2.6%，无进展生存期和总生存期分别为 4.5 和 7.4 个月[52]。许多小样本量的研究评估了奈达铂和多西他赛联合应用作为二线化疗药物的效果，在不同的研究中，治疗的药物剂量和时间有所不同。总缓解率为 0 ～ 27.1%，无进展生存期和总生存期分别约为 2 个月和 7 个月[53-56,66]。

12.3.3　三药联合化疗

　　三药联合化疗的有效性相对两药联合化疗的疗效高。紫杉醇联合顺铂以及氟尿嘧啶三药物联合化疗作为一线化疗方案，其有效性通过对 61 例晚期食管癌患者的治疗效果得到了验证。该组中有 31 例食管鳞癌患者。尽管出现了严重的口腔炎和嗜中性白血球减少症，但是对食管鳞癌的总缓解率为 54%，20% 的患者出现完全缓解[57]。被评估最多的是氟尿嘧啶、顺铂以及多西他赛的联合化疗，治疗食管鳞癌的有效性为 44.3% ～ 88.9%，中位生存期为 8.9 ～ 14 个月[58-62]。该组化疗方案最常见的严重不良事件是中性粒细胞减少以及发热性中性粒细胞减少。在肾脏功能和心功能较差的病人中，常用奈达铂代替顺铂。在一项研究中，使用氟尿嘧啶、奈达铂以及多西他赛联合应用，共入组 43 例患者，其中 13 例为腺癌，总缓解率为 62.78%，中位生存时间为 10.2 个月[63]。另一个三药联合方案为氟尿嘧啶、顺铂以及阿霉素，该方案曾经被用于消化道腺癌的治疗，现在也应用于食管鳞癌的治疗并对疗效进行了评估。阿霉素，应用于周期第 1 天，剂量为 30 mg/m^2；顺铂，应用于周期第 1 ～ 5 天，剂量为 14 mg/m^2；氟尿嘧啶，应用于周期第 1 ～ 5 天，剂量 700 mg/m^2。在一个入组 41 例食管鳞癌的研究中，总缓解率为 43.9%，中位生存期为 10.1 个月。

12.4　放化疗

　　放化疗的治疗作用各不相同。放化疗被证实能够有效治疗可以手术切除或无法手术切除的食管鳞癌。由肿瘤放疗学组发起的 85-01 试验证明放疗（50.4Gy）同时联合顺铂、氟尿嘧啶治疗 T1-3N0-1M0 食管癌的疗效优于单纯放射治疗（64Gy）[67]。最终结果显示，放化疗组患者的五年生存率为 26%，而单纯放疗组患者 5 年生存率为 0[68]。因此，放化疗被认为是针对不适合手术的局部食管癌的标准无创治疗方案（见表 12.3）。

表 12.3　食管鳞癌的放化疗

试验名称	分期病理	联合方案	放疗剂量（Gy）	完全缓解率（%）	生存率（%）	参考文献
RTOG84-01	I/II/III	单独放疗	60.4	NA	5 年生存率（0）	[68]
	SCC，AC	氟尿嘧啶 1000 mg/m^2 第 1~4, 29~32 天 顺铂 75 mg/m^2 第 1, 29 天	50.4	NA	5 年生存率（26）	

续表

试验名称	分期病理	联合方案	放疗剂量（Gy）	完全缓解率（%）	生存率（%）	参考文献
TOG95-04	I/II/III	氟尿嘧啶 1000 mg/m² 第 1~4, 29~32 天	50.4	NA	2 年生存率（31）	[69]
		顺铂 75 mg/m² 第 1, 29 天				
	SCC，AC	氟尿嘧啶 1000 mg/m² 第 1~4, 29~32 天	64.8	NA	2 年生存率（40）	
		顺铂 75 mg/m² 第 1, 29 天				
JCOG9708	Ib	氟尿嘧啶 700 mg/m² 第 1~4, 29~32 天	60	87.5	5 年生存率（75.5）	[70]
	SCC	顺铂 75 mg/m² 第 1, 29 天				
JCOG9906	II/III	氟尿嘧啶 400 mg/m² 第 1~5, 8~12, 36~40, 43~47 天	60	62.2	3 年生存率（44.7）	[71]
	SCC	顺铂 40 mg/m² 第 1, 8, 36, 43 天				
mRTOG	II/III	氟尿嘧啶 1000 mg/m² 第 1~4, 29~32 天	50.4	70.6	3 年生存率（63.8）	[72]
	SCC	顺铂 75 mg/m² 第 1, 29 天				
PRODIGE5	I -IVA	氟尿嘧啶 1000 mg/m² 第 1~4, 29~32 天	50	41.3	3 年生存率（26.9）	[73]
		顺铂 75 mg/m² 第 1, 29 天				
	SCC, AC	奥沙利铂 85 mg/m² 第 1, 15, 29 天	50	41	3 年生存率（19.9）	
		亚叶酸 200 mg/m² 第 1, 15, 29 天				
		口服氟尿嘧啶 400 mg/m² 第 1, 15, 29 天				
		静脉滴注氟尿嘧啶 1600 mg/m² 第 1~3, 15~17, 29~31 天				
JCOG9516	无法切除 局限 SCC	氟尿嘧啶 700 mg/m² 第 1~4, 29~32 天	60	15	2 年生存率（31.5）	[74]
		顺铂 70 mg/m² 第 1, 29 天				

续表

试验名称	分期病理	联合方案	放疗剂量（Gy）	完全缓解率（%）	生存率（%）	参考文献
KDOG0501	无法切除	氟尿嘧啶 400 mg/m² 第 1~5, 15~19, 29~33 天	61.2	42.1	1 年生存率（63.2）	[75]
	局限	顺铂 40 mg/m² 第 1,15, 29 天				
	SCC	多西他赛 20~40 mg/m² 第 1, 15, 29 天				

注：SCC，鳞癌；AC，腺癌；NA，文中无法获取；WKS，周。

12.4.1 可切除食管癌的根治性放化疗

　　放化疗可以应用于一些能够手术切除但是拒绝手术的食管鳞癌患者。在一项回顾性分析中，55 例 T1-3NxM0 的食管鳞癌患者接受放化疗，治疗方案包括顺铂、氟尿嘧啶以及 60Gy 放疗，结果显示完全缓解率为 70%，5 年生存率为 46%，该预后结果与手术相似[76]。一项在日本进行的临床 II 期试验（JCOG9708）结果表明，针对 I 期食管癌，完全缓解率为 85.5%，五年生存率为 75.5%[70]。肿瘤残留率和复发率分别为 12.5% 和 41%，而绝大多数根治性切除是通过内镜治疗或手术切除实现的。基于以上结果，随机对照试验用作 JCOG0502 比较放化疗与手术切除治疗 I 期食管鳞癌的效果。

　　II 期临床试验 JCOG9906，采用放化疗治疗 II／III 期食管鳞癌，其结果非常乐观，完全缓解率为 62.2%，5 年生存期为 36.8%[71]。在临床试验 JCOG9906 中，两种化疗药物分别为顺铂和氟尿嘧啶，两种药物均采取延迟给药的方式，氟尿嘧啶（400 mg/m²，每日）在第 1～5、8～12 天给药，顺铂在第 1 天、第 8 天通过 2 小时静脉给药 40 mg/m²，该方案每 5 周重复。放疗射线通过兆伏级（≥ 6MV）的 X-ray 产生，分 30 次累计 60Gy 放射剂量，同时在选择的淋巴结位置接受 40Gy 的放射剂量。在接受 30Gy 的放射剂量后，休息两周，第 36 周开始重新放疗，同时进行第二疗程的化疗。该试验的急性毒性反应较轻，但是有 4 例患者（5.3%）因出现迟发性中毒反应而死亡。同时，结果还显示，在接受放化疗后，针对复发或残留肿瘤进行"挽救性"手术的患者，其死亡率更高，为 8%～ 11%[77-79]。晚期中毒反应和手术的高死亡率可能是由于放射位置的延伸区域为术中的区域所导致。

　　RTOG94-05 试验显示更高的放射剂量（64.8Gy）并没有比标准治疗剂量（50.4Gy）提高生存期和局部控制率[69]。导致该结果的原因之一是高放射剂量导致的高毒性和低耐受性。而低剂量放疗可能减少迟发、潜在的致命毒性作用，手术并发症以及"挽救性"手术的死亡率。在另一个 II 期临床试验中，入组 II／III 期食管鳞癌，放化疗包括两个疗程，其中氟尿嘧啶

（1000 mg/m^2）在第 1～4 天静脉注射，顺铂（75 mg/m^2）在第 1 天进行 2 小时静脉滴注，同时进行剂量为 50.4Gy 的放疗。在此研究中，采取了三维定向放疗的方案，临床治疗靶点的位置包括肿瘤及上下 2cm 边距，转移淋巴结以及区域淋巴结[72]。尽管放射剂量减少了，但是类似食管炎和厌食症之类的 3～4 级的急性毒性反应发生率仍为 30%～40%。原因可能是由于氟尿嘧啶的剂量增加导致的。该组完全有效率和 3 年生存率分别为 70.6% 和 63.8%。经过 5 年的随访，迟发性 3 级以上的毒性反应为肺炎（5.9%）、心包炎（2.9%）。

其他联合方案的有效性也被评估过。氟尿嘧啶在放疗联合氟尿嘧啶和顺铂时常引起口腔炎和食管炎。紫杉醇和卡铂的联合放化疗也被应用于术前新辅助放化疗以及特定性放化疗[80,81]。尽管证据并不特别充分，但是该方案的抗肿瘤活性并不差而且减少了非血液系的毒性。在 III 期临床试验 PRODIGE5 中，评估了氟尿嘧啶和奥沙利铂联合（FOLFOX）的疗效，入组患者中包括 85% 的食管鳞癌患者。FOLFOX 方案联合放疗的效果并不比氟尿嘧啶和顺铂联合放疗的效果好，但是其肾毒性及治疗相关死亡发生率较低[73]。尽管 FOLFOX 方案联合放疗增加了周围神经病发生率，但是由于其方便应用，现在已经被认定为食管鳞癌治疗的标准方案。

12.4.2 不可切除的局部进展期食管癌的放化疗

对于局限的但无法手术切除的癌肿，放化疗是唯一存在治愈可能的治疗方式。在一个单中心临床 II 期试验中，共入组 54 例临床 T4 或 M1 宫颈癌患者，有 18 例（33%）在经过氟尿嘧啶和顺铂同时联合放疗（60Gy）后，达到了完全有效，而中位生存期和三年生存率分别为 9 个月和 23%[82]。在多中心临床 II 期试验 JCOG9516 中，完全缓解率为 15%，2 年生存率为 31.5%[74]。在一项 I 期临床试验中，对三种化疗药物氟尿嘧啶、顺铂和多西他赛联合放疗治疗 T4 食管鳞癌的疗效进行了评估[75]。化疗包括氟尿嘧啶 400 mg/m^2，在第 1～5 天应用，40 mg/m^2 顺铂及 20～40mg/m^2 多西他赛在第 1 天应用，每两周重复。放射剂量为累计 61.2Gy，分为 34 次，预计治疗中无时间间隔。剂量相关毒性作用主要包括发热性中性粒细胞减少，以及持续三天以上的白细胞持续减少症。剂量相关毒性反应在 6 例患者中出现 2 例，分别在 20 mg/m^2、30 mg/m^2、35 mg/m^2 和 40 mg/m^2 水平。主要的 3～4 级的毒性反应为嗜中性白血球减少症（68.4%）、发热性中性粒细胞减少症（31.6%）和食管炎（31.6%）总的缓解率为 89.5%，完全缓解率为 42.1%。多西他赛、顺铂、氟尿嘧啶联合放疗的效果较好，但是严重的不良反应仍是临床应用主要障碍。

12.5 化疗或放化疗联合靶向治疗

从 2000 年起，许多靶向药物获得批准可以用作肺癌、结直肠癌、乳腺癌和其他类型癌症的治疗。临床前研究和其他平行研究的结果可以帮助选择肿瘤侵袭、增生和肿瘤发生的相关靶点。最近，根据食管鳞癌基因学的研究，许多分子靶点的效果正在被评估（见表 12.4）。

表 12.4 食管鳞癌的靶向治疗

药物名称	病理与病例数	治疗线程	联合治疗方案	有效率(%)	无进展生存期（月）	中位生存期（月）	参考文献
吉非替尼	SCC 27	二线	吉非替尼 500 mg/day	2.8	2	5.5	[83]
	AC 9						
厄洛替尼	SCC13	二线	厄洛替尼 150 mg/day	SCC 15	SCC 3.3	SCC 8.2	[84]
	AC 17			AC 0	AC1.6	AC 11.2	
吉非替尼	SCC 107	二线	安慰剂	0.4	1.17	3.6	[85]
	AC 340		吉非替尼 500 mg/day	3.1	1.6	3.73	
西妥昔单抗	SCC 30	一线	氟尿嘧啶 1000 mg/m^2 day1～5 顺铂 100 mg/m^2 day1/q4wks	30	3.9	5.5	[35]
	SCC 32		氟尿嘧啶 1000mg/m^2 day 1～5 顺铂 100 mg/m^2 day1/q4wks 西妥昔单抗 250 mg/m^2 每周（在累及剂量 400 mg/m^2 后）	34	5.9	9.5	
西妥昔单抗 SCOPE1	SCC 96	cT1-4 N0-1M0 一线	卡培他滨 625 mg/m^2 2/ 日 day 1～84	NA	21.6	25.4	[86]
	AC 32		顺铂 60 mg/m^2 day1, 22, 43, 64				
			放疗 50Gy				
	SCC 92		卡培他滨 625 mg/m^2 2/ 日 day 1～84	NA	15.9	22.1	
	AC33		顺铂 60 mg/m^2 day1, 22, 43, 64				
			放疗 50Gy				
			西妥昔单抗 250 mg/m^2 每周（在累及剂量 400 mg/m^2 后）				

续表

药物名称	病理与病例数	治疗线程	联合治疗方案	有效率（%）	无进展生存期（月）	中位生存期（月）	参考文献
西妥昔单抗 RTOG 0436	SCC 59	cT1N1M0 cT2-4 NanyM0 cTany NanyM1a	紫杉醇 25 mg/m² day 1, 8, 15, 22, 29, 36	完全缓解率 SCC 64 AC 54	NA	2 年生存率 SCC 43% AC 41%	[87]
	AC 79		顺铂 50 mg/m² day 1, 8, 15, 22, 29, 36				
			放疗 50.4 Gy				
	SCC 54		紫杉醇 25 mg/m² day 1, 8, 15, 22, 29, 36	完全缓解率 SCC 59 AC 53	NA	2 年生存率 SCC 46% AC43%	
	AC 74		顺铂 50 mg/m² day 1, 8, 15, 22, 29, 36				
			放疗 50.4 Gy				
			西妥昔单抗 250 mg/m² 每周（在累及剂量 400 mg/m² 后）				

注：SCC，鳞癌；AC，腺癌；NA，文中无法获取；WKS，周。

12.5.1　抗人表皮生长因子受体抑制剂

表皮生长因子受体（Epidermal Growth Factor Receptor，EGFR）是食管鳞癌靶向治疗的一个靶点。通过免疫组化分析，50%～70% 的食管鳞癌中出现高水平 EGFR 蛋白表达，同时 7%～31% 的食管鳞癌中出现 EGFR 基因的扩增[88-90]。EGFR 基因的过度表达与肿瘤侵袭性以及预后不良相关[91]。EGFR 及 KRAS 的罕见突变也已经被报道。食管鳞癌的 EGFR 抑制靶向治疗有两种类型，一种为抗体治疗，另一种为络氨酸激酶抑制剂疗法（Tyrosine Kinase Inhibitors，TKI），这两种方式的效果均已被评估。吉非替尼是口服 EGFR-TKI 药物，其有效性在一项入组 36 例、对氟尿嘧啶和铂类耐药的食管癌患者中进行评估，其中 9 例为食管腺癌，27 例为食管鳞癌。1 例（2.8%）达到了部分缓解，10 例达到了疾病稳定状态；无进展生存期和总生存期分别为 2 个月和 5.5 个月。在亚组分析中，预后较好的亚组为女性患者、高 EGFR 基因表达以及鳞癌患者[83]。厄洛替尼是另一种 EGFR-TKI 靶向药物，其有效性也经过了评估，入组 30 例先前接受过含铂类的化疗，其中 13 例鳞癌，17 例为腺癌。腺癌患者均无反应，但是食管鳞癌患者中出现完全 / 部分缓解或稳定状态的病例分别为 15% 和 13.3%。食管鳞癌中位无进展时间为 3.3 个月，食管腺癌中位无进展时间为 1.6 个月[84]。EGFR 状态和表达程度与厄洛替尼的有效性并不

相关，可能的原因为入组病例数过少。英国开展一项大样本的Ⅲ期临床试验，主要目的
是观察吉非替尼单药与安慰剂在经过标准化疗方案后继续进展的食管癌患者中的疗效。
该试验共入组 450 例患者（75% 为腺癌患者，25% 为鳞癌患者），原定试验截止点为总
生存期。吉非替尼组和安慰剂组的无进展生存期分别为 1.6 个月和 1.17 个月。吉非替尼
组和安慰剂组的总生存期分别为 3.73 个月和 3.6 个月，两组之间的生存差异无统计学意
义（HR=0.90，p=0.285）。尽管食管鳞癌亚组有一定的改进无进展生存期的倾向，但是
差异无统计学意义 [85]。EGFR-TKI 类药物对食管鳞癌的总体效能有限。发现有预后提示
意义的 EGFR-TKI 标记物是 TKI 药物进一步应用前的必要步骤。

西妥昔单抗是抗 EGFR 的单克隆抗体，其治疗转移性食管鳞癌的效果通过联合氟尿
嘧啶和顺铂的一线化疗来进行评估。一项Ⅱ期随机试验对比了氟尿嘧啶（持续静脉输入，
5 天）和顺铂（1000 mg/m^2，第一天应用）不联合或者联合西妥昔单抗治疗（在累计量达
到 400 mg/m^2 后，每周应用 250 mg/m^2）一线用药治疗转移性食管鳞癌的效果 [35]。尽管
联合应用后的无进展生存期（5.9 个月与 3.9 个月）和总生存期（9.5 个月与 5.5 个月）比
较长，但该差异无统计学意义。考虑到毒性作用，联合应用组 3 ～ 4 级的皮疹和腹泻发
生率较不联合组高。西妥昔单抗的效果也通过联合放化疗进行了评估。SCOPE1 是临床
Ⅱ / Ⅲ期试验，比较卡培他滨联合顺铂以及放疗，联合或不联合西妥昔单抗的治疗效果。
该试验入组患者中，70% 为食管鳞癌。在经过中期的分析后，独立数据监督委员会建议
停止入组患者，因为既定的终止事件已经获得。在放化疗联合西妥昔单抗组的预后明显
比单纯使用放化疗组预后差（HR=1.53，p=0.035）[86]。该试验中在进行 2 个周期的放化
疗前，使用卡培他滨和顺铂进行了两个疗程的新辅助化疗，而在联合西妥昔单抗组中没
有接受放疗的患者明显多于不联合西妥昔单抗组中的患者，两组中没有接受过放疗患者
的比例分别为 19% 和 8%。联合西妥昔单抗组中的患者接受卡培他滨治疗的剂量也较少。
而且联合西妥昔单抗组中患者的非血液病毒性事件发生率较高，主要表现为皮疹和心脏
异常。这些线索提示由于毒性作用导致了联合西妥昔单抗组的治疗强度较低，从而导致
了该组患者预后较差。在亚组分析中，鳞癌患者和腺癌患者也出现了同样的倾向性。在
临床Ⅲ期试验 RTOG0436 中，基础治疗为每周应用紫杉醇（25 mg/m^2）、顺铂（50 $mg/$
m^2）以及放疗（50.4Gy），比较联合或不联合西妥昔单抗的疗效，该试验中有 38% 的患
者为食管鳞癌。经过中位时间为 15.4 个月的随访后，联合西妥昔单抗组的 1 年、2 年生
存率为 64% 和 44%，不联合西妥昔单抗组 1 年、2 年生存率为 65% 和 42%。鳞癌和腺癌
患者的生存期相似。西妥昔单抗加入放化疗并不能改进生存期 [87]。

12.5.2　其他潜在分子靶点

HER2 基因的扩增和过度表达被认为是一个预后因子，曲妥单抗作为 HER2 的单克

隆抗体，通常被用作治疗乳腺和消化道肿瘤。根据免疫组化的结果，有 15% ~ 20% 的食管癌患者出现 HER2 基因的过度表达；在荧光原位杂交中，有 1% ~ 20% 的食管鳞癌患者出现 HER2 基因扩增[88,94-97]。有些研究表明 HER2 基因过度表达的食管鳞癌患者的预后较差[88,94,95]。曲妥单抗治疗食管鳞癌的有效性通过作为化疗药物联合应用的一部分在 I 期临床试验中进行评估。在一项 I 期临床试验中，曲妥单抗、紫杉醇和白细胞介素 -12 联合应用治疗 HER2 过度表达的肿瘤，其中包括 4 例食管鳞癌，而 4 例中有 2 例治疗后出现部分缓解。

抗血管生成因子也是一个潜在靶向治疗位点。血管内皮生长因子 -A 的表达出现在 24% ~ 93% 的食管鳞癌病例中[98]。血管内皮生长因子各个亚型的过度表达都和食管鳞癌的预后不良显著相关。

哺乳动物类雷帕霉素靶蛋白（Mammalian Target of Rapamycin，mTOR），被认为是一些癌症的靶点，其主要作用是促进 RNA 的转录，增殖和血管形成。依维莫司作为 mTOR 的抑制剂，在肾细胞癌、乳腺癌和神经内分泌癌中起到抗肿瘤作用。据报道，25% ~ 70% 的食管鳞癌中存在 mTOR 的表达和活性，而且 mTOR 激活的食管鳞癌患者的预后差于 mTOR 无活性的食管鳞癌患者[101-103]。由于 mTOR 可能被磷脂酰肌醇 3- 激酶（Phosphatidylinositol 3-kinase，PIK3K）通路激活，所以 PI3K 抑制剂可能用作食管鳞癌的治疗。食管鳞癌中有 11.2% ~ 20% 的概率出现 PIK3CA 基因第 9 或者第 20 外显子的突变[104-106]。一些使用 PIK3CA 抑制剂治疗食管鳞癌的 II 期临床试验现在正在进行。

细胞周期蛋白 D1 的过度表达和增殖可能导致预后不良[107,108]。抗程序死亡（Anti-program Death，PD-1）抗体是一个新的黑色素瘤和其他癌症的靶向药物[109]。通过实时定量聚合酶链反应可以检测到在食管鳞癌病例中，PD-L1 以及 PD-1 的受体 PD-L2 出现表达的概率分别为 43.9% 和 56.1%[110]。PD-L1 和 PD-L2 的过表达是预后不良因子。这些分子可能成为潜在的食管鳞癌靶向治疗靶点，但是目前尚缺乏临床试验证明。

12.6 展望

尽管已经研究报道了食管鳞状细胞癌的许多方面的情况，但是能够为食管鳞癌提供治疗选择的临床证据还是非常少。原因之一是西方国家的食管癌病理类型以腺癌为主，所以针对鳞癌的临床试验不多。在亚洲国家中，鳞癌是食管癌的主要病理类型，因此，需要针对食管鳞癌的特定临床证据。建立在临床前期坚实的数据基础上的食管鳞癌生物学分析可能加速新药的研发，包含生物资料库或转化研究团队的泛亚洲临床研究学组将能够得到明确的临床证据。

参考文献

[1] Lordick F, Ott K, Krause BJ,et al. PET to assess early metabolic response and to guide treatment of adenocarcinoma of the oesophagogastric junction: the MUNICON phase II trial[J]. Lancet Oncol,2007,8:797–805

[2] Tancini G, Bajetta E, Bonadonna G.Bleomycin alone and in combination with methotrexate in the treatment of carcinoma of the esophagus[J]. Tumori,1974,60:65–71

[3] Bonadonna G, De Lena M, Monfardini S, et al.Clinical trials with bleomycin in lymphomas and in solid tumors[J]. Eur Cancer,1972,8:205–215

[4] Ravry M, Moertel CG, Schutt AJ, et al.Treatment of advanced squamous cell carcinoma of the gastrointestinal tract with bleomycin(NSC-125066)[J]. Cancer Chemother Rep,1973,57:493–495

[5] Ezdinli EZ, Gelber R, Desai DV, et al.Chemotherapy of advanced esophageal carcinoma: Eastern Cooperative Oncology Group experience[J]. Cancer,1980,46:2149–2153

[6] Akutsu Y, Kono T, Uesato M, et al.S-1 monotherapy as second- or third-line chemotherapy for unresectable and recurrent esophageal squamous cell carcinoma[J]. Oncology,2013,84:305–310

[7] Bleiberg H, Conroy T, Paillot B, et al.Randomised phase II study of cisplatin and 5-fluorouracil（5-FU）versus cisplatin alone in advanced squamous cell oesophageal cancer[J]. Eur Cancer,1997,33:1216–1220

[8] Mannell A, Winters Z.Carboplatin in the treatment of oesophageal cancer[J]. S Afr Med,1989, 76:213–214

[9] Queisser W, Preusser P, Mross KB, et al.Phase II evaluation of carboplatin in advanced esophageal carcinoma. A trial of the Phase I/II study group of the Association for Medical Oncology of the German Cancer Society[J]. Onkologie,1990,13:190–193

[10] Taguchi T, Wakui A, Nabeya K, et al.A phase II clinical study of cis-diammine glycolato platinum, 254-S, for gastrointestinal cancers. 254-S Gastrointestinal Cancer Study Group[J]. Gan To Kagaku Ryoho,1992,19:483–488

[11] Ajani JA, Ilson DH, Daugherty K, et al.Activity of taxol in patients with squamous cell carcinoma and adenocarcinoma of the esophagus[J]. Natl Cancer Inst,1994,86:1086–1091

[12] Ilson DH, Wadleigh RG, Leichman LP, et al.Paclitaxel given by a weekly 1-h infusion in advanced esophageal cancer[J]. Ann Oncol,2007,18:898–902

[13] Kato K, Tahara M, Hironaka S, et al.A phase II study of paclitaxel by weekly 1-h infusion for advanced or recurrent esophageal cancer in patients who had previously received

platinum-based chemotherapy[J]. Cancer Chemother Pharmacol,2011,67:1265–1272

[14] Einzig AI, Neuberg D, Remick SC, et al.Phase II trial of docetaxel(Taxotere) in patients with adenocarcinoma of the upper gastrointestinal tract previously untreated with cytotoxic chemotherapy: the Eastern Cooperative Oncology Group(ECOG) results of protocol E1293[J]. Med Oncol,1996,13:87–93

[15] Heath EI, Urba S, Marshall J, et al.Phase II trial of docetaxel chemotherapy in patients with incurable adenocarcinoma of the esophagus[J]. Invest New Drugs,2002,20:95–99

[16] Muro K, Hamaguchi T, Ohtsu A, et al.A phase II study of single-agent docetaxel in patients with metastatic esophageal cancer[J]. Ann Oncol,2004,15:955–959

[17] Kelsen DP, Bains M, Cvitkovic E, et al.Vindesine in the treatment of esophageal carcinoma: a phase II study[J]. Cancer Treat Rep,1979,63:2019–2021

[18] Bedikian AY, Valdivieso M, Bodey GP, et al.Phase II evaluation of vindesine in the treatment of colorectal and esophageal tumors[J]. Cancer Chemother Pharmacol,1979,2:263– 266

[19] Bezwoda WR, Derman DP, Weaving A, Nissenbaum M(1984) Treatment of esophagea cancer with vindesine: an open trial. Cancer Treat Rep 68:783–785

[20] Conroy T, Etienne PL, Adenis A, et al. Phase II trial of vinorelbine in metastatic squamous cell esophageal carcinoma. European Organization for Research and Treatment of Cancer Gastrointestinal Treat Cancer Cooperative Group[J]. Clin Oncol,1996,14:164–170

[21] Harstrick A, Bokemeyer C, Preusser P, et al.Phase II study of single-agent etoposide in patients with metastatic squamous-cell carcinoma of the esophagus[J]. Cancer Chemother Pharmacol,1992,29:321–322

[22] Mu ̈ hr-Wilkenshoff F, Hinkelbein W, Ohnesorge I, et al. A pilot study of irinotecan(CPT-11) as single-agent therapy in patients with locally advanced or metastatic esophageal carcinoma[J]. Int Colorectal Dis,2003,18:330–334

[23] Nanus DM, Kelsen DP, Lipperman R, et al.Phase II trial of ifosfamide in epidermoid carcinoma of the esophagus: unexpectant severe toxicity[J]. Invest New Drugs,1988,6:239–241

[24] Sandler AB, Kindler HL, Einhorn LH, et al. Phase II trial of gemcitabine in patients with previously untreated metastatic cancer of the esophagus or gastroesophageal junction[J]. Ann Oncol,2000,11:1161–1164

[25] Mannell A, Becker PJ, Melissas J, et al.Intubation v. dilatation plus bleomycin in the treatment of advanced oesophageal cancer. The results of a prospective randomized trial[J]. S Aft Surg,1986,24:15–19

[26] Engstrom PF, Lavin PT, Klaassen DJ. Phase II evaluation of mitomycin and cisplatin in

advanced esophageal carcinoma[J]. Cancer Treat Rep,1983,67:713–715

[27] Panettiere FJ, Leichman LP, Tilchen EJ, et al.Chemotherapy for advanced epidermoid carcinoma of the esophagus with single-agent cisplatin: final report on a Southwest Oncology Group study[J]. Cancer Treat Rep,1984,68:1023–1024

[28] Rowinsky EK, Cazenave LA, Donehower RC. Taxol: a novel investigational antimicrotubule agent[J]. Natl Cancer Inst,1990,82:1247–1259

[29] Coonley CJ, Bains M, Heelan R, et al.Phase II study of etoposide in the treatment of esophageal carcinoma[J]. Cancer Treat Rep,1983,67:397–398

[30] Radice PA, Bunn PA Jr, Ihde DC.Therapeutic trials with VP-16-213 and VM-26: active agents in small cell lung cancer, non-Hodgkin's lymphomas, and other malignancies[J]. Cancer Treat Rep,1979,63:1231–1239

[31] Levard H, Pouliquen X, Hay JM, et al.5-Fluorouracil and cisplatin as palliative treatment of advanced oesophageal squamous cell carcinoma. A multicentre randomised controlled trial. The French Associations for Surgical Research[J]. Eur Surg,1998,164:849–857

[32] Iizuka T, Kakegawa T, Ide H, et al. Phase II evaluation of cisplatin and 5-fluorouracil in advanced squamous cell carcinoma of the esophagus: a Japanese Esophageal Oncology Group Trial[J]. Jpn Clin Oncol,1992,22:172–176

[33] Hayashi K, Ando N, Watanabe H, et al.Phase II evaluation of protracted infusion of cisplatin and 5-fluorouracil in advanced squamous cell carcinoma of the esophagus: a Japan Esophageal Oncology Group(JEOG) Trial(JCOG9407)[J]. Jpn Clin Oncol,2001,31:419–423

[34] Caroli-Bosc FX, Van Laethem JL, Michel P, et al.A weekly 24h infusion of high-dose 5-fluorouracil(5-FU) + leucovorin and bi-weekly cisplatin(CDDP) was active and well tolerated in patients with non-colon digestive carcinomas[J]. Eur Cancer,2001,37:1828–1832

[35] Lorenzen S, Schuster T, Porschen R, et al. Cetuximab plus cisplatin-5-fluorouracil versus cisplatin-5-fluorouracil alone in first-line metastatic squamous cell carcinoma of the esophagus: a randomized phase II study of the Arbeitsgemeinschaft Internistische Onkologie[J]. Ann Oncol,2009,20:1667–1673

[36] Conroy T, Etienne PL, Adenis A, et al.Vinorelbine and cisplatin in metastatic squamous cell carcinoma of the oesophagus: response, toxicity, quality of life and survival[J]. Ann Oncol,2002,13:721–729

[37] Kroep JR, Pinedo HM, Giaccone G, et al.Phase II study of cisplatin preceding gemcitabine in patients with advanced oesophageal cancer[J]. Ann Oncol,2004,15:230–235

[38] Lee J, Im YH, Cho EY, et al.A phase II study of capecitabine and cisplatin(XP) as first-

line chemotherapy in patients with advanced esophageal squamous cell carcinoma[J]. Cancer Chemother Pharamcol,2008,62:77-84

[39] Lovett D, Kelsen D, Eisenberger M, et al.A phase II trial of carboplatin and vinblastine in the treatment of advanced squamous cell carcinoma of the esophagus[J]. Cancer,1991,67:354-356

[40] Wang J, Chang J, Yu H, et al.A phase II study of oxaliplatin in combination with leucovorin and fluorouracil as first-line chemotherapy in patients with metastatic squamous cell carcinoma of esophagus[J]. Cancer Chemother Pharmacol,2013,71:905-911

[41] Qin TJ, An GL, Zhao XH, et al.Combined treatment of oxaliplatin and capecitabine in patients with metastatic esophageal squamous cell cancer[J]. World Gastroenterol,2009,15:871-876

[42] Kato K, Muro K, Ando N, et al.A phase II study of nedaplatin and 5-fluorouracil in metastatic squamous cell carcinoma of the esophagus: the Japan Clinical Oncology Group(JCOG) Trial(JCOG 9905-DI)[J]. Esophagus,2014,11:183-188

[43] El-Rayes BF, Shields A, Zalupski M, et al.A phase II study of carboplatin and paclitaxel in esophageal cancer[J]. Ann Oncol,2004,15:960-965

[44] van der Gaast A, Kok TC, Kerkhofs L, et al.Phase I study of a biweekly schedule of a fixed dose of cisplatin with increasing doses of paclitaxel in patients with advanced oesophageal cancer[J]. Br Cancer,1999,80:1052-1057

[45] Petrasch S, Welt A, Reinacher A, et al.Chemotherapy with cisplatin and paclitaxel in patients with locally advanced, recurrent or metastatic oesophageal cancer[J]. Br Cancer,1998,78:511-514

[46] Zhang X, Shen L, Li J, et al.A phase II trial of paclitaxel and cisplatin in patients with advanced squamous-cell carcinoma of the esophagus[J]. Am Clin Oncol,2008,31:29-33

[47] Shi Y, Qin R, Wang ZK, Dai GH.Nanoparticle albumin-bound paclitaxel combined with cisplatin as the first-line treatment for metastatic esophageal squamous cell carcinoma[J]. Onco Targets Ther,2013,6:585-591

[48] Gong Y, Ren L, Zhou L, et al. Phase II evaluation of nedaplatin and paclitaxel in patients with metastatic esophageal carcinoma[J]. Cancer Chemother Pharmacol, 2009, 64:327-333

[49] CaoW, Xu C, Lou G, et al. A phase II study of paclitaxel and nedaplatin as first-line chemotherapy in patients with advanced esophageal cancer[J]. Jpn J Clin Oncol, 2009, 39:582-587

[50] He YF, Ji CS, Hu B, et al. A phase II study of paclitaxel and nedaplatin as front-line chemotherapy in Chinese patients with metastatic esophageal squamous cell carcinoma[J]. World J Gastroenterol, 2013, 19:5910-5916

[51] Yun T, Han JY, Lee JS, et al. Phase II study of weekly paclitaxel and capecitabine in

patients with metastatic or recurrent esophageal squamous cell carcinoma[J]. BMC Cancer,2011, 11:385

[52] Shim HJ, Cho SH, Hwang JE, et al. Phase Ⅱ study of docetaxel and cisplatin chemotherapy in 5-fluorouracil/cisplatin pretreated esophageal cancer[J]. Am J Clin Oncol, 2010, 33:624–628

[53] Yoshioka T, Sakayori M, Kato S, et al. Dose escalation study of docetaxel and nedaplatin in patients with relapsed or refractory squamous cell carcinoma of the esophagus pretreated using cisplatin, 5-fluorouracil, and radiation[J]. Int J Clin Oncol,2006, 11:454–460

[54] Jin J, Xu X, Wang F, et al. Second-line combination chemotherapy with docetaxel and nedaplatin for Cisplatin-pretreated refractory metastatic/recurrent esophageal squamous cell carcinoma[J]. J Thorac Oncol,2009, 4:1017–1021

[55] Akutsu Y, Shuto K, Kono T, et al. A phase 1/11 study of second-line chemotherapy with fractionated docetaxel and nedaplatin for 5-FU/cisplatin-resistant esophageal squamous cell carcinoma[J]. Hepatogastroenterology, 2012, 59:2095–2098

[56] Kajiura S, Hosokawa A, Yoshita H, Ueda Y, et al. Phase I study of docetaxel plus nedaplatin in patients with metastatic or recurrent esophageal squamous cell carcinoma after cisplatin plus 5-fluorouracil treatment[J]. Am J Clin Oncol (in press), 2013

[57] Ilson DH, Ajani J, Bhalla K, et al. Phase II trial of paclitaxel, fluorouracil, and cisplatin in patients with advanced carcinoma of the esophagus[J]. J Clin Oncol, 1998, 16:1826–1834

[58] Takahashi H, Arimura Y, Yamashita K, et al. Phase I/II study of docetaxel/cisplatin/ fluorouracil combination chemotherapy against metastatic esophageal squamous cell carcinoma[J]. J Thorac Oncol, 2010, 5:122–128

[59] Tanaka Y, Yoshida K, Sanada Y, et al. Biweekly docetaxel, cisplatin, and 5-fluorouracil (DCF) chemotherapy for advanced esophageal squamous cell carcinoma: a phase I dose-escalation study[J]. Cancer Chemother Pharmacol, 2010, 66:1159–1165

[60] Osaka Y, Shinohara M, Hoshino S,et al. Phase Ⅱ study of combined chemotherapy with docetaxel, CDDP and 5-FU for highly advanced esophageal cancer[J]. Anticancer Res, 2011, 31:633–638

[61] Yamasaki M, Miyata H, Tanaka K, et al. Multicenter phase Ⅰ/Ⅱ study of docetaxel, cisplatin and fluorouracil combination chemotherapy in patients with advanced or recurrent squamous cell carcinoma of the esophagus[J]. Oncology, 2011, 80:307–313

[62] Tamura S, Imano M, Takiuchi H, et al. Phase II study of docetaxel, cisplatin and 5-fluorouracil (DCF) for metastatic esophageal cancer (OGSG 0403)[J]. Anticancer Res, 2012,

32:1403–1408

[63] Guo JF, Zhang B,Wu F,Wang B, et al. A phase Ⅱ trial of docetaxel plus nedaplatin and 5-fluorouracil in treating advanced esophageal carcinoma[J]. Chin J Cancer, 2010, 29:321–324

[64] Honda M, Miura A, Izumi Y, et al. Doxorubicin, cisplatin, and fluorouracil combination therapy for metastatic esophageal squamous cell carcinoma[J]. Dis Esophagus, 2010, 23:641–645

[65] Mauer AM, Kraut EH, Krauss SA, et al. Phase Ⅱ trial of oxaliplatin, leucovorin and fluorouracil in patients with advanced carcinoma of the esophagus[J]. Ann Oncol, 2005, 16:1320–1325

[66] Kanai M, Matsumoto S, Nishimura T, et al. Retrospective analysis of 27 consecutive patients treated with docetaxel/nedaplatin combination therapy as a second-line regimen for advanced esophageal cancer[J]. Int J Clin Oncol, 2007, 12:224–227

[67] Herskovic A, Martz K, al-Sarraf M, et al. Combined chemotherapy and radiotherapy compared with radiotherapy alone in patients with cancer of the esophagus[J]. N Engl J Med, 1992, 326:1593–1598

[68] Cooper JS, Guo MD, Herskovic A, et al. Chemoradiotherapy of locally advanced esophageal cancer: longterm follow-up of a prospective randomized trial (RTOG 85–01)[J]. JAMA, 1999, 281:1623–1627

[69] Minsky BD, Pajak TF, Ginsberg RJ, et al. INT 0123 (Radiation Therapy Oncology Group 94–05) phase Ⅲ trial of combined-modality therapy for esophageal cancer: high-dose versus standard-dose radiation therapy[J]. J Clin Oncol, 2002, 20:1167–1174

[70] Kato H, Sato A, Fukuda H, et al. A phase Ⅱ trial of chemoradiotherapy for stage Ⅰ esophageal squamous cell carcinoma: Japan Clinical Oncology Group Study (JCOG9708). Jpn J Clin Oncol 39:638–643

[71] Kato K, Muro K, Minashi K, et al. Phase Ⅱ study of chemoradiotherapy with 5-fluorouracil and cisplatin for Stage Ⅱ -III esophageal squamous cell carcinoma: JCOG trial (JCOG 9906)[J]. Int J Radiat Oncol Biol Phys, 2011, 81:684–690

[72] Kato K, Nakajima TE, Ito Y, et al.Phase II study of concurrent chemoradiotherapy at the dose of 50.4 Gy with elective nodal irradiation for Stage II-III esophageal carcinoma[J]. Jpn J Clin Oncol, 2013, 43(6):608–615

[73] Conroy T, Galais MP, Raoul JL, et al. Definitive chemoradiotherapy with FOLFOX versus fluorouracil and cisplatin in patients with oesophageal cancer (PRODIGE5/ACCORD17): final results of a randomised, phase 2/3 trial[J]. Lancet Oncol, 2014, 15:305–314

[74] Ishida K, Ando N, Yamamoto S, et al. Phase II study of cisplatin and 5-fluorouracil with concurrent radiotherapy in advanced squamous cell carcinoma of the esophagus: a Japan

Esophageal Oncology Group (JEOG)/Japan Clinical Oncology Group Trial (JCOG9516)[J]. Jpn J Clin Oncol, 2004, 34:615–619

[75] Higuchi K, Koizumi W, Tanabe S, et al. A phase I trial of definitive chemoradiotherapy with docetaxel, cisplatin, and 5-fluorouracil (DCF-R) for advanced esophageal carcinoma: Kitasato digestive disease & oncology group trial (KDOG 0501)[J]. Radiother Oncol, 2008, 87:398–404

[76] Hironaka S, Ohtsu A, Boku N, et al. Nonrandomized comparison between definitive chemoradiotherapy and radical surgery in patients with T(2–3)N(any) M (0) squamous cell carcinoma of the esophagus[J]. Int J Radiat Oncol Biol Phys, 2003, 57:425–433

[77] Tachimori Y, Kanamori N, Uemura N, et al. Salvage esophagectomy after high-dose chemoradiotherapy for esophageal squamous cell carcinoma[J]. J Thorac Cardiovasc Surg, 2009, 137:49–54

[78] Swisher SG,Wynn P, Putnam JB, et al. Salvage esophagectomy for recurrent tumors after definitive chemotherapy and radiotherapy[J]. J Thorac Cardiovasc Surg, 2002, 123:175–183

[79] Meunier B, Raoul J, Le Prise E, et al. Salvage esophagectomy after unsuccessful curative chemoradiotherapy for squamous cell cancer of the esophagus[J]. Dig Surg, 1998, 15:224–226

[80] Van Hagen P, Hulshof MC, Lanschot JJ, et al. Preoperative chemoradiotherapy for esophageal or junctional cancer[J]. N Engl J Med, 2012, 366:2074–2084

[81] Safran H, Suntharalingam M, Dipetrillo T, et al. Cetuximab with concurrent chemoradiation for esophagogastric cancer: assessment of toxicity[J]. Int J Radiat Oncol Biol Phys, 2008, 70:391–395

[82] Ohtsu A, Boku N, Muro K, Chin K,et al. Definitive chemoradiotherapy for T4 and/or M1 lymph node squamous cell carcinoma of the esophagus[J]. J Clin Oncol, 1999, 17:2915–2921

[83] Janmaat ML, Gallegos-Ruiz ML, Rodriguez JA, et al. Predictive factors for outcome in a phase II study of gefitinib in second-line treatment of advanced esophageal cancer patients[J]. J Clin Oncol, 2006, 24:1612–1619

[84] Ilson DH, Kelsen D, ShahM, et al. A phase 2 trial of erlotinib in patients with previously treated squamous cell and adenocarcinoma of the esophagus[J]. Cancer, 2011, 117:1409–1414

[85] Dutton SJ, Ferry DR, Blazeby JM, et al. Gefitinib for oesophageal cancer progressing after chemotherapy (COG): a phase 3, multicentre, double-blind, placebo-controlled randomised trial[J]. Lancet Oncol, 2014, 17

[86] Crosby T, Hurt CN, Falk S, et al. Chemoradiotherapy with or without cetuximab in patients with oesophageal cancer (SCOPE1): a multicentre, phase 2/3 randomised trial[J]. Lancet Oncol, 2013, 14:627–637

[87] Ilson DH, Moughan J, Suntharalingam M, et al. RTOG0436: a PhaseIII trial evaluating the addition of cetuximab to paclitaxel, cisplatin and radiation for patients with esophageal cancer treated without surgery[J]. J Clin Oncol, 2014, 32:5 (suppl; abstr 4007)

[88] Kato H, Arao T, Matsumoto K, et al. Gene amplification of EGFR, HER2, FGFR2 and MET in esophageal squamous cell carcinoma[J]. Int J Oncol, 2013, 42:1151–1158

[89] Sunpaweravong P, Sunpawervong S, Puttawibul P, et al. Epidermal growth factor receptor and cyclin D1 are independently amplified and overexpressed in esophageal squamous cell carcinoma[J]. J Cancer Res Clin Oncol, 2005, 131:111–119

[90] Yang YL, Xu KL, Zhou Y,et al. Correlation of epidermal growth factor receptor overexpression with increased epidermal growth factor receptor gene copy number in esophageal squamous cell carcinomas[J]. Chin Med J (Engl), 2012, 125:450–454

[91] Hanawa M, Suzuki S, Dobashi Y, et al. EGFR protein overexpression and gene amplification in squamous cell carcinomas of the esophagus[J]. Int J Cancer, 2006, 118:1173–1180

[92] Ku GY, Ilson DH. Esophagogastric cancer: targeted agents[J]. Cancer Treat Rev, 2010, 36:235–248

[93] Boone J, van Hillegersberg R, Offerhaus GJ, et al. Targets for molecular therapy in esophageal squamous cell carcinoma: an immuno-histochemical analysis[J]. Dis Esophagus, 2009, 22:496–504

[94] Sato-Kuwabara Y, Neves JI, Fregnani JH, et al. Evaluation of gene amplification and protein expression of HER-2/neu in esophageal squamous cell carcinoma using Fluorescence in situ Hybridization (FISH) and immunohistochemistry[J]. BMC Cancer, 2009, 9:6

[95] Mimura K, Kono K, Hanawa M, et al. Frequencies of HER-2/neu expression and gene amplification in patients with oesophageal squamous cell carcinoma[J]. Br J Cancer, 2005, 92:1253–1260

[96] Dreilich M, Wanders A, Brattstrröm D, et al. HER-2 overexpression (3+) in patients with squamous cell esophageal carcinoma correlates with poorer survival[J]. Dis Esophagus, 2006, 19:224–231

[97] Schoppmann SF, Jesch B, Friedrich J, et al. Expression of Her-2 in carcinomas of the esophagus[J]. Am J Surg Pathol, 2010, 34:1868–1873

[98] Kleespies A, Bruns CJ, Jauch KW. Clinical significance of VEGF-A, -C and -D expression in esophageal malignancies[J]. Onkologie, 2005, 28:281–288

[99] Möbius C, Freire J, Becker I, et al. VEGF-C expression in squamous cell carcinoma and adenocarcinoma of the esophagus[J]. World J Surg, 2007, 31:1768–1772

[100] Uchida S, Shimada Y, Watanabe G, et al. In oesophageal squamous cell carcinoma vascular endothelial growth factor is associated with p53 mutation, advanced stage and poor prognosis[J]. Br J Cancer, 1998, 77:1704–1709

[101] Boone J, Ten Kate FJ, Offerhaus GJ, et al. mTOR in squamous cell carcinoma of the oesophagus: a potential target for molecular therapy?[J] J Clin Pathol, 2008, 61:909–913

[102] Hirashima K, Baba Y,Watanabe M, et al. Aberrant activation of the mTOR pathway and anti-tumour effect of everolimus on oesophageal squamous cell carcinoma[J]. Br J Cancer, 2012, 106:876–882

[103] Hirashima K, Baba Y, Watanabe M, et al. Phosphorylated mTOR expression is associated with poor prognosis for patients with esophageal squamous cell carcinoma[J]. Ann Surg Oncol, 2010, 17:2486–2493

[104] Maeng CH, Lee J, van Hummelen P, et al. High-throughput genotyping in metastatic esoph- ageal squamous cell carcinoma identifies phosphoinositide-3-kinase and BRAF mutations[J]. PLoS One, 2012, 7:e41655

[105] Shigaki H, Baba Y, Watanabe M, et al. PIK3CA mutation is associated with a favorable prognosis among patients with curatively resected esophageal squamous cell carcinoma[J]. Clin Cancer Res, 2013, 19:2451–2459

[106] Hou J, Jiang D, Zhang J, et al. Frequency, characterization, and prognostic analysis of PIK3CA gene mutations in Chinese esophageal squamous cell carcinoma[J]. Hum Pathol, 2014, 45:352–358

[107] Wang MT, Chen G, An SJ, et al. Prognostic significance of cyclinD1 amplification and the co-alteration of cyclinD1/pRb/ppRb in patients with esophageal squamous cell carcinoma[J]. Dis Esophagus, 2012, 25:664–670

[108] Zhao J, Li L, Wei S, et al. Clinicopathological and prognostic role of cyclin D1 in esophageal squamous cell carcinoma: a meta-analysis[J]. Dis Esophagus, 2012, 25:520–526

[109] Topalian SL, Hodi FS, Brahmer JR, et al. Safety, activity, and immune correlates of anti-PD-1 antibody in cancer[J]. N Engl J Med, 2012, 366:2443–2454

[110] Ohigashi Y, Sho M, Yamada Y, et al. Clinical significance of programmed death-1 ligand-1 and programmed death-1 ligand- 2 expression in human esophageal cancer[J]. Clin Cancer Res, 2005, 11:2947–2953

（薛志强　译）

13

放射治疗

Yoshinori Ito

日本国家癌症中心医院　放射肿瘤科

【摘要】放射治疗既可用于食管癌的根治性治疗，也可用于姑息治疗。同步放化疗是全身状况较佳的、可接受化疗的食管癌患者的标准治疗方案，这是基于随机对照临床研究（对比同步放化疗与单纯放疗）的结果得出的结论。对局部进展期、无法经手术切除治疗的食管癌，标准治疗方案是根治性同步放化疗。即便是可以手术切除的食管癌，如果患者希望保留食管，那么根治性放化疗也可以作为一种治疗选择，一些临床研究的结果提示这种方案效果也不错。另外，挽救性手术可用于放化疗后肿瘤残留或复发的食管癌病例。在西方国家，术前新辅助放化疗是局部晚期食管癌的标准治疗，但这在日本还处于探索阶段。一些新的放疗技术比如调强放疗、质子束治疗和重离子治疗等，已经处于临床研究阶段，目的是提高食管癌治疗的效果并降低放疗的毒副反应。

【关键词】食管癌；放射治疗；放化疗；近距离放疗；治疗计划

13.1　放射治疗的适应证

对可手术切除的食管癌患者来说，手术是可提供治愈机会的首选方法。但如果希望保留食管，根治性放化疗也不失为疗效确切的选择（对此已经有研究得出了肯定的结果）[1-5]。而对于颈段食管癌，根治性放化疗不但可以保留食管，也可以保留喉部；因为如果选择手术治疗，就需要将喉与食管一并切除。

对于已经无法切除的局部进展期食管癌（T4），根治性放化疗是标准的治疗方案，这也得到了临床研究结果的支持[6-8]。单纯放疗适用于那些年老、体弱或者存在远处转移的患者，放疗可以缓解因食管癌导致的吞咽困难或疼痛症状。

13.2 放疗技术

13.2.1 模拟定位

在模拟定位时，患者需仰卧位躺在定位设备上，双臂放置于躯体两侧。如果安排侧面或斜方向的照射，需要患者将双臂举过头顶。颈段食管癌患者还要额外使用一个固定面具，以最大程度减少每次放疗时的体位变动误差。我们推荐使用 CT 机进行放疗模拟定位。定位时，患者以治疗体位躺在 CT 模拟定位设备上，CT 设备对放疗靶区进行完整扫描，扫描层厚最少应为 3 ～ 5mm。这样方可使得肿瘤的形态能够被准确地勾画出来，进而提高影像立体重建的质量。在放疗计划系统中，每层扫描图像中的肿瘤组织结构和正常组织结构都要被勾画出来，进而做出三维放疗的计划。四维 CT（4D-CT）可用来估测肿瘤的移动距离，有助于设置靶区的边界。

13.2.2 放疗计划

13.2.2.1 肿瘤体积的确定

【肿瘤靶区】

食管癌原发肿瘤的体积定义为肿瘤靶区（Gross Tumor Volume，GTVp）。肿瘤靶区需要在检查的基础上确定，包括：食管钡餐造影、食管胃十二指肠镜（EGD）、超声内镜（EUS）和 CT 扫描。而内镜下碘染技术对于确定表浅食管癌的范围和进展期食管癌的上皮内扩散范围也是必需的。在治疗表浅食管癌时，内镜夹在肿瘤远近两端所在的食管壁进行标记，然后进行放疗计划的设计[9]（图 13.1a）。诊断性 PET/CT 近来也被用于食管癌放射治疗的计划过程，以确定原发肿瘤靶区（GTVp）。在 CT 扫描或触诊的基础上转移性淋巴结的范围被定义为淋巴结靶区（GTVn）。超声内镜（EUS）有助于发现增大的淋巴结，并将其纳入放疗范围。不过，通过肿瘤大小去评估转移淋巴结是困难的。日本东京大学的一项研究发现，通过 CT 或 MRI 对颈部或纵隔的转移性淋巴结进行推断的最佳标准是淋巴结短轴直径大于 5mm[10]。

【临床靶区】

食管癌放疗的临床靶区（Clinical Target Volume,CTVp）指的是沿食管长轴对肿瘤靶区（GTVp）范围双向扩展 2 ～ 4cm 所得到的范围。这样设定的出发点是延伸治疗边界，覆盖食管癌在黏膜下可能的扩展范围。在一项病理学水平的研究报告中，分析了 34 例经手术切除的食管鳞癌标本，结果发现：在肿瘤大体边界之外，肿瘤细胞向近端和远端两个方向微浸润的平均距离分别是 10.5±13.5mm 和 10.6±8.1mm，而 3cm 的边界扩展就可以覆盖 94% 的微浸润扩展 [11]。

　　淋巴结临床靶区（CTVn）是指转移性淋巴结在各个方向上边界延伸 0 ～ 0.5cm 后得到的范围。

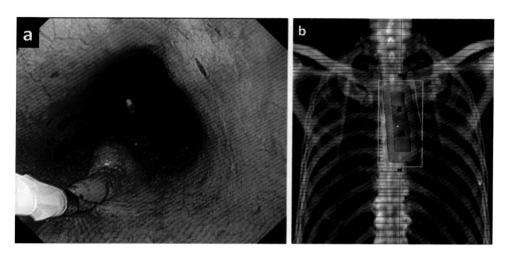

　　（a）内镜下在原发肿瘤的近端和远端置入夹子； （b）对放疗靶区进行计划：夹子（蓝色），原发肿瘤靶区（红色），
原发肿瘤临床靶区（粉色）。原发肿瘤靶区 + 2cm 延长边界即为放疗计划靶区（橘色）

图 13.1　cT1bN0 期中胸段食管癌三维放疗计划举例

　　与原发食管癌病灶相关的、需要进行选择性放疗的区域淋巴结范围被定义为亚临床靶区（CTVs）。一些病理学水平的研究发现，食管鳞癌发生淋巴结转移的概率为47%～70%，而且区域淋巴结转移的模式因食管癌原发病灶位置的不同而不同 [12-14]（见图 13.2）。日本的一项回顾性研究发现，对区域淋巴结进行选择性放疗对减少区域淋巴结复发是有效的 [15]。日本 2012 年度的《食管癌治疗指南》中，建议对不同位置的食管癌所对应的区域淋巴结（见表 13.1）进行亚临床靶区放疗（见图 13.3a-d）。一般来讲，对颈段和上胸段食管癌，区域淋巴结应包括双侧锁骨上窝、上纵隔和隆突下淋巴结，其中，颈段食管癌患者的颈静脉中部淋巴结也应纳入放疗靶区。中、下胸段食管癌的区域淋巴结包括上纵隔、隆突下、中纵隔、下纵隔和胃周淋巴结，其中，下段食管癌的区域淋巴结还应包括腹腔干淋巴结。对于中胸段食管癌的区域淋巴结亚临床治疗靶区的范围至今尚未达成共识。

【计划靶区】

　　计划靶区（Planning Target Volume，PTV）是临床靶区的扩展，其中，在头尾方向各扩展 1 ～ 2cm，而双侧向扩展 0.5 ～ 1cm，这是考虑到肺的运动以及每天的体位误差。一项评估食管癌随呼吸运动位移的研究中，采用 4D-CT 进行定位，发现往肿瘤四周辐射方向及头尾轴向分别扩展 0.8cm 和 1.8cm 后，就可以覆盖 95% 的患者的区域淋巴结 [16]。

表 13.1 不同原发部位的食管癌所对应的区域淋巴结

原发部位	区域淋巴结
颈段食管癌	颈静脉中部淋巴结，锁骨上淋巴结，上纵隔淋巴结，隆突下淋巴结
上胸段食管癌	锁骨上淋巴结，上纵隔淋巴结，隆突下淋巴结
中胸段食管癌	A. 锁骨上淋巴结，上纵隔淋巴结，隆突下淋巴结，中纵隔淋巴结，下纵隔淋巴结，胃周淋巴结
	B. 上纵隔淋巴结，隆突下淋巴结，中纵隔淋巴结，下纵隔淋巴结，胃周淋巴结
下胸段食管癌	上纵隔淋巴结，中纵隔淋巴结，下纵隔淋巴结，胃周淋巴结，腹腔淋巴结

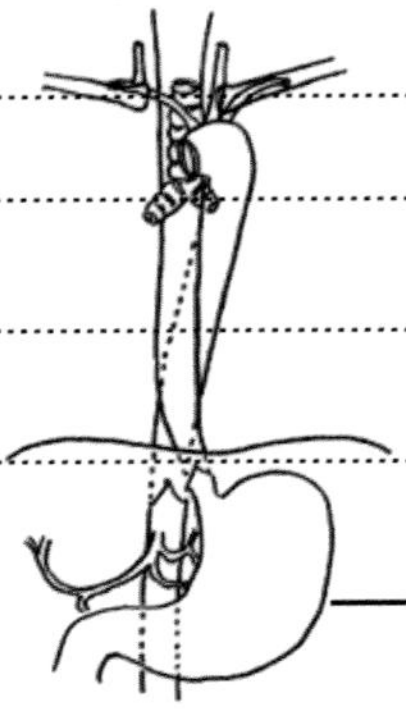

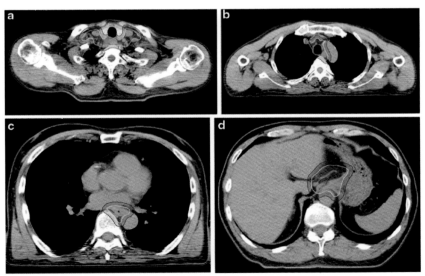

	肿瘤原发位置		
	上胸段肿瘤	中胸段肿瘤	下胸段肿瘤
锁骨上	16.7%	4.0%	1.5%
上纵隔	38.9%	3.8%	3.0%
中纵隔	11.1%	32.9%	22.7%
下纵隔	5.6%	7.1%	37.0%
腹部	5.6%	17.1%	33.2%

图 13.2 不同部位原发食管癌，发生淋巴结转移的位置和频率（来自 Huang 等）

图 13.3 选择性淋巴结区域的临床靶区体积进行靶区勾画举例。临床靶区体积（黄色），
计划靶区体积（蓝色）

13.2.2.2　照射野设计

以原发肿瘤和转移淋巴结为靶区的三维适形放疗过程中，射线束的设计采用的一般是多野技术，如三野或六野（见图13.1b）。相比之下，选择性的淋巴结照射治疗过程中，采用的是前后位（AP）/后前位（PA）照射，剂量达到 40～45Gy，并附加以避开脊髓的补充照射。对于颈段食管癌，将右前斜（RAO）和左前斜（LAO）两个方向的照射作为避开脊髓的补充照射。对于上、中和下段食管癌，则将右前斜和左后斜方向的照射作为照射补充。考虑到心脏放射损伤问题，推荐在中、下段食管癌的放疗起始时就采用多野放射技术，如进行四野（前后/后前/右前斜/左后斜）的照射设计。不过，考虑到肺的放射性损伤问题，还需要将对肺野的照射量降到最低（前后/后前方向的照射剂量＞斜向的照射剂量）。在存在放疗热点的情况下（放射量＞规定放射量的110%）时，可以采用野中野放疗技术，以提高照射剂量分布的合理性。最近，调强放疗（Intensity-modulated Radiotherapy, IMRT）被用于临床，尤其是颈段食管癌。IMRT 可以进一步提高放射剂量分布的合理性，降低对邻近正常结构（比如脊髓）的照射并将使其控制在剂量限制范围以内[17]。IMRT 与三维放疗在颈段食管癌治疗中的对比研究表明，IMRT 具有更有效的靶区覆盖和更低的正常组织损伤。IMRT 潜在的缺点是对正常组织区域的低剂量照射，而这种低剂量照射的毒副作用（如低剂量肺野照射引发的肺放射毒性）尚不确定。

13.2.2.3　放射剂量与分次

传统放疗每日照射的标准剂量是 1.8～2.0Gy。在单用放疗时，放疗标准是：总放射剂量 60～70Gy、每次剂量 1.8～2.0Gy。而在同步放化疗时，基于一项随机对照研究的结果，放疗标准是：总放射剂量为 50～50.4Gy、每次剂量 1.8～2.0Gy。这项研究的结果提示，对食管癌患者（其中85%是食管鳞状细胞癌）进行氟尿嘧啶＋顺铂化疗的同时[18]，分别采用 50.4Gy 或 64.8Gy 两种剂量进行同期放疗的总生存时间和局部控制率没有显著差异。在日本，根治性同期放化疗患者接受的平均放射剂量是 60Gy[19]。而在新辅助放疗方案中，标准放射剂量是 40～50.4Gy、分次剂量是 1.8～2Gy。

13.2.2.4　剂量限制

在食管癌放疗的计划设计过程中，需要时刻考虑正常组织的放射耐受限度。对邻近器官，尤其是肺、脊髓、心脏、肾脏和肝脏，精准的界限勾画是非常重要的。有必要对每种器官进行剂量体积直方图（Dose-volume Histogram, DVH）分析。脊髓的最大耐受剂量是每次 1.8Gy、总量 45Gy。若干研究已经证实，食管癌放疗后，器官放射毒性与从 DVH 分析中获得的剂量参数密切相关。在一项采用术前新辅助同步放化疗治疗食管癌的研究中，发现 V10（受到不少于 10Gy 照射的肺组织比例）达到 40%以上或 V15 达到 30%以上，预示会发生较为严重肺部并发症（放射性肺炎或急性呼吸窘迫综合症，ARDS）[20]。美国的研究发现，在对食管癌患者进行行术前同步放化疗时，如果肺组织受到的放射剂量达到 5Gy 或更高，将与术后肺部并发症（肺炎和 ARDS）的发生密切相关 [21]。日本学者发现，食管癌患者接受 60Gy 的同步放化疗时，可预期发生有症状的放射性肺炎的放疗界限是 V20 达到 30.5%[22]。Konaski 等建议将导致放疗后症状性心脏毒性（心包积液、心肌梗塞和病窦综合征）的全心放疗界限设定为 V20 在 70% 以下、V30 在 65% 以下、V40 在 60% 以下 [23]。Wei 等则对接受根治性同步放化疗的患者的 DVH 进行了心包积液风险分析，发现如果心包接受的平均放射剂量达到 26.1Gy 或心包照射 V30 超过 46%，则心包积液的风险将显著增加（p 分别为 0.002 和 0.001）[24]。Fukada 等报道平均心包照射剂量 36.5Gy、V45 在 58% 应作为预测症状性心包积液的最佳临界值 [25]。对于下段食管癌，肝脏受到的平均放射剂量应限制在 28Gy 以内 [26]，而双侧全肾受到的平均放射剂量应在 15 ～ 18Gy 以下 [27]。

13.2.2.5 近距离放疗

近距离放疗可以使得食管病灶的局部区域获得高剂量照射，而周围结构照射相对较少。这一技术可以配合外放疗使用，使用或不使用同步化疗。在日本，浅表食管癌是近距离放疗的适应证（局部控制率为 79% ～ 85%）[28-34]；而在西方国家，近距离放疗被用来为晚期食管癌患者实施姑息性治疗，目的是缓解吞咽困难症状 [35, 36]。近距离放疗需经口或经鼻向食管腔内置入具有放射活性的设备。近距离放疗有两种模式：低放射剂量（Low-dose Rate, LDR）近距离放疗和高放射剂量（High-dose Rate, HDR）近距离放疗。现在的高放射剂量近距离放疗设备可以以 12Gy/h 的速度发出射线，因此可以在几分钟内向靶区发出设计剂量的射线；相比之下，同等剂量的照射需低放射剂量近距离放疗持续几个小时甚至几天才能达到。根据高放射剂量近距离放疗的原则，球形放射设备的直径需在 15 ～ 20mm 范围内。整个肿瘤及其上下各 2cm 以内的区域均应划入放疗靶区，而放疗界限需在食管黏膜下层 5mm 的深度（球形设备表面以外 5mm 处）。对食管腔内近距离放疗的最佳放射剂量至今尚未达成共识。在日本，一般采用 50 ～ 60Gy 的外放疗，然后加以 8 ～ 12Gy、分 2 ～ 4 次（每次 3 ～ 4Gy）的高放射剂量近距离放疗 [29]。有报道提到，更大剂量的近距离放疗会增加食管溃疡和食管穿孔的风险 [32]。美国近距离放疗协会（ABS）推荐 10Gy、分 2 次进行的高放射剂量近距离放疗，并规定放射距离为 1cm，后加以 50Gy 的外照射 [37]。

13.3 结果

13.3.1 单纯放疗

单纯放疗已经常规用于无法手术切除（肿瘤本身的原因或患者存在医学上的手术

禁忌）的癌肿。总体而言，单纯接受放射治疗这一种方法的食管癌患者，其平均生存期为 6 ～ 12 个月、5 年生存率小于 10%。一项综述回顾了 49 个系列研究中接受单纯放疗的 8400 例患者，他们的 1 年、2 年和 5 年生存率分别为 18%、8% 和 6%。Hancock 和 Glatstein 回顾了 9511 例患者，发现 5 年生存率仅为 5.8%[39]。Okawa 等则按照分期不同分别报道了 5 年生存率[40]，其中 Ⅰ 期患者 5 年生存率为 20%；Ⅱ 期，10%；Ⅲ 期，3%；Ⅳ 期，0；而总体上的 5 年生存率为 9%。对于颈段食管癌患者，接受单纯放疗的治愈率与单纯手术的结果相当。作为一项临床研究，放疗肿瘤学研究 8501（RTOG8501）对比了放疗（50Gy）联合化疗（氟尿嘧啶＋顺铂）组与单纯放疗组（64Gy）的食管癌患者，发现单纯放疗组患者的 3 年生存率为 0。在一项对 80 岁以上 T1-3N0M0 的胸段食管鳞状细胞癌患者实施单纯放疗（66Gy）的前瞻性研究中，患者的平均生存时间和 3 年总生存率分别为 30 个月和 39%[41]。

13.3.2　放化疗

确立了同步放化疗的效果优于单纯放疗的标志性研究是 RTOG8501。Herskovic 等报道了该随机对照临床研究，对比了接受同步放化疗（50Gy，放疗；氟尿嘧啶＋顺铂，化疗）和单纯放疗（64Gy）的两组食管癌患者（其中 88% 是鳞癌）[1]。结果显示，同步放化疗组与单纯放疗组患者的平均生存时间分别为 12.5 个月和 8.9 个月；2 年生存率分别为 38% 和 10%；局部复发率分别为 16% 和 24%；2 年内远处转移发生率分别为 12% 和 26%。后续结果还显示两组患者的 5 年生存率分别为 26% 和 0[2, 3]。

13.3.2.1　同步放化疗治疗无法手术切除的局部进展期食管癌

对于无法手术切除的局部进展期食管癌，同步放化疗是根治性治疗的标准方案。对食管癌患者（包括部分 T4 食管癌患者）实施根治性放化疗的临床研究结果[6-8, 18, 42-49] 进行了总结。其中，INT0123 研究是一项随机对照研究，纳入了 T1-4N0-1M0 的食管癌患者，对比了标准放射剂量（50.4Gy）和高放射剂量（64.8Gy）的治疗效果，所有患者均同步接受氟尿嘧啶＋顺铂的化疗。该研究因在中期分析之后未发现高放射剂量组具有治疗优势而提前终止。标准放疗组和高剂量放疗组的平均生存时间（18.1 个月与 13 个月）、2 年生存率（40% 与 31%）及局部治疗失败发生率（52% 与 56%）均没有明显差异。高剂量放疗组和标准放疗组的死亡患者例数分别为 11 例和 2 例，其中，高剂量放疗组的 11 例死亡患者中有 7 例接受了不到 50.4Gy 的放射量。在另一项单中心的 Ⅱ 期临床研究中，采用同步放化疗（60Gy，放疗；氟尿嘧啶＋顺铂，化疗）的方法治疗 T4 和（或）M1 的食管鳞癌患者，结果完全缓解率为 33%，平均生存时间和 3 年生存率分别为 9 个月和 23%。另一项采用同步放化疗（60Gy，放疗；氟尿嘧啶＋顺铂，化疗）治疗包含 T4 食管癌的临床研究中，治疗后患者的完全缓解率为 15%～33%，2 年和 3 年生存率分别为 27%～46% 和 23%～30%。采用其他化疗药物（紫杉醇，多烯紫杉醇，奥沙利铂，S-1 和西妥昔单抗）进行同步放化疗的研究也已经进行了疗效评估[46-49]。

13.3.2.2　同步放化疗应用于可手术切除的食管癌

出于保留食管的目的，根治性同步放化疗也可作为部分可手术切除的食管癌患者的治疗选择。表 13.3 列出了对可手术切除的食管癌患者实施根治性放化疗的研究结果[1-5, 50-52]进行了对比分析。日本临床肿瘤学 9708 研究（JCOG9708 研究）是一项对 I 期食管癌患者实施同步放化疗的 II 期临床研究，化疗方案为氟尿嘧啶＋顺铂，放疗总剂量为 60Gy（见图 13.1b）。结果显示，治疗后患者的完全缓解率为 87.5%，5 年生存率为 75.5%[4]，且绝大多数经同步放化疗治疗后残留或复发的病灶均经内镜或手术得以切除[53-56]。JCOG9906 研究是一项针对 II／III 期食管癌的 II 期临床研究，采用的是同步放化疗（氟尿嘧啶＋顺铂，化疗；60Gy，放疗）加以选择性淋巴结照射，也获得了 62.2% 的完全缓解率和 36.8% 的 5 年生存率的可喜结果[5]。在这一研究中，急性放射性毒性反应较为温和，但也出现了 4 例（5.3%）与放疗相关的死亡。而且，在同步放化疗后肿瘤残留或复发的患者接受挽救性手术治疗后，出现了 8%～15% 的高死亡率[55, 56]。迟发性放疗毒性反应和高死亡率则可能是由照射野扩大和日常的前后／后前对穿照射治疗引起。基于此，有学者开展了一项采用同步放化疗（氟尿嘧啶＋顺铂，化疗；50.4Gy，放疗）治疗 II／III 期食管癌的 II 期临床研究，该研究中采用了降低放射剂量和照射野内心脏照射量的多野照射技术。经过平均 29.4 个月的随访后，发现 3 级以上迟发性放射性肺炎发生率为 5.9%；完全缓解率和 3 年总生存率分别为 70.6% 和 63.8%。

13.3.2.3　术前新辅助同步放化疗

一些随机对照研究对比了单纯手术和术前同步放化疗治疗食管癌的效果，但结论各不相同[57-63]。Bosset 等报道了一项欧洲癌症探索与治疗研究，纳入了 282 例食管鳞状细胞癌患者，随机分组后分别接受单一手术治疗或术前同步放化疗及手术治疗两种方案[57]。结果发现，与单一手术组患者相比，术前同步放化疗组的食管癌患者的无病生存期（DFS）、癌症相关死亡率、手术切缘阴性率和病灶局部控制率均获得了明显的改善；但总生存期并无显著提高。最近一项迄今为止最大的评估术前同步放化疗治疗食管癌患者（23% 是鳞状细胞癌）的随机对照研究结果出炉[62]，结果提示新辅助放化疗可以使食管癌患者得到明显的生存获益，术前新辅助放化疗组患者的病情完全缓解率为 29%。而新辅助化疗组和单一手术组的平均生存时间分别为 49.4 个月和 24 个月；3 年生存率分别为 58% 和 44%。一些评估新辅助放化疗治疗食管癌效果的荟萃分析也已经先后出炉。Gebski 等经过分析发现，术前新辅助同步放化疗相比于单一手术可以使食管癌患者的 2 年生存率提高 13%[64]。最近，Sjoquist 等进行了一项最新的荟萃分析，对比术前新辅助放化疗和新辅助化疗在食管癌治疗中的效果差异[65]，结果发现新辅助放化疗将使食管癌患者的 2 年生存率增加 8.7%，食管鳞癌患者和食管腺癌患者之间的生存期获益相似。现在，西方国家已经将术前新辅助放化疗作为局部进展期食管癌的标准治疗。日本至今还没有开展随机对照研究对比新辅助放化疗、术前新辅助化疗与单一手术疗效差异。Kato 等在日本开展了一项多中心的 II 期临床研究，对 II / III 期食管癌实施新辅助放化疗 + 手术，结果显示，获得了41% 的完全缓解率和 77.4% 的 2 年总生存率[63]。另外，还有日本的 JCOG1109 研究，将食管癌患者分为三组，分别接受氟尿嘧啶 + 顺铂的新辅助化疗、氟尿嘧啶 + 顺铂 + 放疗的新辅助放化疗或多烯紫杉醇 + 顺铂 + 氟尿嘧啶的新辅助化疗，研究尚在进行中[66]。

13.3.3　姑息治疗

姑息性放疗可以用于缓解患者的症状，比如吞咽困难和疼痛，提高患者的生活质量。姑息性放疗的方案可以从 2 周 30Gy 到 5 周 50Gy 或达到 6 周 60Gy，可以获得高达 80%的疼痛缓解率和吞咽困难症状缓解率[67]。许多研究报道了食管癌患者放疗后 60% ～ 80%的吞咽困难症状缓解率。Coia 等报道，在接受放疗 2 周后，就有近 1/2 伴有吞咽困难的食管癌患者的吞咽功能得以改善[68]，而获得吞咽功能最大程度改善所需的平均时间为1 个月。对于那些全身状况较佳的局部晚期食管癌患者，姑息性放化疗相比于单纯放疗似乎更适宜。一项回顾性研究发现，75% 的 IV b 期食管癌患者在接受了氟尿嘧啶 + 顺铂化疗及 40Gy 放疗后，吞咽功能评分获得了明显的改善[69]。腔内近距离放疗也可作为吞咽困难的姑息性治疗选择[37]。荷兰的一项随机对照研究对比了腔内近距离放疗与支架置入术两种方法治疗吞咽困难，结果发现虽然支架置入术可以快速改善食管癌患者的吞咽困难症状，但接受近距离放疗的患者获得了更长久的症状缓解[35]。

13.4　放疗的毒副反应

急性毒副反应包括食管炎、皮肤炎、体重下降、疲劳感和厌食等。恶心和呕吐相对更为多见，尤其是在下段食管癌患者中。多数患者都会经受食管炎和吞咽障碍之苦。不过多数症状在放疗结束后 1 ～ 2 周内就会消失。放射性肺炎是亚急性的放疗毒副反应，多在放疗结束后 2 ～ 6 周出现，一般情况下患者多数都没有任何症状。放射性肺炎的症状可表现为干咳、发热、呼吸困难以及呼吸窘迫（较少见）。放疗的后期毒副反应有心包积液、胸腔积液、食管狭窄、食管穿孔和出血[70]。如果放疗野内包含了甲状腺，则放疗后可能会出现甲状腺功能低下[44]。在日本的一项研究中，78 例经根治性放化疗（氟尿嘧啶 + 顺铂 +60Gy）完全缓解的食管鳞状细胞癌患者，长期随访后出现 2、3、4 度迟发性心包炎的比例分别为 6%、5% 和 1%；2 例患者出现了 4 度心力衰竭；2、3、4 度胸腔积液发生率分别为 5%、6% 和 0；2、3、4 度放射性肺炎发生率分别为 1%、2% 和 0。另一项来自日本的研究中，放疗野中包括锁骨上、纵隔和腹腔，放疗剂量达到 60Gy，同时进行氟尿嘧啶 + 顺铂的化疗，结果 75 岁以上老年患者与年轻一些的患者的 2 年累计重度心肺毒性反应发生率分别为 29% 和 3%[72]。在 JCOG9906 研究中，食管癌患者出现的迟发性放疗毒性反应包括 3 ～ 4 度放射性食管炎（13%）、心包积液（16%）、胸腔积液（9%）和放射性肺炎（4%）（导致了 4 例患者死亡）[5]。这一较高的迟发性放疗毒性反应发生率，可能是由放射野的扩大照射和日积月累的前后 / 后前对穿照射所引起。近年来，为了降低放疗引起的迟发性毒性反应，人们采用了降低照射野内放射剂量和心脏照射量的多野照射技术，同时也将肺部照射控制在较低水平上[51]。大约 1/2 的食管狭窄是由残留肿瘤或肿瘤局部复发导致。而对于良性食管狭窄，食管扩张术可以缓解大多数患者的症状。如果肿瘤侵犯气管或者主动脉，在放疗期间或放疗后可能会有瘘的风险。至于近距离放疗，高剂量近距离放疗 + 放化疗可能会带来危及生命的高风险，如食管溃疡、食管瘘和食管穿孔[33, 73-75]。在放疗前或放疗期间置入金属食管支架，也可能会发生危及生命的并发症（3 ～ 5 级并发症发生率 51%；5 度并发症发生率 21%），比如呕血、食管瘘和放射性肺炎等[76]。

【放射治疗新方法】

新的放射治疗技术，比如调强适形放疗、质子束治疗和重离子放疗，可以将放射剂量集中于肿瘤位置而避开重要的脏器如心脏、肺和脊髓区域。这些新技术在食管癌放射治疗过程中还能产生剂量放大效应。质子束治疗和重离子放疗还具有布拉格峰值效应，使得放射线剂量集中于肿瘤区域而避开至关重要的器官。此外，重碳离子放疗过程中使用的是重离子束，相对生物学效应（Relative Biological Effectiveness, RBE）非常高。来自日本的一项研究中，46 例食管鳞癌患者接受了质子放疗（总放射剂量平均为 76GyE），合用或不合用光子放疗，结果显示，T1 患者 5 年局部控制率为 83%；T2 ～ T4 患者 5 年局部控制率为 29%；T1 患者 5 年生存率为 55%；T2 ～ T4 患者 5 年生存率为 13%[77]。Mizumoto 等报道了对局部进展期食管鳞癌患者实施质子放疗（70 ～ 98GyE）的研究，过程中合用或不合用光子放疗[78]，结果显示，51 例患者中有 40 例获得了完全缓解（T1，T2：100%；T3：77%；T4：38%）；5 年局部控制率为 38%；而 5 年总生存率为 21.1%。在迟发性放疗毒副反应方面，有 1 例患者因放疗部位食管溃疡出血死亡，局部无肿瘤复发。除此之外，没有发生其他 ≥ 3 度的非出血性毒副反应（包括肺和心脏的 3 度以上的毒副反应）。Lin 等报道了在化疗同时实施质子治疗（放疗总剂量平均为 50.40Gy）的研究，观察了 62 例食管癌（其中 22.6% 为鳞癌）的治疗效果和毒副反应[79]，其中的 29 例患者（46.8%）接受了术前同步放化疗。结果，在手术患者中，获得病理学水平上的完全缓解的比例为 28%，而完全缓解或接近完全缓解（0～1% 的肿瘤细胞残留）的比例为 50%；3 年总生存率为 51.7%；而 3 年局部控制率为 56.5%。最终发生 2、3、5 度放射性肺炎患者各 1 例，因心脏毒副反应死亡 1 例。Akutsu 等实施了一项采用术前重碳离子放疗治疗食管鳞癌的 I／II 期临床研究[80]，共有 31 例患者入组，放疗剂量从 28.8 Gy 逐步升高到 36.8Gy。结果有 12 例患者（38.7%）获得了病理学水平的完全缓解；3 年及 5 年生存率 I 期患者分别为 81% 和 61%；II 期患者分别为 85% 和 77%；III 期患者分别为 43% 和 29%；1 例接受 35.2Gy 放疗剂量的患者（3.2%）在手术后出现了急性呼吸窘迫综合症（ARDS）；没有迟发性毒副反应发生。

以上这些新方法都还处于研究阶段，需要通过前瞻性临床研究评价它们的治疗效果和安全性。

参考文献

[1] Herskovic A, Martz K, al-Sarraf M, et al.Combined chemotherapy and radiotherapy compared with radiotherapy alone in patients with cancer of the esophagus[J]. N Engl Med,1992,326:1593–1598

[2] al-Sarraf M, Martz K, Herskovic A, et al.Progress report of combined chemoradiotherapy versus radiotherapy alone in patients with esophageal cancer: an intergroup study[J]. Clin Oncol,1997,15:277–284

[3] Cooper JS, Guo MD, Herskovic A, et al.Chemoradiotherapy of locally advanced esophageal cancer: long-term follow-up of a prospective randomized trial(RTOG 85–01). Radiation Therapy Oncology Group[J]. JAMA,1999,281:1623–1627

[4] Kato H, Sato A, Fukuda H, et al.A phase II trial of chemoradiotherapy for stage I esophageal squamous cell carcinoma: Japan Clinical Oncology Group Study(JCOG9708)[J]. Jpn Clin Oncol,2009,39:638–643

[5] Kato K, Muro K, Minashi K, et al.Phase II study of chemoradiotherapy with 5-fluorouracil and cisplatin for stage II-III esophageal squamous cell carcinoma: JCOG trial(JCOG 9906)[J]. Int Radiat Oncol Biol Phys,2011,81:684–690

[6] Ohtsu A, Boku N, Muro K, et al.Definitive chemoradiotherapy for T4 and/or M1 lymph node squamous cell carcinoma of the esophagus[J]. Clin Oncol,1999,17:2915–2921

[7] Ishida K, Ando N, Yamamoto S, et al.Phase II study of cisplatin and 5-fluorouracil with concurrent radiotherapy in advanced squamous cell carcinoma of the esophagus: a Japan Esophageal Oncology Group(JEOG)/Japan Clinical Oncology Group trial(JCOG9516)[J]. Jpn Clin

Oncol,2004,34:615-619

[8] Nishimura Y, Suzuki M, Nakamatsu K, et al.Prospective trial of concurrent chemoradiotherapy with protracted infusion of 5-fluorouracil and cisplatin for T4 esophageal cancer with or without fistula[J]. Int Radiat Oncol Biol Phys,2002,53:134-139

[9] Leong T, Everitt C, Yuen K, et al.A prospective study to evaluate the impact of FDG-PET on CT-based radiotherapy treatment planning for Oesophageal cancer[J]. Radiother Oncol,2006,78:254-261

[10] Mizowaki T, Nishimura Y, Shimada Y, et al.Optimal size criteria of malignant lymph nodes in the treatment planning of radiotherapy for esophageal cancer: evaluation by computed tomography and magnetic resonance imaging[J]. Int Radiat Oncol Biol Phys,2007,36:1091-1098

[11] Gao XS, Qiao X, Wu F, et al.Pathological analysis of clinical target volume margin for radiotherapy in patients with esophageal and gastroesophageal junction carcinoma[J]. Int Radiat Oncol Biol Phys,2007,67:389-396

[12] Akiyama H, Tsurumaru M, Kawamura T, et al.Principles of surgical treatment for carcinoma of the esophagus: analysis of lymph node involvement[J]. Ann Surg,1981,194:438-446

[13] Tachimori Y, Nagai Y, Kanamori N, et al.Pattern of lymph node metastases of esophageal squamous cell carcinoma based on the anatomical lymphatic drainage system[J]. Dis Esophagus,2011,24:33-38

[14] Huang W, Li B, Gong H, et al.Pattern of lymph node metastases and its implication in radiotherapeutic clinical target volume in patients with thoracic esophageal squamous cell carcinoma: a report of 1077 cases[J]. Radiother Oncol,2010,95:229-233

[15] Onozawa M, Nihei K, Ishikura S, et al.Elective nodal irradiation(ENI) in definitive chemoradiotherapy(CRT) for squamous cell carcinoma of the thoracic esophagus[J]. Radiother Oncol,2009, 92:266-269

[16] Yaremko BP, Guerrero TM, McAleer MF, et al.Determination of respiratory motion for distal esophagus cancer using four-dimensional computed tomography[J]. Int Radiat Oncol Biol Phys,2008,70:145-153

[17] Fenkell L, Kaminsky I, Breen S, et al. Dosimetric comparison of IMRT vs. 3D conformal radiotherapy in the treatment of cancer of the cervical esophagus. Radiother Oncol 89:287-291

[18] Minsky BD, Pajak TF, Ginsberg RJ, et al.INT 0123(Radiation Therapy Oncology Group 94-05) phase III trial of combined-modality therapy for esophageal cancer: high-dose versus standard-dose radiation therapy[J]. Clin Oncol,2002,20:1167-1174

[19] Kenjo M, Uno T, Murakami Y, et al.Radiation therapy for esophageal cancer in Japan:

results of the patterns of care study 1999–2001[J]. Int Radiat Oncol Biol Phys,2009,75:357–363

[20] Lee HK, Vaporciyan AA, Cox JD, et al.Postoperative pulmonary complications after preoperative chemoradiation for esophageal carcinoma: correlation with pulmonary dose-volume histogram parameters[J]. Int Radiat Oncol Biol Phys,2003,57:1317–1322

[21] Wang SL, Liao Z, Vaporciyan AA, et al. Investigation of clinical and dosimetric factors associated with postoperative pulmonary complications in esophageal cancer patients treated with concurrent chemoradiotherapy followed by surgery[J]. Int Radiat Oncol Biol Phys,2006,64:692–699

[22] Asakura H, Hashimoto T, Zenda S, et al.Analysis of dose-volume histogram parameters for radiation pneumonitis after definitive concurrent chemoradiotherapy for esophageal cancer[J]. Radiother Oncol,2010,95:240–244

[23] Konski A, Li T, Christensen M, et al.Symptomatic cardiac toxicity is predicted by dosimetric and patient factors rather than changes in 18F-FDG PET determination of myocardial activity after chemoradiotherapy for esophageal cancer[J]. Radiother Oncol,2012,104:72–77

[24] Wei X, Liu HH, Tucker SL, et al.Risk factors for pericardial effusion in inoperable esophageal cancer patients treated with definitive chemoradiation therapy[J]. Int Radiat Oncol Biol Phys,2008,70:707–714

[25] Fukada J, Shigematsu N, Takeuchi H, et al.Symptomatic pericardial effusion after chemoradiation therapy in esophageal cancer patients[J]. Int Radiat Oncol Biol Phys,2013,87:487–493

[26] Shirai K, Tamaki Y, Kitamoto Y, et al.Dose-volume histogram parameters and clinical factors associated with pleural effusion after chemoradiotherapy in esophageal cancer patients[J]. Int Radiat Oncol Biol Phys,2011,80:1002–1007

[27] Marks LB, Yorke ED, Jackson A, et al.Use of normal tissue complication probability models in the clinic[J]. Int J Radiat Oncol Biol Phys,2010,76(3 Suppl):S10–S19

[28] Yorozu A, Dokiya T, Oki Y, et al.Curative radiotherapy with high-dose-rate brachytherapy boost for localized esophageal carcinoma: dose-effect relationship of brachytherapy with the balloon type applicator system[J]. Radiother Oncol,1999,51:133–139

[29] Akagi Y, Hirokawa Y, Kagemoto M, et al.Optimum fractionation for high-dose-rate endoesophageal brachytherapy following external irradiation of early stage esophageal cancer.[J]. Int Radiat Oncol Biol Phys,1999,43:525–530

[30] Nishimura Y, Okuno Y, Ono K, et al.External beam radiation therapy with or without high-dose-rate intraluminal brachytherapy for patients with superficial esophageal carcinoma[J].

Cancer,1999,86:220-228

[31] Okawa T, Dokiya T, Nishio M, et al.Multi-institutional randomized trial of external radiotherapy with and without intraluminal brachytherapy for esophageal cancer in Japan[J]. Int Radiat Oncol Biol Phys,1999,45:623-628

[32] Nemoto K, Yamada S, Nishio M, et al.Results of radiation therapy for superficial esophageal cancer using the standard radiotherapy method recommended by the Japanese Society of Therapeutic Radiology and Oncology(JASTRO) Study Group[J]. Anticancer Res,2006,26(2B):1507-1512

[33] Yamada K, Murakami M, Okamoto Y, et al. Treatment results of chemoradiotherapy for clinical stage I(T1N0M0) esophageal carcinoma[J]. Int Radiat Oncol Biol Phys,2006,64:1106-1111

[34] Ishikawa H, Nonaka T, Sakurai H, et al.Usefulness of intraluminal brachytherapy combined with external beam radiation therapy for submucosal esophageal cancer: long-term follow-up results[J]. Int Radiat Oncol Biol Phys,2010,76:452-459

[35] Homs MY, Steyerberg EW, Eijkenboom WM, et al. Single-dose brachytherapy versus metal stent placement for the palliation of dysphagia from oesophageal cancer: multicentre randomised trial[J]. Lancet,2004,364:1497-1504

[36] Bergquist H, Wenger U, Johnsson E, et al.Stent insertion or endoluminal brachytherapy as palliation of patients with advanced cancer of the esophagus and gastroesophageal junction. Results of a randomized, controlled clinical trial[J]. Dis Esophagus,2005,18:131-139

[37] Gaspar LE, Nag S, Herskovic A, et al.American Brachytherapy Society(ABS) consensus guidelines for brachytherapy of esophageal cancer. Clinical Research Committee, American Brachytherapy Society, Philadelphia, PA[J]. Int Radiat Oncol Biol Phys,1997,38:127-132

[38] Earlam R, Cunha-Melo JR.Oesophageal squamous cell carcinoma: I. A critical review of surgery[J]. Br Surg,1980,67:381-390

[39] Hancock SL, Glatstein E.Radiation therapy of esophageal cancer[J]. Semin Oncol,1984,11:144-158

[40] Okawa T, Kita M, Tanaka M, et al.Results of radiotherapy for inoperable locally advanced esophageal cancer[J]. Int Radiat Oncol Biol Phys,1989,17:49-54

[41] Kawashima M, Kagami Y, Toita T, et al.Prospective trial of radiotherapy for patients 80 years of age or older with squamous cell carcinoma of the thoracic esophagus[J]. Int Radiat Oncol Biol Phys,2006,64:1112-1121

[42] Shinoda M, Ando N, Kato H,et al.A multicenter randomized phase II(rPII)/III study comparing concurrent chemoradiotherapy(CRT) with low-dose cisplatin plus continuous infusion

of 5-fluorouracil(LDPF) and standard-dose PF(SDPF) for locally advanced unresectable squamous cell carcinoma of the thoracic esophagus(JCOG0303)[J]. Clin Oncol,2010,28:15s(suppl; abstr 4053)

[43] Nishimura Y, Mitsumori M, Hiraoka M, et al.A randomized phase II study of cisplatin/氟尿嘧啶 concurrent chemoradiotherapy for esophageal cancer: short-term infusion versus protracted infusion chemotherapy(KROSG0101/JROSG021)[J]. Radiother Oncol,2009,92:260–265

[44] Nishimura Y, Hiraoka M, Koike R, et al.Long-term follow-up of a randomized Phase II study of cisplatin/氟尿嘧啶 concurrent chemoradiotherapy for esophageal cancer(KROSG0101/JROSG021)[J]. Jpn Clin Oncol,2012,42:807–812

[45] Stahl M, Stuschke M, Lehmann N, et al.Chemoradiation with and without surgery in patients with locally advanced squamous cell carcinoma of the esophagus[J]. Clin Oncol,2005,23:2310–2317

[46] Conroy T, Galais MP, Raoul JL, et al.Definitive chemoradiotherapy with FOLFOX versus fluorouracil and cisplatin in patients with oesophageal cancer(PRODIGE5/ACCORD17): final results of a randomised, phase 2/3 trial[J]. Lancet Oncol,2014,15:305–314

[47] Crosby T, Hurt CN, Falk S, et al. Chemoradiotherapy with or without cetuximab in patients with oesophageal cancer(SCOPE1): a multicentre, phase 2/3 randomised trial[J]. Lancet Oncol,2013,14:627–637

[48] Ilson DH, Moughan J, Suntharalingam M,et al.RTOG 0436: A phase III trial evaluating the addition of cetuximab to paclitaxel, cisplatin, and radiation for patients with esophageal cancer treated without surgery[J]. Clin Oncol,2014,32:5s, suppl; abstr 4007

[49] Higuchi K, Komori S, Tanabe S, et al.Definitive chemoradiation therapy with docetaxel, cisplatin, and 5-fluorouracil(DCF-R) in advanced esophageal cancer: a phase 2 trial(KDOG 0501-P2)[J]. Int Radiat Oncol Biol Phys,2014,89:872–879

[50] Bedenne L, Michel P, Bouche O, et al.Chemoradiation followed by surgery compared with chemoradiation alone in squamous cancer of the esophagus: FFCD 9102[J]. Clin Oncol,2007,25:1160–1168

[51] Kato K, Nakajima TE, Ito Y, et al.Phase II study of concurrent chemoradiotherapy at the dose of 50.4 Gy with elective nodal irradiation for Stage II-III esophageal carcinoma[J]. Jpn Clin Oncol,2013,43:608–615

[52] Tahara M, Fuse N, Mizusawa J, et al. Phase I/II trial of chemoradiotherapy concurrent with S-1 and cisplatin in patients with clinical stage II/III esophageal carcinoma: results of the Japan clinical oncology group study JCOG 0604[J].Clin Oncol,2014,32, suppl 3; abstr 134

[53] Yano T, Muto M, Hattori S, et al. Long-term results of salvage endoscopic mucosal resection in patients with local failure after definitive chemoradiotherapy for esophageal squamous cell carcinoma[J]. Endoscopy,2008,40:717-721

[54] Makazu M, Kato K, Takisawa H, et al.Feasibility of endoscopic mucosal resection as salvage treatment for patients with local failure after definitive chemoradiotherapy for stage IB, II, and III esophageal squamous cell cancer[J]. Dis Esophagus,2014,27:42-49

[55] Tachimori Y, Kanamori N, Uemura N, et al.Salvage esophagectomy after high-dose chemoradiotherapy for esophageal squamous cell carcinoma[J]. Thorac Cardiovasc Surg,2009,137:49-54

[56] Swisher SG, Wynn P, Putnam JB, et al.Salvage esophagectomy for recurrent tumors after definitive chemotherapy and radiotherapy[J]. Thorac Cardiovasc Surg,2002,123:175-183

[57] Bosset JF, Gignoux M, Triboulet JP, et al.Chemoradiotherapy followed by surgery compared with surgery alone in squamous-cell cancer of the esophagus[J]. N Engl Med,1997, 337:161-167

[58] Urba SG, Orringer MB, Turrisi A, et al.Randomized trial of preoperative chemoradiation versus surgery alone in patients with locoregional esophageal carcinoma[J]. Clin Oncol,2011,19:305-313

[59] Lee JL, Park SI, Kim SB, et al.A single institutional phase III trial of preoperative chemotherapy with hyperfractionation radiotherapy plus surgery versus surgery alone for resectable esophageal squamous cell carcinoma[J]. Ann Oncol,2004,15:947-954

[60] Burmeister BH, Smithers BM, Gebski V, et al.Surgery alone versus chemoradiotherapy followed by surgery for resectable cancer of the oesophagus: a randomized controlled phase III trial[J]. Lancet Oncol,2005,6:659-668

[61] Tepper J, Krasna MJ, Niedzwiecki D, et al.Phase III trial of trimodality therapy with cisplatin, fluorouracil, radiotherapy, and surgery compared with surgery alone for esophageal cancer: CALGB 9781[J]. Clin Oncol,2008,26:1086-1092

[62] van Hagen P, Hulshof MC, van Lanschot JJ, et al.Preoperative chemoradiotherapy for esophageal or junctional cancer[J]. N Engl Med,2012,366:2074-2084

[63] Kato K, Hashimoto J, Ito Y, et al. Phase II study of neoadjuvant chemoradiotherapy with cisplatin plus 5-fluorouracil and elective nodal irradiation for stage II/III esophageal squamous cell carcinoma: a 2-year follow up[J]. J Clin Oncol,2014,32, suppl 3; abstr 129

[64] Gebski V, Burmeister B, Smithers BM, et al.Survival benefits from neoadjuvant chemoradiotherapy or chemotherapy in oesophageal carcinoma: a meta-analysis[J]. Lancet Oncol,2007,8:226-234

[65] Sjoquist KM, Burmeister BH, Smithers BM, et al.Survival after neoadjuvant chemotherapy or chemoradiotherapy for resectable oesophageal carcinoma: an updated meta-analysis[J]. Lancet Oncol,2011,12:681–692

[66] Nakamura K, Kato K, Igaki H, et al.Three-arm phase III trial comparing cisplatin plus 氟尿嘧啶 (CF) versus docetaxel, cisplatin plus 氟尿嘧啶 (DCF) versus radiotherapy with CF(CF-RT) as preoperative therapy for locally advanced esophageal cancer(JCOG1109, NExT study)[J]. Jpn Clin Oncol,2013,43:752–755

[67] Rosenberg JC, Franklin R, Steiger Z.Squamous cell carcinoma of the thoracic esophagus: an interdisciplinary approach[J]. Curr Probl Cancer,1981,5:1–52

[68] Coia LR, Soffen EM, Schultheiss TE, et al.Swallowing function in patients with esophageal cancer treated with concurrent radiation and chemotherapy[J]. Cancer,1993,71:281–286

[69] Ikeda E, Kojima T, Kaneko K, et al.Efficacy of concurrent chemoradiotherapy as a palliative treatment in stage IVB esophageal cancer patients with dysphagia[J]. Jpn Clin Oncol,2011,41:964–972

[70] Nemoto K, Takai Y, Ogawa Y, et al.Fatal hemorrhage in irradiated esophageal cancer patients[J]. Acta Oncol,1998,37:259–262

[71] Ishikura S, Nihei K, Ohtsu A, et al.Long-term toxicity after definitive chemoradiotherapy for squamous cell carcinoma of the thoracic esophagus[J]. Clin Oncol,2003,21:2697–2702

[72] Morota M, Gomi K, Kozuka T, et al.Late toxicity after definitive concurrent chemoradiotherapy for thoracic esophageal carcinoma[J]. Int Radiat Oncol Biol Phys,2009,75:122–128

[73] Gaspar LE, Winter K, Kocha WI, et al.A phase I/II study of external beam radiation, brachytherapy, and concurrent chemotherapy for patients with localized carcinoma of the esophagus(Radiation Therapy Oncology Group Study 9207): final report[J]. Cancer,2000,88:988–995

[74] Kumar S, Dimri K, Khurana R, et al.A randomised trial of radiotherapy compared with cisplatin chemo-radiotherapy in patients with unresectable squamous cell cancer of the esophagus[J]. Radiother Oncol,2007,83:139–147

[75] Brunner TB, Rupp A, Melzner W, et al.Esophageal cancer. A prospective phase II study of concomitant-boost external-beam chemoradiation with a top-up endoluminal boost[J]. Strahlenther Onkol,2008,184:15–22

[76] Nishimura Y, Nagata K, Katano S, et al.Severe complications in advanced esophageal cancer treated with radiotherapy after intubation of esophageal stents: a questionnaire survey of the

Japanese Society for Esophageal Diseases[J]. Int Radiat Oncol Biol Phys,2003,56:1327–1332

[77] Sugahara S, Tokuuye K, Okumura T, et al.Clinical results of proton beam therapy for cancer of the esophagus[J]. Int Radiat Oncol Biol Phys,2005,61:76–84

[78] Mizumoto M, Sugahara S, Nakayama H, et al. Clinical results of proton-beam therapy for locoregionally advanced esophageal cancer[J]. Strahlenther Onkol,2010,186:482

[79] Lin SH, Komaki R, Liao Z, Wei C, et al.Proton beam therapy and concurrent chemotherapy for esophageal cancer[J]. Int Radiat Oncol Biol Phys,2012,83:e345–e351

[80] Akutsu Y, Yasuda S, Nagata M, et al.A phase I/II clinical trial of preoperative shortcourse carbon-ion radiotherapy for patients with squamous cell carcinoma of the esophagus[J]. Surg Oncol,2012,105:750–755

（宋伟安　译）

14

内镜治疗：EMR 与 ESD

Osamu Goto, Naohisa Yahagi

日本庆应大学医学院癌症中心　微创治疗研究发展部

【摘要】表浅食管癌发生淋巴结转移的风险较低，因此可以经内镜下局部切除获得治愈。内镜下黏膜切除术（Endoscopic Mucosal Resection, EMR）是一种传统的技术，可通过套圈切除相对较小的病变。相反的，内镜黏膜下剥离术（Endoscopic Submucosal Dissection, ESD）则可以对表浅病变实施整块切除，而无须考虑病变大小或黏膜下纤维化的存在，这就使得内镜切除术的适应证扩大了。尽管需要操作者有丰富的内镜操作经验和对可能出现的并发症的充分了解，ESD 仍然是一种很有前景的微创治疗方法。

【关键词】内镜下黏膜切除术；内镜黏膜下剥离术；适应证；并发症

14.1　引言

近年来由于内镜技术如内镜黏膜下剥离术（Endoscopic Submucosal Dissection, ESD）的发展，内镜下操作受到病变大小限制的情况已不复存在。而在所谓的"前 ESD"年代，内镜下黏膜切除术（Endoscopic Mucosal Resection, EMR）所使用的电凝套圈是唯一可用的技术。在处理较大的病变时，碎片化切除无法避免，这就使得对病变的组织学评估很困难，甚至不准确[1,2]。而 ESD 技术的出现则扩大了内镜下切除术的适应证，这是因为这一技术独有的特点，即 ESD 可以将早期的胃肠道癌变以整块切除的方式在内镜下切除，而无须考虑病变大小或黏膜下层纤维化的存在[3,4]。本章将对各种内镜下操作技术的适应证、操作方法以及并发症的处理进行介绍总结。

14.2　内镜下切除术的适应证

根据日本食管癌分类标准，表浅食管癌的定义是侵及深度最多到黏膜下层的癌变[5]。其中局限于黏膜层的癌变称为早期食管癌。内镜下切除术的适应证主要由淋巴结转移的

风险程度而定 [5-9]。如果早期食管癌浸润范围在黏膜固有层以内（病理学分型为 T1a-EP 或 LPM），那么淋巴结转移的发生概率不到 5%[5]。这种情况下的癌灶可以被完整地切除，预期患者能够获得治愈。因此，T1a-EP 或 LPM 可以作为内镜下切除术的绝对适应证。如果表浅食管癌浸润到黏膜肌层（MM）或黏膜下层的 200 μm 以内的浅层（SM1），那么发生淋巴结转移的风险就上升到 10%～15%[8]。即便如此，如果此时选择其他治疗手段，如同步放化疗或手术，来进行治疗，创伤往往很大，并且有出现严重并发症的风险。因此，这种早期食管癌可作为内镜下局部切除术的相对适应证。当然，淋巴管浸润的阴性结果必须在肿瘤完整切除后得到组织病理学的确认。

另一方面，对黏膜层的深度切除可能会导致严重的食管狭窄，引起进食障碍，严重降低患者的生活质量 [10, 11]。虽然内镜下球囊扩张术可以替代外科手术治疗食管狭窄，但是反复的球囊扩张术及其治疗过程中的穿孔风险将会成为患者的一个沉重负担 [12,13]。因此，接受内镜下切除术的肿瘤范围不应超过食管周长的 3/4。但是，如果患者能够接受食管重度狭窄的风险及后续内镜下扩张治疗带来的风险，即便是占据食管全周的肿瘤也仍然可以作为内镜下切除术的相对适应证。

14.3　内镜下黏膜切除术（EMR）

EMR 的操作步骤包括：向黏膜下层注入液体，然后用电凝套圈切除黏膜层病变，切除过程会连带着部分黏膜下层组织。EMR 有多种技术方法（见图 14.1）。

带有一个结扎设备的 EMR（EMR-L），需要一个 O 形环用来套扎食管壁的突起（见图 14.1a）[14]。操作时，先将病变吸住，再用 O 形环将病变套扎后形成一个假性息肉，然后在内镜下使用套圈沿 O 形环下缘将其切除。尽管传统上需要在黏膜下注入液体再行病变切除，目的是避免意外穿孔，但是不进行黏膜下注射而直接通过结扎部件实施内镜下切除似乎也是可以接受的，尤其是对早期 Barrett 不典型增生来说 [15]。

带帽的 EMR（EMR-C）有一个透明帽，套在内镜的前端（见图 14.1b）[16]。沿着透明帽的边缘释放出一个半月形套圈，黏膜下注射液体后病变凸起，然后被吸入透明帽内，再用套圈将病变切除。这一方法中，将套圈沿透明帽的边缘放置的过程是个难点，比较耗费时间，有时甚至导致影响手术顺利进行。

内镜下食管黏膜切除管法（EEMR- 管），采用了一个长的透明硅管（见图 14.1c）[17]。在黏膜下注射液体后，在内镜引导下用这一长管吸住病变，在长管边缘引导下用套圈将病变勒紧。需要在确认肌层未被卷入后再实施切除，这是因为长管的直径要比任何其他 EMR 帽要大。

抓拽技术采用的是一个带有双通道的内镜，称为双通道 EMR 法（见图 14.1d）[18]。抓钳通过一个工作通道穿过经另一通道伸出的套圈，经黏膜下注射液体后凸起的病变被抓钳抓住，然后套圈收紧凸起的病变基底部。同样的，在确认肌层未被卷入后即可实施病变切除。

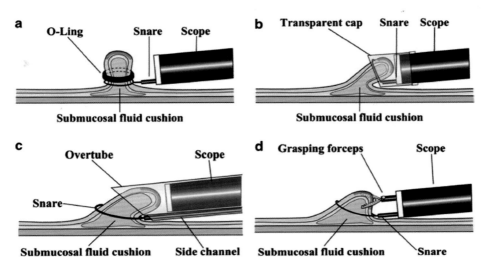

(a) 带有结扎部件的 EMR (EMR-L)，病变在切除前先被吸住并经 O 形环结扎；(b) 带有帽状结构的内镜 (EMR-C)，病变被吸入一个透明罩，用套圈切除；(c) 内镜下食管黏膜切除管法（EEMR），用一个长的透明管吸走病变；(d) 双管 EMR 法，用一个镊子抓持病变并将其拽出

图 14.1　各种 EMR 技术

　　由于套圈的大小受到这些 EMR 的局限，因此可以整块切除的组织大小也是有限的[3, 4, 19, 20]。据称病变最大直径只能为约 2cm。另外，可切除的病变的大小也受到 EMR-L O 形环、EMR-C 透明帽和 EEMR 长管的直径限制。而且，如果病变下有严重的纤维化存在，通过上述 EMR 方法实施病变切除将很困难，原因是套圈很容易从目标上滑走。因此，只有直径在 1cm 以内、没有纤维化存在的早期食管癌可考虑接受 EMR 治疗。

14.4　内镜黏膜下剥离术（ESD）

　　这一划时代的技术包括四个步骤：内镜下着色后标出病变边界、黏膜下注射液体、黏膜环形切除和黏膜下结缔组织切除（图 14.2）。由于这一技术可以在直视下确定切除的程度并切除黏膜下组织，所以 ESD 能够提供整块的和切缘干净的切除，不需要顾及病变的大小或黏膜下纤维化的存在。

【详细操作技巧】

　　在 ESD 专用的各种电凝刀之中，尖型电凝刀对食管 ESD 治疗是最合适的，这主要是鉴于食管的管腔狭小和管壁较薄。

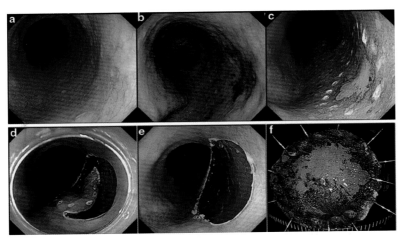

（a）鳞状细胞癌的传统图像，一个红色病变位于食管的后壁；（b）窄谱成像技术下的图像增强型内镜图像，与传统图像相比，病变可以轻易地被看到；（c）在病变周围标记出适当的边界；（d）除了一侧以外，病变四周及相应黏膜下层被从上方切开；（e）ESD手术后的创面；（f）整块切除使得精确的组织学评估成为可能（食管鳞癌，pT1-a，18mm×14mm，ly0，v0，pVHM0，pVM0）

图 14.2　内镜黏膜下剥离术（ESD）的典型病例

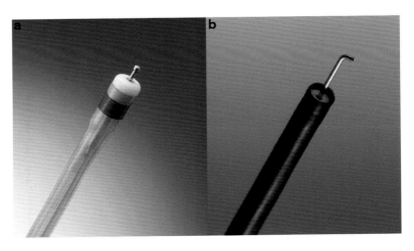

（a）双极刀；（b）钩刀

图 14.3　尖头刀

　　成功的内镜下切除需要对肿瘤范围的准确判断。尽管图像增强型内镜技术曾被引入，但是传统的染色内镜使用碘溶液染色的方法在确定病变范围时仍然是最有用的。使用电凝刀的尖，在病变周围 2 ～ 3mm 处以约 3mm 的间隔画出标记即可。

　　在制作黏膜下液体垫时，注射针轻轻地刺入标记范围外缘的黏膜下，用少量胭脂红溶液注入黏膜下使黏膜可见，目的是为切开和切除操作提供足够的黏膜下空间。高压或高黏度的液体，如 GlyceolTM（Chugai 制药公司，日本。含 10% 的甘油、5% 果糖和 0.9% 的氯化钠）或者透明质酸溶液对维持长时间的黏膜下垫是必须的。应避免直接对肿瘤区域进行注射，以防止肿瘤细胞在深层种植。

标记点外缘 1 ~ 2mm 处的黏膜一般用特制的刀予以切除。在切开部分黏膜后，可立即沿切线进行黏膜下切除，同时进行组织凝结。为了确定黏膜下切除的终点，最好先在病变尾侧切开，然后从其头侧继续完成切除过程。

在直视下使用透明帽实施黏膜下层切除是非常重要的。应当沿着肌层的平行方向移动切刀，以避免肌层损伤或发生穿孔。重复黏膜下注射、黏膜切开和黏膜下切除的步骤，直至完成手术。

14.5 并发症的处置

14.5.1 出血

与胃 ESD 手术不同，食管 ESD 发生术后出血的概率较低（0 ~ 2%）[24-27]。如果出血量少，首先可以尝试用切刀的回缩尖进行止血。如果止血困难或者出血量较大时，应该使用止血钳。在取出切除的标本后，应该仔细检查手术创面有无可见的血管。暴露的较粗血管应当进行凝结，注意避免严重烫伤。

14.5.2 穿孔

对食管 ESD 操作尤其应注意穿孔的情况。因为食管没有外膜，肌层的暴露可能就会导致纵隔气肿[28, 29]。事实上，经过食管 ESD 治疗的患者中有一半会在 CT 扫描时发现纵隔气肿，不过幸运的是大多数是亚临床的情况[28]。因此，仔细随访患者是必要的，尤其是在出现穿孔、肌层损伤和严重的组织烫伤以后。发生穿孔以后，患者应静养、禁食，并使用抗生素，直至体温和感染控制。一般情况下，急诊进行内镜穿孔探查和闭合是不必要的，因为这不但是无效的而且可能会引起纵隔炎的播散。

14.5.3 术后食管狭窄

食管 ESD 术后出现食管狭窄的风险特别高（见图 14.4）[10, 11]。由于发生食管狭窄的可能性主要与切除病变的大小有关，因此如前所述，超过周长 3/4 的病变是 ESD 的相对适应证。有预防术后食管狭窄的各种方法[30-35]，如预防性的内镜球囊扩张、局部注射或口服皮质类固醇激素。亚临床试验也在进行，比如脂肪干细胞移植[36]或培养细胞层移植[37,38]。但是至今还没有确定有效的方法。将来还需要进一步的研究来解决这一问题。

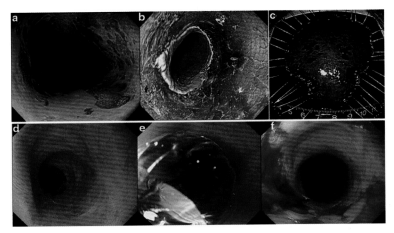

（a）布满整个食管周壁的表浅食管癌；（b）由于创面是全周的，所以往剩余的黏膜下层注入皮质类固醇溶液以预防严重的狭窄；（c）获得完全干净的切缘；（d）尽管给予注射了皮质类固醇溶液，几周之后还是发生了严重的食管狭窄；（e）通过 CRETM 球囊扩张器（波士顿科技公司，美国）进行内镜下扩张；（f）球囊扩张后黏膜和黏膜下撕裂，多次球囊扩张耗费近半年的时间病情才稳定

图 14.4　深部切除后的重度食管狭窄

14.6　ESD 治疗食管鳞癌的结果

14.6.1　短期结果

手术量大的中心，尤其是在日本，内镜下治疗的结果都非常好[24-27]。关于短期结果，比如食管 ESD 的技术可行性，在一些技术领先的中心，超过 90% 的病例获得了完整的病变切除，而 ESD 严重并发症如延迟出血和穿孔等的发生率维持在 2% 以下。即使是发生了并发症，也都能用保守的方法控制，因此极少发展成为危及生命的状况。从技术上讲，ESD 技术治疗位于食管胃交界部的病变时会比较困难且耗费时间，因为在血管丰富的部位发生术中出血的情况经常发生。颈段食管是食管的自然狭窄部位之一，因此切除位于颈段食管的病变也比较困难，原因是该处视野欠佳。而且，因严重液体反流（比如血液、冲洗水、黏膜下液体）导致的吸入性肺炎的风险也极高。这种情况下，应当考虑在全身麻醉下实施 ESD 操作。

至于术后潜在并发症的严重程度而言，ESD 技术显然比外科手术创伤小得多。不过，在深度切除后发生严重食管狭窄的病例，一般需要进行多次的球囊扩张治疗。据报道，ESD 治疗周长在 3/4 以上的病变后发生食管狭窄的几率为 92%[12]。

14.6.2　长期结果

ESD 治疗的长期结果也不错，5 年生存率几乎达到 100%。这意味着，淋巴结转移的可能性很小的食管鳞癌，接受内镜下局部切除治疗就足以达到治愈效果。另一方面，应该对每一位患者进行严密的随访观察，目的是及时发现可能的同期癌变，因为所有的这些患者都被认为具有发生这一情况的极高风险。尽管至今还没有可靠证据来得到一个最佳的监测策略，还是强烈推荐在治疗后为每位具有绝对 ESD 适应证的患者进行每 6～12个月一次的内镜检查。如果具有绝对适应证的患者的 ESD 治疗结果被证实有侧缘肿瘤残留，或者结果未知，就应该缩短内镜检查的间隔（如每 3～4 个月一次），目的是及时发现可能的局部癌症复发。在那些属于 ESD 相对适应证的病例中，如 MM 或 SM1，如果患者拒绝接受进一步的根治性切除治疗，则强烈推荐对他们进行每 6～12 个月一次的CT 扫描和内镜检查。

14.7 总结

与其他治疗方法相比，内镜下治疗是无淋巴结转移的食管癌患者的最微创的方法。为了获得成功的内镜下治疗，术前对病变的准确诊断、对内镜的精细操作和对术后可能的并发症的充分认识是必要的[39]。ESD 远比 EMR 好，因为前者可以无须考虑病变的大小或黏膜下纤维化的存在而获得可靠的完整切除。因此，尽管技术要求高，但是 ESD 可以让患者保留胃肠道功能，获得良好的生活质量。

参考文献

[1] Ishihara R, Iishi H, Takeuchi Y,et al.Local recurrence of large squamous-cell carcinoma of the esophagus after endoscopic resection[J]. Gastrointest Endosc,2008,67:799–804

[2] Ishihara R, Iishi H, Uedo N,et al.Comparison of EMR and endoscopic submucosal dissection for en bloc resection of early esophageal cancers in Japan[J]. Gastrointest Endosc,2008,68:1066–1072

[3] Takahashi H, Arimura Y, Masao H,et al.Endoscopic submucosal dissection is superior to conventional endoscopic resection as a curative treatment for early squamous cell carcinoma of the esophagus(with video) [J]. Gastrointest Endosc,2010,72:255–264

[4] Teoh AY, Chiu PW, Yu Ngo DK,et al.Outcomes of endoscopic submucosal dissection versus endoscopic mucosal resection in management of superficial squamous esophageal neoplasms outside Japan[J].Clin Gastroenterol,2010,44:e190–e194

[5] Japan Esophageal Society. Japanese classification of esophageal cancer, tenth edition: part I[J]. Esophagus,2000,6:1–25

[6] Shimada H, Nabeya Y, Matsubara H,et al.Prediction of lymph node status in patients with superficial esophageal carcinoma: analysis of 160 surgically resected cancers[J]. Am Surg,2006,191:250–254

[7] Eguchi T, Nakanishi Y, Shimoda T,et al.Histopathological criteria for additional treatment after endoscopic mucosal resection for esophageal cancer: analysis of 464 surgically resected cases[J]. Mod Pathol,2006,19:475–480

[8] Katada C, Muto M, Momma K,et al.Clinical outcome after endoscopic mucosal resection for esophageal squamous cell carcinoma invading the muscularis mucosae – a multicenter retrospective cohort study[J]. Endoscopy,2007,39:779–783

[9] Griffin SM, Burt AD, Jennings NA.Lymph node metastasis in early esophageal adenocarcinoma[J]. Ann Surg,2011,254:731–736

[10] Katada C, Muto M, Manabe T,et al.Esophageal stenosis after endoscopic mucosal resection of superficial esophageal lesions[J]. Gastrointest Endosc,2003,57:165–169

[11] Mizuta H, Nishimori I, Kuratani Y,et al.Predictive factors for esophageal stenosis after endoscopic submucosal dissection for superficial esophageal cancer[J]. Dis Esophagus,2009,22:626–631

[12] Ezoe Y, Muto M, Horimatsu T,et al.Efficacy of preventive endoscopic balloon dilation for esophageal stricture after endoscopic resection[J]. Clin Gastroenterol,2011,45:222–227

[13] Takahashi H, Arimura Y, Okahara S,et al.Risk of perforation during dilation for esophageal strictures after endoscopic resection in patients with early squamous cell carcinoma[J]. Endoscopy,2011,43:184–189

[14] Suzuki H.Endoscopic mucosal resection using ligating device for early gastric cancer[J]. Gastrointest Endosc Clin N Am,2001,11:511–518

[15] Pouw RE, van Vilsteren FG, Peters F,et al.Randomized trial on endoscopic resectioncap versus multiband mucosectomy for piecemeal endoscopic resection of early Barrett's neoplasia[J]. Gastrointest Endosc,2011,74:35–43

[16] Inoue H, Endo M, Takeshita K,et al.A new simplified technique of endoscopic esophageal mucosal resection using a cap-fitted panendoscope(EMRC) [J]. Surg Endosc,1992,6:264–265

[17] Makuuchi H.Endoscopic mucosal resection for early esophageal cancer – indication and techniques[J]. Dig Endosc,1996,8:175–179

[18] Shimizu Y, Takahashi M, Yoshida T,et al.Endoscopic resection(endoscopic mucosal resection/endoscopic submucosal dissection) for superficial esophageal squamous cell carcinoma: current status of various techniques[J]. Dig Endosc,2013,25(Suppl 1):13–19

[19] Yamashita T, Zeniya A, Ishii H,et al.Endoscopic mucosal resection using a cap-fitted panendoscope and endoscopic submucosal dissection as optimal endoscopic procedures for superficial esophageal carcinoma[J]. Surg Endosc,2011,25:2541–2546

[20] Urabe Y, Hiyama T, Tanaka S,et al.Advantages of endoscopic submucosal dissection versus endoscopic oblique aspiration mucosectomy for superficial esophageal tumors[J]. Gastroenterol Hepatol,2011,26:275–280

[21] Yahagi N, Uraoka T, Ida Y,et al.Endoscopic submucosal dissection using the flex and the dual knives[J]. Tech Gastrointest Endosc,2011,13:74–78

[22] Fukami N, Ryu CB, Said S,et al.Prospective, randomized study of conventional versus HybridKnife endoscopic submucosal dissection methods for the esophagus: an animal study[J]. Gastrointest Endosc,2011,73:1246–1253

[23] Ishii N, Horiki N, Itoh T,et al.Endoscopic submucosal dissection with a combination of small-caliber-tip transparent hood and flex knife is a safe and effective treatment for superficial esophageal neoplasias[J]. Surg Endosc,2010,24:335–342

[24] Repici A, Hassan C, Carlino A,et al.Endoscopic submucosal dissection in patients with early esophageal squamous cell carcinoma: results from a prospective Western series[J]. Gastrointest Endosc,2010,71:715–721

[25] Ono S, Fujishiro M, Niimi K,et al.Long-term outcomes of endoscopic submucosal dissection for superficial esophageal squamous cell neoplasms[J]. Gastrointest Endosc,2009,70:860–866

[26] Yamashina T, Ishihara R, Uedo N,et al.Safety and curative ability of endoscopic submucosal dissection for superficial esophageal cancers at least 50 mm in diameter[J]. Dig Endosc,2012,24:220–225

[27] Higuchi K, Tanabe S, Azuma M,et al.A phase II study of endoscopic submucosal dissection for superficial esophageal neoplasms(KDOG 0901) [J]. Gastrointest Endosc,2013,78:704–710

[28] Maeda Y, Hirasawa D, Fujita N,et al.Mediastinal emphysema after esophageal endoscopic submucosal dissection: its prevalence and clinical significance[J]. Dig Endosc,2011,23:221–226

[29] Maeda Y, Hirasawa D, Fujita N,et al.A pilot study to assess mediastinal emphysema after esophageal endoscopic submucosal dissection with carbon dioxide insufflation[J]. Endoscopy,2012,44:565–571

[30] Nonaka K, Miyazawa M, Ban S,et al.Different healing process of esophageal large mucosal defects by endoscopic mucosal dissection between with and without steroid injection in an animal model[J]. BMC Gastroenterol,2013,13:72

[31] Sato H, Inoue H, Kobayashi Y,et al.Control of severe strictures after circumferential endoscopic

submucosal dissection for esophageal carcinoma: oral steroid therapy with balloon dilation or balloon dilation alone[J]. Gastrointest Endosc,2013,78:250–257

[32] Hashimoto S, Kobayashi M, TakeuchiM,et al.The efficacy of endoscopic triamcinolone injection for the prevention of esophageal stricture after endoscopic submucosal dissection[J]. Gastrointest Endosc,2011,74:1389–1393

[33] Mizutani T, Tadauchi A, Arinobe M,et al.Novel strategy for prevention of esophageal stricture after endoscopic surgery[J]. Hepatogastroenterology,2010,57:1150–1156

[34] Saito Y, Tanaka T, Andoh A,et al.Usefulness of biodegradable stents constructed of poly-l-lactic acid monofilaments in patients with benign esophageal stenosis[J]. World J Gastroenterol,2007, 13:3977–3980

[35] Takagi R, Murakami D, Kondo M,et al.Fabrication of human oral mucosal epithelial cell sheets for treatment of esophageal ulceration by endoscopic submucosal dissection. [J] Gastrointest Endosc,2010,72:1253–1259

[36] Honda M, Hori Y, Nakada A,et al.Use of adipose tissue-derived stromal cells for prevention of esophageal stricture after circumferential EMR in a canine model[J]. Gastrointest Endosc,2011,73:777–784

[37] Ohki T, Yamato M, Murakami D,et al.Treatment of oesophageal ulcerations using endoscopic transplantation of tissue-engineered autologous oral mucosal epithelial cell sheets in a canine model[J]. Gut,2006,55:1704–1710

[38] Ohki T, Yamato M, Ota M,et al.Prevention of esophageal stricture after endoscopic submucosal dissection using tissue-engineered cell sheets[J]. Gastroenterology,2012,143:582–588

[39] Tanaka S, Morita Y, Fujita T,et al.Ex vivo pig training model for esophageal endoscopic submucosal dissection(ESD) for endoscopists with experience in gastric ESD[J]. Surg Endosc, 2012,26:1579–1586

（李军　译）

15

香港经验

唐琼雄　罗英杰

香港大学玛丽医院　食管与上消化道外科

【摘要】食管癌在全世界恶性肿瘤发病率中排名第 6 位[1]。东、西方国家的食管癌在病理类型上有所差异：西方国家在过去的 30 年间都以腺癌为主，这与肥胖、胃食管反流性疾病和 Barrett 食管的普遍流行有关；而亚洲地区的食管癌则主要是鳞状细胞癌，超过 80% 起源于鳞状上皮细胞。食管腺癌（Siewert Ⅰ型）在亚洲地区的发病并不突出。在香港地区，90% 以上的食管癌是鳞状细胞癌。2010 年，经香港癌症登记报告确认，食管癌是第 8 大致死性癌症，食管癌患者的 5 年生存率仅为 20% 左右，远不能令人满意[2]。

过去几十年来，食管癌的诊断、分期和治疗技术都取得了很大的进步。香港地区 70% 的食管癌患者在Ⅲ／Ⅳ期时获得诊断。早期确诊的患者疗效和预后更好，而准确的分期有助于指导最佳的治疗。多学科综合治疗——比如术前新辅助化疗或新辅助放化疗越来越受到人们的推崇，而且治疗效果也比单纯手术明显提高。本文对香港大学在食管癌治疗方面的策略和经验进行简要介绍。

【关键词】食管癌；诊断；治疗经验

15.1 诊断

如果食管癌在早期就被发现，患者的预后会非常好。在采用内镜技术对早期癌症进行筛查和诊断的一些国家，比如日本，癌症的早期诊断率相对较高。目前，在香港地区，至今还未广泛地实施癌症筛查。但在笔者所在的医院，我们会对一些高危人群——包括长期重度吸烟者、嗜酒者和既往有头颈部癌症病史者进行内镜筛查。较为常用的内镜技术是色素内镜检查技术以及 Lugol's 液染色技术。近年来也常规采用了可视化的色素内镜技术，比如窄谱成像及放大内镜技术。检查过程中我们会对任何可疑的病灶进行活检，并根据最终的病理学诊断结果为患者提供合理的治疗。

15.2 完善检查

食管癌诊断一旦明确，就要展开全面的相关检查。完善检查的目的是：①获得准确的分期；②掌握并发症，评估手术风险。在综合检查结果的基础上，才可以为每位食管癌患者制订出合理的治疗方案。如图 15.1 显示了食管癌患者治疗前的评估流程。

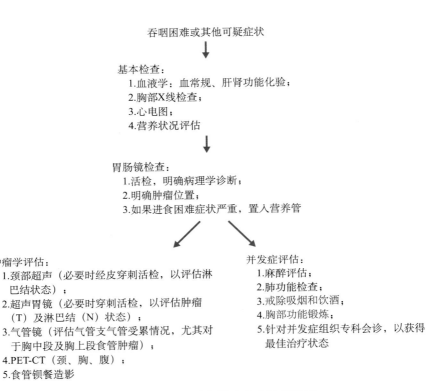

吞咽困难或其他可疑症状

基本检查：
    1.血液学：血常规、肝肾功能化验；
    2.胸部X线检查；
    3.心电图；
    4.营养状况评估

胃肠镜检查：
    1.活检，明确病理学诊断；
    2.明确肿瘤位置；
    3.如果进食困难症状严重，置入营养管

肿瘤学评估：
    1.颈部超声（必要时经皮穿刺活检，以评估淋巴结状态）；
    2.超声胃镜（必要时穿刺活检，以评估肿瘤（T）及淋巴结（N）状态）；
    3.气管镜（评估气管支气管受累情况，尤其对于胸中段及胸上段食管肿瘤）；
    4.PET-CT（颈、胸、腹）；
    5.食管钡餐造影

并发症评估：
    1.麻醉评估；
    2.肺功能检查；
    3.戒除吸烟和饮酒；
    4.胸部功能锻炼；
    5.针对并发症组织专科会诊，以获得最佳治疗状态

图 15.1　香港大学食管癌患者诊断流程

15.2.1　分期

我们根据美国癌症联合会（AJCC）的 TNM 分期系统对食管癌进行临床分期[3]。除了胃食管镜检查，常规还要进行支气管镜检查、颈部超声检查（必要时活检）[4]、超声内镜检查（EUS，必要时活检）和 FDG-PET/CT 检查。

从 20 世纪 60 年代开始，笔者所在的医院就常规地为食管癌患者实施气管镜检查。开始是硬质气管镜，后来使用可弯曲气管镜。这对中、上段食管癌尤其重要[5, 6]。在一项回顾性研究中看到，支气管镜检查的并发症发生率仅为 0.95%（4/525）。肿瘤侵犯呼吸道是实施食管癌根治手术的禁忌；但有时放化疗可以消除肿瘤对呼吸道的侵犯，进而成功获得手术切除，但这种情况比较少见。

颈部经皮超声检查（必要时针刺活检）对大体掌握颈部淋巴结状态也是非常必要的，我们常规进行这项检查。从治疗的角度来说，对颈部淋巴结转移的诊断很重要的。之前的 AJCC 分期系统（第 6 版）中，颈部淋巴结转移被归类为Ⅳ期食管癌。对这些患者我们的治疗策略是前期给予放化疗，如果可以降期就给予手术切除。

我们从 20 世纪 90 年代开始将超声内镜检查（EUS）用于食管癌分期[4]。EUS 判断食管癌侵犯深度的敏感度和特异度分别为 89% 和 96%；对淋巴结转移的敏感度和特异度分别为 85% 和 86%[4]，这与文献报道相近[7-9]。鉴于部分患者的肿瘤已堵塞食管腔，导致传统的超声探头不能够通过，近几年我们采用了小型化的导线超声探头（12.5MHz，小探头）进行 EUS 检查。

在香港，从十几年前开始就将 FDG-PET 检查常规应用于食管癌患者的分期诊断中；我们的大部分患者都接受了该项检查。不过 PET-CT 的一个局限是至今未能被医疗保障系统全面覆盖，所以对少数不能支付这一检查的患者我们就安排增强 CT 来作替代。在一项早期研究中我们发现，PET-CT 的 SUVmax 值与 EUS 检查获得的 T 分期、术后病理学 T 分期、总的病理学分期以及手术切除的彻底性具有密切的相关性[10]。

在最近的一项实施于 2007—2012 年、包含了 244 例患者的研究中，我们发现：SUVmaz 值与食管癌的 T 分期相关，平均 SUVmax 值对应的肿瘤 T1、T2、T3 和 T4 分别为 2.74、4.55、12.9 和 13.6；比如，如果 SUVmax 值在 7.3 或以上，则诊断为 T3/T4 的敏感度和特异度分别是 90.1% 和 95%。在对淋巴结转移的诊断方面，PET-CT 对淋巴结转移的诊断准确性可达到 70.3%，这是我们的经验[10]。对接受了新辅助治疗的食管癌患者，我们一般会在他们接受治疗 4 周后复查 PET/CT，以确定是否可实施手术治疗。

15.2.2 患者治疗前的评估

准确的肿瘤分期可以指导治疗。除此之外，全面细致的治疗前评估对合理选择手术患者也是非常必要的。

生理学储备状况是选择手术患者的一个重要因素。但许多生理学储备状况评估往往都是凭外科医生的经验和直觉，而不是靠精准的科学检查。事实上只有客观的评估系统才能准确地预计手术风险，合理地筛选患者[11, 12]。我们通过多学科的预测分析来评估食管癌切除术后发生并发症和死亡的风险。其中，高龄是食管癌患者术后发生肺部并发症和出现死亡的预后因素；而肿瘤位于上纵隔也是术后发生肺部并发症的危险因素[13]。除了常规的血液学化验之外，还应该特别进行术前肺功能检查；此外，一些患者还需要进行超声心动图检查、冠脉造影检查和心脏核素显像检查。在我们的经验中，除了冠脉搭桥手术或冠脉支架置入术之外，目前还没有更多的办法能改善患者的生理学耐受能力。这些患者可以在心脏干预治疗后给予抗血小板活性药物如阿司匹林和氯吡格雷。这些患者可以选择术前新辅助治疗：一是通过新辅助治疗有机会实现肿瘤降期；二是让患者有时间从心脏病的治疗中恢复；三是在食管癌切除术之前停用一段时间的抗血小板活性药物（比如氯吡格雷）。

15.3　治疗

手术和放疗曾是食管癌治疗的主要治疗方法。现在，随着内镜技术的发展，已经可以对早期食管癌进行内镜下治疗。而化疗和放疗的技术发展和进步为治疗提供了更多的选择。如图 15.2，显示的是香港大学治疗食管鳞癌的基本原则。

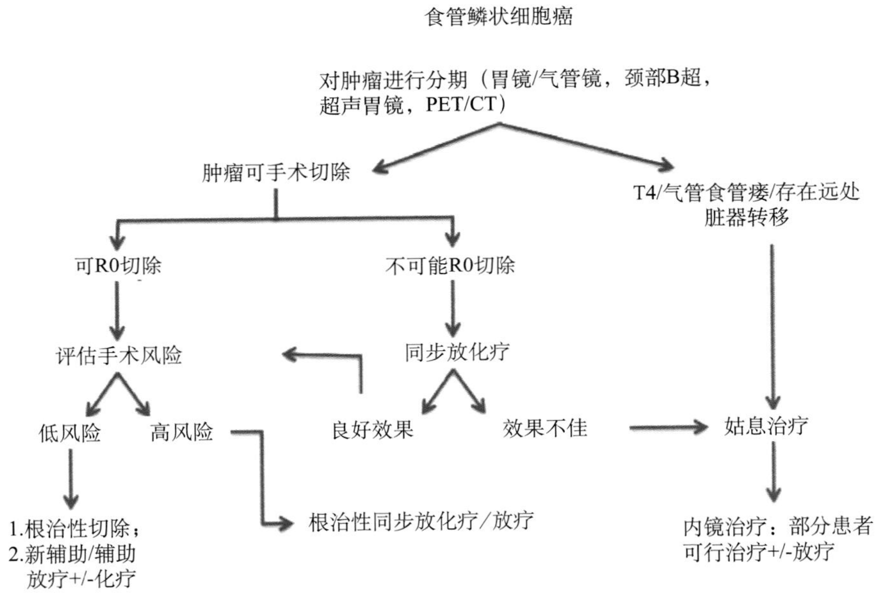

图 15.2　香港大学食管癌患者处置方案

15.3.1　早期食管癌的内镜下治疗

早期食管癌指的是那些局限于黏膜层或黏膜下层的食管癌。香港地区的大部分食管鳞癌患者在诊断的时候就已经是进展期了，因此适合内镜下治疗的食管癌患者的数量比较少。我们对内镜下治疗的适应证选择遵循的是来自日本的指南[14]。区分 m1 型和 m2 型食管癌（这两种类型下淋巴结转移可以忽略不计）常常是很困难的，我们在实践中通过内镜下黏膜切除术（EMR）或内镜黏膜下剥离术（ESD）先获得病理诊断，然后再根据病理学结果决定是否需要进一步治疗。

15.3.2 新辅助治疗或辅助治疗

食管癌的新辅助治疗和辅助治疗曾经争议不断，不同国家有不同的方案。日本将新辅助化疗作为标准治疗方案，英国广泛应用这一方案[15-17]；但在美国，应用更多的是术后放化疗[18-20]。随着欧洲 CROSS 研究的结果于近期出炉，新辅助放化疗或许会成为许多国家的标准治疗策略[21]。

在香港地区，我们探索了在单纯手术治疗之外采用不同的治疗策略。一项早期的随机对照研究观察了食管癌患者术后辅助放疗的作用。结果发现，尽管术后辅助放疗未能提高生存率，但是接受姑息性手术切除的患者在增加了术后放疗以后因肿瘤局部复发而死亡的风险降低了，尤其是死于气管支气管复发的患者减少了[22]。以现代的标准看，这项研究中使用的放疗技术并不是最好的，每次的分割剂量偏高（3Gy），有些患者死于胃部的不良反应，包括胃穿孔，这可能导致了总体生存结果不佳。术后放疗至今并未在全世界范围内被广泛采用，只有中国的部分医疗中心在一些经过筛选的患者中使用并改善了患者的生存[23, 24]。

在 20 世纪 90 年代早期，我们将治疗的策略重点转向术前化疗。我们实施了一项随机对照研究，比较单纯手术与术前 2 周期新辅助化疗（顺铂＋氟尿嘧啶）治疗食管癌的疗效。结果，同样没有生存方面的差异，病理学水平的完全缓解率为 7%。不过，那些对新辅助化疗反应较好的患者的生存期好于单纯手术患者。不幸的是，这一效果被那些对新辅助化疗反应较差的患者所抵消，他们的生存期比对照组还差[25]。我们曾试图去确定影响化疗反应（效果）的因素，但最终也没能得到可靠的结果[26]。

失望于新辅助化疗策略后，我们于 20 世纪 90 年代中期开始探索新辅助放化疗策略。对多数患者，我们最常用的化疗方案是顺铂（100mg/m^2；d1，d22）和氟尿嘧啶（500mg/m^2；d1~d5，d22~d26）。同期进行放疗，设定总剂量为 40Gy，每次放疗分量为 2Gy。应用这一治疗策略后，有 75% 的食管癌患者的肿瘤获得了降期。食管原发肿瘤的病理学水平的完全缓解率（CR）达到 45%，而总的病理学完全缓解率（包括淋巴结阴性）达到 31%[27]。在一项有 175 例食管癌患者参加的研究中，患者接受了术前新辅助放化疗。结果，新辅助治疗后获得完全缓解（CR）的患者与肿瘤有残留的患者的 5 年生存率分别为 61.6% 和 31%（$p<0.01$）（见图 15.3）。不同性别和分期的患者的生存情况，分别如图 15.4 和图 15.5 所示。近年来，放疗技术不断提高，调强放疗（IMRT）和三维适形放疗逐步取代了传统的前后对穿照射的方法。在 CROSS 研究中，化疗药物的选择也扩大到了紫杉类药物。

一项历史性队列比较研究曾对比观察了单纯手术与手术加新辅助放化疗的效果，结果发现后者使食管癌患者获得了更好的总生存期[28]。放化疗的采用能更好地选择手术患者，肿瘤因放化疗获得了降期因而 R0 切除的数量增加了[28]。

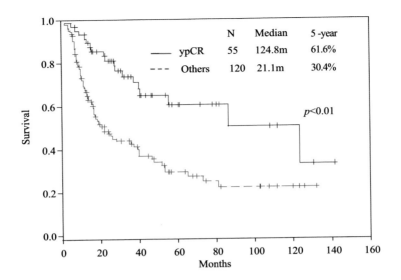

图 15.3　治疗后获得病理学完全缓解（ypCR）的患者及其他患者的生存曲线

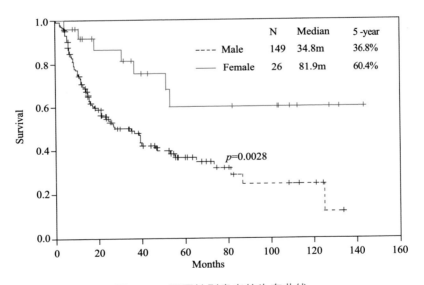

图 15.4　不同性别患者的生存曲线

　　放化疗后多久进行手术是需要考虑的重要问题。如果放化疗与手术之间的时间间隔过短，那么肿瘤退化坏死不够充分，就会影响放化疗的效果发挥；而且此时的局部组织炎性反应还比较重，不适宜手术操作；再者，患者还需要一些时间才能从治疗中恢复体力状态。但另一方面，如果时间间隔过长，那么局部组织纤维化就会增加手术切除的困难，而且过长的时间有可能会给肿瘤复发转移提供更多的机会。因此，我们的做法是：在放化疗结束后 4 周时重新评估分期，检查包括内镜检查和 PET/CT 扫描。手术则在治疗结束后 6~10 周进行。

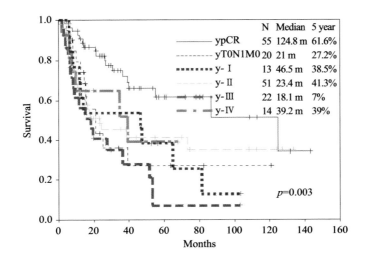

图 15.5 接受新辅助放化疗 + 手术治疗的不同 TNM 分期食管癌患者的生存曲线

在一项研究中，为 107 名食管癌患者实施了新辅助放化疗治疗，并对术前时间间隔的影响进行了研究。根据患者治疗后手术前的间隔（平均间隔 64 天）将他们分成了两组。在实施了 R0 根治性切除的患者中，较早接受手术的患者与较晚接受手术的患者的 3 年生存率分别为 71.7% 和 56.5%（p=0.023）。术后并发症发生率和死亡率未受手术前时间的影响[29]。我们之前的数据印证了新辅助放化疗的安全性（从术后并发症发生率的角度）[13, 28]。新辅助治疗后与手术之间的时间间隔与生存期之间的关系问题是很有趣的问题；不过还需要更大的队列研究予以证实。在计划手术的时候应当将这一因素考虑进来。

在新辅助治疗后有关 AJCC 分期系统的适用性也是个问题。在一项研究中，我们发现在没有进行新辅助治疗的食管癌患者中，淋巴结转移与 T 分期具有规律的关系。但是在接受放化疗后就不再如此了。如此一来，继续依照相同的 TNM 分期系统进行分期可能就不能准确地提供预后信息了[30]。取而代之的，残留的原发肿瘤的比例和淋巴结状态成为独立的预后因素[27]，而不再是影像学所见（ypT）。为了更好地判断预后，原发肿瘤的残留比的临界值以及原发肿瘤残留与其他预后因素之间的相互作用等，还需要展开进一步的研究。

新辅助治疗过程中一个主要的问题是如何预测疗效。化疗和放疗并不是总是无害的，因此如果对患者施以这些治疗而没有明显的疗效的话，就可能只会是带来损害和手术时机的延误，而且在等待根治性治疗期间还增加了肿瘤转移的机会。目前还不存在可靠的临床预测因子。在新辅助治疗早期进行 PET 扫描可能有潜在价值，但是至今为止大多数研究的对象是食管腺癌患者[31, 32]。在笔者所在的医院，通过血液化验进行疗效预测的工作正在展开，举例来说，监测肿瘤细胞释放入血的 microRNAs 来预测疗效。相关结果值得期待。

15.3.3 手术

在笔者所在医院就诊的食管癌患者中，多数是有并发症的进展期食管癌，早期食管癌并不多见，因此多数前来手术的患者将接受术前新辅助放化疗。这些因素都需要在手术计划的时候考虑进来。

15.3.3.1 颈段食管癌

颈段食管鳞癌需要单独处理。这一类型在所有食管癌中占 2%~10%，传统上需要进行咽喉食管切除术（PLE），辅以或不辅以辅助放疗。采用一次性胃代食管进行 PLE 手术的方法最早是由香港大学的 GB Ong 在 1960 年报道[33]。最开始的 PLE 手术需要经开胸实施食管切除。后来进行了改良，经纵隔实施食管移除而无需开胸。后来，由于胸腔镜（VATS）技术的发展，手术技术又得到了进一步改良[34, 35]。

近年来，保留喉部成为治疗的重要目标。因此逐渐有越来越多的患者接受了根治性放化疗治疗。另外，游离空肠移植替代颈段食管的技术也减少了人们对 PLE 手术的需求。在笔者所在的医院，每年实施的 PLE 手术数量已经从 15 例下降到了 6 例[36]。现在我们对颈段食管癌患者实施根治性放化疗。手术仅适用于那些拒绝非手术治疗的患者、有放化疗禁忌的患者和治疗失败或复发后需要挽救性手术的患者。空肠代食管手术仅用于原发性下咽癌或部分侵犯颈段食管的患者；否则，就需要实施 PLE 手术。

尽管根治性放化疗被广泛采用，但我们的数据提示这种治疗方案也并不是没有缺点。放化疗的并发症包括放射性黏膜炎、双侧声带麻痹、食管狭窄、颈动脉破裂、甲状腺功能减退和甲状旁腺功能减退等。29% 的患者受到持续性吞咽困难的困扰，而 38% 的患者最终需要实施挽救性手术治疗[36]。

另一方面，PLE 手术的效果在近几十年来已经明显提高[37-40]。吻合口瘘发生率和死亡率均降到了 9%[37]。技术方面的提高包括胸腔镜下食管游离，而围手术期治疗水平的提高和患者的合理筛选等也都推动了患者术后临床效果的改善[34, 35]。空肠代食管手术有 2% 的失败概率，吻合口瘘的发生率为 4.6%[41, 42]。颈段食管癌的最佳治疗策略需要根据每个患者的情况具体而定。

15.3.3.2 胸段食管癌

【切除的方法】

我们最习惯用的手术方式是经胸方式。这主要是因为大多数食管癌是鳞状细胞癌，病灶多位于食管近端，患者在获得诊断的时候多数已经是进展期，而术前也大都接受了新辅助治疗。我们曾开展了一项随机对照研究来对比经胸手术和经食管裂孔手术治疗下段食管癌，结果没有看到明显的差异[43]；该研究由于样本量过小而未能显示出任何差异。该研究后来停止，原因是我们将重点转向了微创食管癌切除术。

在香港，微创外科技术应用于食管切除术始于 20 世纪 90 年代中期[44]。在起始阶段，胸腔镜食管游离技术主要用于替代 PLE 手术中的开胸手术或替代经食管裂孔食管游离手术[34]，后来微创技术开始应用于胸段食管癌。我们首先在胸腔镜下进行食管游离及淋巴结清扫，然后开腹制作管状胃，最终实施颈部食管—胃吻合[45]。我们早期的设想以为微创技术最大的优点在于可以实施于那些具有高手术风险的患者，所以将这些患者作为我们实施微创手术的优先选择对象。然而，早期的手术效果虽然尚可接受，但总体上并不令人满意[44]，这可能缘于高风险的患者、不成熟的技术以及差强人意的手术器械等不利因素的混合。直到 2006 年我们才改变了选择策略，将该微创手术方法的实施对象不再局限，而是普遍使用。另外，也采用了腹腔镜技术实施腹腔胃的游离，使得整个手术过程成为完全的微创（MIE）。伴随着手术器械的改良，我们的技术也取得了明显的提高。

截至目前，我们已经为超过 220 例食管癌患者实施了微创食管癌切除术（MIE）。我们的患者中 65% 采用的是 MIE，其中接受术前新辅助治疗的患者中有超过 40% 采用了 MIE（近年来，超过 60% 的患者接受了新辅助放化疗）。胸腔镜与开腹相结合的手术108 例，完全的 MIE 手术 112 例。平均胸腔镜手术时间为 135 分钟，失血量约 300mL。中转开胸率（胸腔镜）为 18%，这可能与我们对患者无选择有关，但没有一例患者因为术中并发症而中转开胸，多数中转开胸是由于胸腔肺粘连或者放化疗后肿瘤进展导致切除困难。肺部并发症发生率 17%，吻合口瘘发生率 4.5%，在院死亡率 1%。两例死亡患者，一例死于术后放射性肺炎；另一例患者发生胃管缺血坏死需要进一步手术，虽然手术成功但患者最终死于术后心肌梗死。这些结果与我们的开胸手术相比要好。从肿瘤学角度看，清扫的淋巴结数量与开胸手术方式无明显区别；两种手术方式都为每位患者清扫了约 40 个淋巴结。

最近发表的欧洲一项随机对照研究证实，MIE 可以降低食管癌患者术后肺部并发症的发生率，也将改善患者的术后生活质量[46]。可预期的是，MIE 术式将会在全球范围内得到广泛的应用[47]。

【扩大切除与淋巴结清扫术】

根治性的切除（R0）意味着从组织学上来说，近端、远端和侧面切缘均无肿瘤残留。食管鳞癌具有向黏膜和黏膜下层扩散的倾向，因此增大切缘的距离可以降低切缘处肿瘤残留的机会。我们主张切缘近端留出 10cm 的距离，此举可以使吻合口复发率下降 5%[48]。在我们的研究中，524 例患者中出现了 28 例（5.3%）的吻合口复发；而轴向切除的长度与吻合口肿瘤复发之间存在相关性[49]。不过，切缘阴性并不意味着不会发生吻合口复发。我们的经验是，吻合口复发率在切缘阳性患者中大约为 7.5%，而在切缘阴性患者中大约为 4.9%[48]。

关于淋巴清扫，尽管我们实施了扩大的纵隔淋巴结清扫术，但颈部淋巴结清扫并未作为常规。对于存在颈部淋巴结转移的患者，我们的治疗策略一般是进行术前新辅助放化疗。在一项研究中，纳入了 109 例经超声引导下穿刺活检证实有颈部淋巴结转移的患者，对比了颈部淋巴结转移患者和全身广泛转移患者的生存期。结果，前者的生存时间明显长于后者；中位生存期分别为 9.8 和 3 个月。更为重要的是，那些接受了术前新辅助放化疗，然后手术切除的患者，中位生存期达到了 35 个月。我们的经验是，经过新辅助放化疗后颈部淋巴结清扫常常会获得颈部淋巴结转移阴性的效果，但是喉返神经淋巴结清扫会有较高的声带麻痹发生率。但淋巴结清扫术还是应当常规实施，因为通过放化疗的方法获得淋巴结转移的消失并不可靠。

经过术前检查包括 PET/CT 和超声检查，对于那些没有证据提示存在颈部淋巴结转移的患者，我们不会常规进行颈部淋巴结清扫术。不过，如果后期出现颈部区域的复发，颈部淋巴结清扫仍会进行。在未常规实施颈部淋巴结清扫术的食管癌患者中，我们开展了一项研究来观察术后肿瘤复发的模式。结果，孤立的颈部肿瘤复发并不常见。我们研究了 108 例接受根治性手术的食管鳞癌患者，其中 56 例（52%）出现了肿瘤复发。而 12 例存在颈部淋巴结复发的患者中，仅有 4 例是孤立的颈部复发。这意味着，颈部淋巴结的复发倾向于与其他部位的复发同时出现，这说明颈部淋巴结清扫术的价值不大[49]。

不过纵隔淋巴结清扫还是非常重要的，尤其是考虑到，如果在术后出现纵隔淋巴结复发的患者将无法再接受进一步的淋巴结清扫。因此，必须在食管癌切除手术的过程中一并实施最大程度的肿瘤清除。在当前盛行新辅助放化疗的时代，喉返神经旁淋巴结的清扫是比较困难的，会增加神经损伤的风险。而且同样的，对肿瘤残留的预测还不够可靠。这些因素都应当在实施淋巴结清扫的过程中考虑进去。对每一位患者，都需要仔细权衡淋巴结清扫的利和弊。只要是考虑进行手术治疗，我们都不会将 MIE 手术局限于未接受新辅助放化疗的患者。如上所述，我们超过 60% 的患者都将在术前接受新辅助放化疗。另外，从技术的角度来说，合理地使用能量平台是非常重要的，可以在达到淋巴清扫的同时降低喉返神经及呼吸道的损伤。基于这些原则，暂时性的喉返神经损伤发生率为 18.1%；而永久性损伤发生率仅为 4.5%[50]。

15.3.3.3　重建消化道

食管切除术后胃肠道连续性的恢复方式对术后并发症的发生和术后的长期生活质量具有显著的影响。笔者所在的医院曾展开多项研究，探讨重建技术与术后并发症和死亡的关系。

幽门引流术目前还存在争议。笔者将幽门成形术作为食管癌切除术中的常规步骤。一项随机对照研究曾对比了 Lewis-Tanner 食管切除术（胸顶吻合）后实施或不实施幽门成形术的效果。结果，未实施幽门成形术的患者中有 13% 的人出现了胃排空延迟[51]，由此证明幽门肌层切开术是有效的[52, 53]。尽管 Meta 分析还未能证实幽门成形术或其他因素在胃排空过程中的作用，但我们会为所有患者在食管癌根治术过程中实施幽门成形术，除非患者胃长度过短。

管胃是我们最常用的食管替代器官，因为它易于制作且可靠性好；右侧回结肠间置则是我们用以替代食管的第二选项。相比之下，结肠间置重建术则具有较高的风险性，包括失血、手术时间长和吻合口瘘发生率高等[54]。在实施结肠间置术的 57 例患者中，采用结肠替代食管的原因是：既往曾行胃切除术 34 例（59.6%）、胃受到肿瘤侵犯 18 例（3.5%）、消化性溃疡 3 例（5.3%）及其他原因 2 例（3.5%）。术后 4 例患者（7%）出现了缺血坏死而需要再次手术探查、9 例患者（15.8%）出现了吻合口瘘、2 例患者（3.5%）在术后 30 天内死亡[55]。

对于需要实施颈部吻合的患者，我们喜欢采用后纵隔重建。如果后纵隔存在肿瘤残留或术后需要接受放射治疗，我们则采用胸骨后路径。还有一种需要采取胸骨后路径的情形，就是消化道重建步骤先于食管癌切除步骤完成时。胸骨后路径实施吻合的过程，大体上是消化管经由新的手术平面（胸骨后）上提至颈部实施吻合，然后再开胸切除肿瘤食管。曾有报道认为胸骨后路径会增加术后心肺并发症的风险[56]，但在我们的经验中，胸骨后路径与后纵隔路径相比术后并发症的发生率并无差异，包括术中失血量、手术时间、心肺并发症、瘘和死亡率等[57]。

人们一直在努力探索最佳的食管吻合方式，因为吻合口瘘和吻合口狭窄在世界许多医疗中心仍然是严重的问题。吻合的位置和技巧影响着食管癌根治术后的效果[58]。吻合的位置可以是颈部，也可以是胸腔内。一般认为，颈部吻合具有相对更高的瘘发生率，但是处理相对容易，且死亡率更低[59]。不过在我们的经验中，颈部吻合瘘发生的概率并不比胸内吻合口高，在 4% 左右，死亡率也相近。如果实施手工吻合，吻合口狭窄的发生率也相近，大约为 10%。

在一项随机对照研究中，对比了圆形吻合器吻合与手工吻合两种不同的吻合技术。结果吻合口瘘的发生率相近：手工吻合为 1.8% 而圆形吻合器为 5%[60]。但是吻合口狭窄的发生率则相差 4 倍：手工吻合为 9.1% 而圆形吻合器为 40%[60]。我们最常采用的吻合方式是用单线连续进行单层手工吻合。也有例外，尤其是在对贲门部病变实施下纵隔吻合的时候，由于不能为手工吻合提供充分的暴露，因此我们采用的是 OrVil 钉毡（美国，美敦力公司）实施 DST 吻合器吻合。

在笔者所在医院，吻合口瘘的发生率低于 5%，而且大多数瘘的发生与技术缺陷有关[12, 61]，比如胃管和食管残端之间张力过大或者管胃缺血等。瘘的处置原则是及早发现、营养支持和控制败血症。根据严重程度、患者全身状况及吻合口的位置等的不同，吻合口瘘的处置方法也不同：从放置胃肠减压管和肠内营养的保守治疗，到注射 TISSEEL 胶（纤维蛋白止血胶）到置入食管支架，直到手术探查。如果患者出现了管胃缺血，在瘘出现及败血症发展起来之前应及早发现并探查处理，这是非常重要的。有些情况下为一些组织坏死比较局限、病情稳定的患者尽快实施再吻合也是可能的，因为去除缺血坏死的胃组织是必要的，后期可实施消化道重建。目前，瘘的处置水平已经取得了很大进步，所以绝大多数患者最终可以被挽救回来。回顾 20 世纪 60 和 70 年代，我们医院瘘的发生率为 16%，其中 61% 的患者死亡，因瘘死亡比例达到了 9.8%；到了 20 世纪 80 和 90 年代，瘘的发生率降到了 3.5%，其中 35% 死亡，因瘘死亡的患者比例降到了 1.2%。现在瘘的发生率已经好转，仅为 3.2%，而且没有因瘘死亡者[28, 61, 62]。

15.3.3.4　其他并发症和死亡

在我们的经验中，术后最常见的并发症是房颤和肺部并发症（肺炎、肺不张、痰淤积、呼吸衰竭等）。心房颤动影响着约 20% 的患者。尽管心房颤动属于相对温和，而且只要给予适当的抗心房颤动药物就能很容易的控制，但是心房颤动往往反映了更为严重的其他问题，比如肺炎、吻合口瘘或者是管胃缺血等[63]。在一项 921 例患者的研究中，有 198 例患者（22%）发生了术后心房颤动；其中有 42% 的患者的心房颤动与肺炎有关，而无心房颤动组患者中有肺部感染的仅为 17%。类似的，存在心房颤动的患者中瘘的比例也高于对照组（6.9% 与 1.4%，$p=0.035$）；外科败血症的发生率也是对照组的 4 倍多（$p=0.001$）。因此，对于出现心房颤动的患者，应努力寻找背后的原因。我们为术后内镜检查设置了较低的门槛，只要是出现类似的心律失常，我们就会进行内镜检查以排除吻合口及管胃的并发症，这样如果有问题我们就可以尽早进行干预。

术后肺炎和呼吸衰竭在我们的患者中的发生率为 15.9%，住院期间死亡的患者中有 55% 皆源于此。我们医院开展的一项队列研究提示，高龄、肿瘤位置在隆突水平以上以及手术时间长是发生肺部并发症的独立危险因素[13]。70 岁以上的患者发生严重呼吸系统并发症的机会是其他患者的 2 倍，死亡率则是 4 倍多。肿瘤位于隆突水平以上的患者，发生呼吸系统并发症的风险是相对远端的肿瘤患者的 3.5 倍。降低肺部并发症风险的措施包括：术前戒烟、胸部物理康复、避免喉返神经损伤、避免超负荷输液、使用更细的胸腔引流管、及早下地行走、规律的支气管镜清洗和在发生痰液潴留时及早使用气管镜吸痰，等等。术后通过硬膜外镇痛控制术后疼痛对此没有作用[64]。

在 20 世纪 80 年代，我院食管癌患者的死亡率为 11%~15.5%[12, 65]。到了 20 世纪 90 年代早期和后期，这一数据分别降到了 3.2% 和 1.1%[13, 65]。从 2000 年开始，死亡率保持在 1% 左右。外科医生的手术量和经验对患者术后临床结果具有积极的影响。从 1982 年至今，我们处置的食管癌患者数量已经接近 3000 例。

15.3.3.5 姑息治疗

随着各种治疗手段的出现，现在姑息手术已经很少需要。作为旁路手术——比如采用管胃或结肠实施的 Kirschner 旁路手术的补充，姑息性肿瘤切除的情况并不少见。另外，对一些经过筛选的患者，放疗合用或不合用化疗也常用作姑息治疗的方法 [66, 67]。还有许多内镜下的方法可用来缓解吞咽困难的症状，我们常采用的方法是自扩张的金属支架（SEMS）[68]。

15.4 小结

在香港，食管鳞癌依然是最具挑战性的恶性肿瘤之一。在过去 30 年里，食管癌的分期方法、手术技术和多学科治疗策略均取得了稳步的发展。同世界范围内的许多医疗中心一样，我们这里的食管癌患者术后死亡率也比较低。但是术后并发症发生率还比较高。尽管患者的长期生存时间也取得了进步，但是仍有较大的提升空间。针对这一致命疾病的更多根据临床数据或标记物实施的个体化治疗的策略还需要进一步的发展，更加有效的药物的有待发现，最终的目的就是延长患者的生存时间，并使他们的生活质量不断提高。

参考文献

[1] Ferlay J, Shin HR, Bray F,et al.Estimates of worldwide burden of cancer in 2008: GLOBOCAN 2008[J]. Int Cancer,2010,127（12）:2893–2917

[2] Hospital Authority.Hong Kong Cancer Registry. http://www3.ha.org.hk/cancereg.Accessed 20 Aug 2014

[3] Cheung HC, Siu KF, Wong J.A comparison of flexible and rigid endoscopy in evaluating esophageal cancer patients for surgery[J]. World Surg,1988,12（1）:117–122

[4] Fok M, Cheng SW, Wong J.Endosonography in patient selection for surgical treatment of esophageal carcinoma[J]. World Surg,1992,16（6）:1098–1103, discussion 1103

[5] Choi TK, Siu KF, Lam KH,et al.Bronchoscopy and carcinoma of the esophagus I. Findings of bronchoscopy in carcinoma of the esophagus[J]. Am Surg,1984,147（6）:757–759

[6] Choi TK, Siu KF, Lam KH, Wong J.Bronchoscopy and carcinoma of the esophagus II. Carcinoma of the esophagus with tracheobronchial involvement[J]. Am Surg,1984,147（6）:760–762

[7] Puli SR, Reddy JB, Bechtold ML,et al.Staging accuracy of esophageal cancer by endoscopic ultrasound: a meta-analysis and systematic review[J]. World Gastroenterol,2008, 14(10):1479-1490

[8] Lowe VJ, Booya F, Fletcher JG,et al.Comparison of positron emission tomography, computed tomography, and endoscopic ultrasound in the initial staging of patients with esophageal cancer[J]. Mol Imaging Biol,2005,7(6):422-430

[9] Dittler HJ, Bollschweiler E, Siewert JR.What is the value of endosonography in the preoperative staging of esophageal carcinoma? [J].Dtsch Med Wochenschr,1991,116(15):561-566

[10] Law S, Wong KH, Tong DK,et al.Standardized uptake value(SUV) in PET/CT for oesophageal cancer correlates with pathological stage and predicts R-category of resection[J]. Gut,2007,56(suppl 3):A223

[11] Lagarde SM, Maris AK, de Castro SM,et al.Evaluation of O-POSSUM in predicting in-hospital mortality after resection for oesophageal cancer[J]. Br Surg,2007,94(12):1521-1526

[12] Law SY, Fok M, Wong J.Risk analysis in resection of squamous cell carcinoma of the esophagus[J]. World Surg,1994,18(3):339-346

[13] Law S, Wong KH, Kwok KF,et al.Predictive factors for postoperative pulmonary complications and mortality after esophagectomy for cancer[J]. Ann Surg,2004,240(5):791-800

[14] Kuwano H, Nishimura Y, Ohtsu A,et al.Guidelines for diagnosis and treatment of carcinoma of the esophagus April 2007 edition: part I edited by the Japan Esophageal Society[J]. Esophagus,2008,5:61-73

[15] Allum WH, Stenning SP, Bancewicz J,et al.Long-term results of a randomized trial of surgery with or without preoperative chemotherapy in esophageal cancer[J]. Clin Oncol,2009,27(30):5062-5067

[16] Medical Research Council Oesophageal Cancer Working Group.Surgical resection with or without preoperative chemotherapy in oesophageal cancer: a randomised controlled trial[J]. Lancet,2002,359(9319):1727-1733

[17] Ando N, Kato H, Igaki H,et al.A randomized trial comparing postoperative adjuvant chemotherapy with cisplatin and 5-fluorouracil versus preoperative chemotherapy for localized advanced squamous cell carcinoma of the thoracic esophagus(JCOG9907) [J]. Ann Surg Oncol,2012, 19(1):68-74

[18] Herskovic A, Martz K, al-Sarraf M,et al.Combined chemotherapy and radiotherapy compared with radiotherapy alone in patients with cancer of the esophagus[J]. N Engl Med,1992,326(24):1593-1598

[19] al-Sarraf M, Martz K, Herskovic A,et al.Progress report of combined chemoradiotherapy versus radiotherapy alone in patients with esophageal cancer: an intergroup study[J]. Clin Oncol,1997,15(1):277–284

[20] Cooper JS, Guo MD, Herskovic A, et al.Chemoradiotherapy of locally advanced esophageal cancer: long-term follow-up of a prospective randomized trial(RTOG 85–01) [J]. Jama,1999,281(17):1623–1627

[21] van Hagen P, Hulshof MC, van Lanschot JJ,et al.Preoperative chemoradiotherapy for esophageal or junctional cancer[J]. N Engl Med,2012,366(22):2074–2084

[22] Fok M, Sham JS, Choy D,et al.Postoperative radiotherapy for carcinoma of the esophagus: a prospective, randomized controlled study[J]. Surgery,1993,113(2):138–147

[23] Chen J, Zhu J, Pan J,et al.Postoperative radiotherapy improved survival of poor prognostic squamous cell carcinoma esophagus[J]. Ann Thorac Surg,2010,90(2):435–442

[24] Xiao ZF, Yang ZY, Liang J,et al.Value of radiotherapy after radical surgery for esophageal carcinoma: a report of 495 patients[J]. Ann Thorac Surg,2003,75(2):331–336

[25] Law S, Fok M, Chow S,et al.Preoperative chemotherapy versus surgical therapy alone for squamous cell carcinoma of the esophagus: a prospective randomized trial[J]. Thorac Cardiovasc Surg,1997,114(2):210–217

[26] Lam KY, Law S, Ma LT,et al.Pre-operative chemotherapy for squamous cell carcinoma of the oesophagus: do histological assessment and p53 overexpression predict chemo-responsiveness? [J].Eur Cancer,1997,33(8):1221–1225

[27] Tong DK, Law S, Kwong DL,et al.Histological regression of squamous esophageal carcinoma assessed by percentage of residual viable cells after neoadjuvant chemoradiation is an important prognostic factor[J]. Ann Surg Oncol ,2010,17(8): 2184–2192

[28] Law S, Kwong DL, Kwok KF,et al.Improvement in treatment results and long-term survival of patients with esophageal cancer: impact of chemoradiation and change in treatment strategy[J]. Ann Surg,2003,238(3):339–347, discussion 347–338

[29] Tong DK, Law S, Kwong DL,et al.What is the appropriate timing for surgery after neoadjuvant chemoradiation for esophageal cancer[J]. World Surg,2011,35(Suppl 1): S172(0450)

[30] Law S, Kwong DL, Wong KH,et al.The effects of neoadjuvant chemoradiation on pTNM staging and its prognostic significance in esophageal cancer[J]. Gastrointest Surg,2006,10(9):1301–1311

[31] Weber WA, Ott K, Becker K,et al.Prediction of response to preoperative chemotherapy in adenocarcinomas of the esophagogastric junction by metabolic imaging[J]. Clin

Oncol,2001,19(12):3058-3065

[32] Lordick F, Ott K, Krause BJ,et al.PET to assess early metabolic response and to guide treatment of adenocarcinoma of the oesophagogastric junction: the MUNICON phase II trial[J]. Lancet Oncol,2007,8(9):797-805

[33] Ong GB, Lee TC.Pharyngogastric anastomosis after oesophago-pharyngectomy for carcinoma of the hypopharynx and cervical oesophagus[J]. Br Surg,1960,48:193-200

[34] Law SY, Fok M, Wei WI,et al.Thoracoscopic esophageal mobilization for pharyngolaryngoesophagectomy[J].Ann Thorac Surg,2000,70(2):418-422

[35] Cense HA, Law S, Wei W,et al.Pharyngolaryngoesophagectomy using the thoracoscopic approach[J]. Surg Endosc,2007,21(6):879-884

[36] Tong DK, Law S, Kwong DL,et al.Current management of cervical esophageal cancer[J]. World Surg,2011,35(3):600-607

[37] Wei WI, Lam LK, Yuen PW,et al.Current status of pharyngolaryngoesophagectomyand pharyngogastric anastomosis[J]. Head Neck,1998,20(3):240-244

[38] Lam KH, Wong J, Lim ST,et al.Pharyngogastric anastomosis following pharyngolaryngoesophagectomy. Analysis of 157 cases[J]. World Surg,1981,5(4):509-516

[39] Spiro RH, Bains MS, Shah JP,et al.Gastric transposition for head and neck cancer: a critical update[J]. Am Surg,1991,162(4):348-352

[40] Le Quesne LP, Ranger D.Pharyngolaryngectomy, with immediate pharyngogastric anastomosis[J]. Br Surg,1966,53(2):105-109

[41] Wei WI, Lam LK, Yuen PW,et al.Mucosal changes of the free jejuna graft in response to radiotherapy[J]. Am Surg,1998,175(1):44-46

[42] Chan JY, Liu LH, Wei WI. Early prediction of anastomotic leakage after free jejuna flap reconstruction of circumferential pharyngeal defects[J]. Plast Reconstr Aesthet Surg,2013,66(3):376-381

[43] Chu KM, Law SY, Fok M,et al.A prospective randomized comparison of transhiatal and transthoracic resection for lower-third esophageal carcinoma[J]. Am Surg,1997,174(3):320-324

[44] Law S, Fok M, Chu KM,et al.Thoracoscopic esophagectomy for esophageal cancer[J]. Surgery,1997,122(1):8-14

[45] Law S, Wong J.Use of minimally invasive oesophagectomy for cancer of the oesophagus[J].Lancet Oncol,2002,3(4):215-222

[46] Biere SS, van Berge Henegouwen MI, Maas KW,et al.Minimally invasive versus open oesophagectomy for patients with oesophageal cancer: a multicentre, open-label, randomized

controlled trial[J]. Lancet,2012,379(9829):1887–1892

[47] Law S.Is minimally invasive preferable to open oesophagectomy? [J].Lancet, 2012, 379(9829):1856–1858

[48] Law S, Arcilla C, Chu KM,et al.The significance of histologically infiltrated resection margin after esophagectomy for esophageal cancer[J]. Am Surg,1998,176(3):286–290

[49] Law SY, Fok M, Wong J.Pattern of recurrence after oesophageal resection for cancer: clinical implications[J]. Br Surg,1996,83(1):107–111

[50] Tong DK, Kwong DL, Law S,et al.Cervical nodal metastasis from intrathoracic esophageal squamous cell carcinoma is not necessarily an incurable disease[J]. Gastrointest Surg,2008,12(10):1638–1645, discussion 1645

[51] Fok M, Cheng SW, Wong J.Pyloroplasty versus no drainage in gastric replacement of the esophagus[J]. Am Surg,1991,162(5):447–452

[52] Lee YM, Law S, Chu KM,et al.Pyloroplasty in gastric replacement of the esophagus after esophagectomy: one-layer or two-layer technique? [J]. Dis Esophagus,2000,13(3): 203–206

[53] Law S, Cheung MC, Fok M,et al.Pyloroplasty and pyloromyotomy in gastric replacement of the esophagus after esophagectomy: a randomized controlled trial[J]. Am Coll Surg,1997,184(6):630–636

[54] Davis PA, Law S, Wong J.Colonic interposition after esophagectomy for cancer[J]. Arch Surg,2003,138(3):303–308

[55] Tong DK, Law S, Chan SY.Operative outcomes of colonic interposition in the treatment of esophageal cancer: a three decades experience[J]. Gastroenterology,2012,142(5):S-1075, Supplement 1

[56] Gawad KA, Hosch SB, Bumann D,et al.How important is the route of reconstruction after esophagectomy: a prospective randomized study[J]. Am Gastroenterol,1999,94(6):1490–1496

[57] Wong AC, Law S, Wong J.Influence of the route of reconstruction on morbidity, mortality and local recurrence after esophagectomy for cancer[J]. Dig Surg,2003,20(3):209–214

[58] Tong DK, Law S.Reconstruction after pharyngolaryngectomy and esophagectomy: challenges and outcomes[J]. Jpn Bronco Esophagol Soc,2013,64(2):65–70

[59] Biere SS, Maas KW, Cuesta MA, et al.Cervical or thoracic anastomosis after esophagectomy for cancer: a systematic review and meta-analysis[J]. Dig Surg,2011,28(1):29–35

[60] Law S, Fok M, Chu KM,et al.Comparison of hand-sewn and stapled esophagogastric anastomosis after esophageal resection for cancer: a prospective randomized controlled trial[J]. Ann Surg,1997,226(2):169–173

[61] Whooley BP, Law S, Alexandrou A,et al.Critical appraisal of the significance of intrathoracic anastomotic leakage after esophagectomy for cancer[J]. Am Surg,2001,181(3):198–203

[62] Lorentz T, Fok M, Wong J.Anastomotic leakage after resection and bypass for esophageal cancer: lessons learned from the past[J]. World Surg,1989,13(4):472–477

[63] Murthy SC, Law S, Whooley BP,et al.Atrial fibrillation after esophagectomy is a marker for postoperative morbidity and mortality[J]. Thorac Cardiovasc Surg,2003,126(4):1162–1167

[64] Tsui SL, Law S, Fok M,et al.Postoperative analgesia reduces mortality and morbidity after esophagectomy[J]. Am Surg,1997,173(6):472–478

[65] Whooley BP, Law S, Murthy SC,.Analysis of reduced death and complication rates after esophageal resection[J]. Ann Surg,2001,233(3):338–344

[66] Whooley BP, Law S, Murthy SC,et al.The Kirschner operation in unresectable esophageal cancer: current application[J]. Arch Surg 137,2002,(11):1228–1232

[67] Wong J, Lam KH, Wei WI,et al.Results of the Kirschner operation[J]. World Surg,1981,5(4):547–552

[68] Tong DK, Law S, Wong KH.The use of self-expanding metallic stents(SEMS) is effective in symptom palliation from recurrent tumor after esophagogastrectomy for cancer[J]. Dis Esophagus,2010,23(8):660–665

（宋伟安　译）

16

食管鳞状细胞癌：印度经验

C.S. Pramesh，George Karimundackal，Sabita Jiwnani

印度塔塔纪念中心医院　胸部肿瘤外科

【摘要】食管癌在印度男性和女性中均较为常见，居恶性肿瘤相关性死亡第四位。尽管近年来食管腺癌的发病率不断增加，但鳞状细胞癌仍是最常见的组织学类型（约占80%）。在印度，食管鳞状细胞癌（OSCC）的病因学比较独特，包括各种形式的烟草消费、饮酒、饮茶，营养和饮食习惯以及可能的人类乳头瘤病毒（HPV）感染。大部分患者在明确诊断时已处于疾病晚期，且全身状况较差。印度的 OSCC 诊断和分期方案与其他国家相似，不过还没有普遍使用 PET/CT 和超声内镜。早期疾病（T1/T2 和 N0）主要是单纯的外科手术治疗，对于可切除的进展期（T3/T4a 或 N+）患者，治疗方案通常采用新辅助化疗或新辅助放化疗后联合手术。不可切除或转移性疾病采用姑息放疗或食管支架置入术。外科手术根据外科医生的专业和经验有着极大的不同，经胸、经裂孔的食管切除或微创食管切除术均有采用。食管癌的研究主要集中在流行病学、病因学、初始治疗选择、新辅助和辅助治疗、外科技术、围手术期处理和姑息治疗上。印度食管和胃疾病学会（ISES）的成立有望推动印度全国的研究协作和规范化治疗。

【关键词】食管癌；鳞状细胞；印度

16.1　引言

　　食管癌是一种致死性疾病，在全球也是主要的癌症相关性死亡原因[1]。在全世界，尽管在过去三十年西方国家食管腺癌的发病率呈指数级增长，鳞状细胞癌仍是最常见的食管癌类型[2-5]。总的疾病谱呈现明显的地域性分布，食管鳞癌更常见于亚洲（如中国、伊朗、印度、日本和韩国），而食管下段和食管胃交界部腺癌更多见于北美和欧洲[3-5]。

16.2 印度食管鳞癌的流行病学、病因学、诊断和分期

16.2.1 印度食管鳞癌的流行病学

食管癌是印度男性第四位、女性第五位最常见的恶性肿瘤，预计 2008 年有 48000 例患者发病，也是印度第四位常见的癌症相关性死亡原因 [2]。与亚洲大部分地区相似，印度食管癌主要是鳞状细胞癌 [6, 7]，尽管近年来腺癌的发病率不断增加 [8]。在一项 16 年涉及 1000 例食管癌的回顾性研究中，患者按每 4 年的间隔分为 4 个队列，尽管中段是最常见的肿瘤发生部位，但第 4 个队列中的下段食管癌明显多于中段。然而，关于印度食管癌的流行病学和组织病理学情况变化，还没有开展过系统的前瞻性研究。对印度食管鳞状细胞癌发病率的地区性变化进行过观察，发现克什米尔山谷 [10] 和印度东北部的发病率明显更高 [11]。总体上，印度所有食管癌中鳞状细胞癌约占 80%，腺癌约占 20%。

16.2.2 病因学

印度的常见食管鳞状细胞癌（OSCC）危险因素包括吸烟、饮酒、同时吸烟饮酒、社会经济地位低、微量营养素摄入量不足、饮食因素和饮用热饮。印度的克什米尔山谷等某些高发病率地区的各种病例对照和其他研究表明，这些地区具有发生食管鳞癌的独特风险因素 [12-17]。在印度几乎全国各地都开展过研究，评估各种风险因素，包括烟草、酒精、饮茶和其他营养因素 [11, 18-26]。

16.2.2.1 烟草

印度的烟草消费与众不同，因为无烟烟草的使用量远超以吸烟形式消耗掉的烟草。在印度，一些无烟烟草产品很流行，且各个年龄层次的人都在自由消费 [27]。一项在超过 30 万成年人中的调查发现，30% 的人以某种形式消费烟草，超过 20% 的人咀嚼烟草或印度口香糖。嚼烟被认为是引发食管鳞癌的重要危险因素之一 [11, 18-21]。Dar 和同事们通过一项包含 702 例病例和超过 1600 个对照者的病例对照研究发现，吸烟不是克什米尔山谷地区的主要食管癌风险因素 [17]。然而，无烟烟草（NASS）消费和吸水烟会显著增加风险 [17]。NASS 咀嚼会增加食管鳞状细胞癌风险，OR 为 2.88。曾经的吸水烟史也会增加 OSCC 风险（OR 1.85；95% CI 1.41 ～ 2.44）。他们还发现了吸水烟的强度、持续时间和累积量之间的关联 [17]。

在印度南部进行的一项研究发现，吸烟和嚼烟都会增加食管鳞癌的风险，风险比分别为 2.8 和 2.5 [21]。另一项研究发现，消费槟榔叶烟的风险为 3.16 倍，消费一种印度廉价烟比迪烟的风险为 1.95 倍 [18]。在一项有 343 例病例和 686 名对照者的病例对照研究中，Nandakumar 和同事们 [19] 发现，嚼槟榔会增加中段患食管癌的风险；相反，嚼烟草会增

加下段食管的病变风险[19]。东北部阿萨姆邦（印度食管癌发病率最高的地区之一）的一项研究发现，嚼槟榔可导致比吸烟和饮酒更高的患食管癌风险[11]。与不嚼槟榔的人相比，每天嚼槟榔超过 20 次的人中男性的调整优势比为 13.3，女性为 8.4[11]。本章作者们所在医疗中心开展的一项病例对照研究包含 442 例食管癌病例和 1628 例住院对照病例[20]，收集了嚼烟、吸烟、饮酒习惯和饮食习惯的有关数据。结果表明，嚼槟榔叶者的超额风险比仅略高于烟草，为 1.1 倍，印度廉价香烟比迪烟民为 1.8 倍，吸烟者为 2 倍[20]。

16.2.2.2 酒

从频率和消费量的角度看，饮酒在印度不如世界上其他地区普遍[28, 29]；但这是印度已知的食管癌的病因之一。在印度南方实施的一项病例对照研究中，共包含 500 多名食管癌患者和 1700 多名对照者，研究显示饮酒会将风险增大 3 倍以上[23]。观察到了饮酒持续时间和平均每日饮酒量与 OSCC 之间的明显的剂量—反应关系。在分析的所有类型的酒类产品中，本地酿造的一种亚力酒的风险最高，是对照者的 4.5 倍[23]。其他种类的酒（杜松子酒、朗姆酒、威士忌和白兰地）的饮用没有显著增加风险，但这可能与饮酒量而不是酒的种类有关，这些种类的酒的价格远远高于亚力酒。在印度南方开展的另一项研究中，发现饮酒者的风险较对照组高 3.5 倍[21]。作者所在医疗中心开展的一项研究发现，饮酒者的风险为对照组的 1.8 倍，而在喀拉拉邦开展的一项病例对照研究显示，经常饮酒者的风险增加到 2.33 倍[24]。几乎所有评估过烟草、吸烟和饮酒影响的研究都发现，饮酒会使食管癌风险升高至 1.8 ~ 3.5 倍。

16.2.2.3 膳食因素

多食用蔬菜、水果和其他植物性食物且少食动物脂肪可以减少患癌症的风险，这种观点已获得广泛认同[30]。全印度医学院进行的一项病例对照研究发现，绿叶菜食用量少、其他蔬菜食用量少和饮酒是食管癌风险增加的三个因素[25]。其他研究人员也发现，如果少食用绿叶蔬菜和水果，多食用辛辣、煎炸和热烫的食物、饮料，风险也会增加[18, 26]。在印度阿萨姆邦开展的一项病例对照研究发现，食用辛辣食物、热烫食物及饮料与食管癌风险的增加呈正相关，而绿叶蔬菜和水果可预防食管癌[11]。消费当地制作的 Kalakhar 等食品的风险为对照组的 8 倍。

在克什米尔地区，饮用盐茶与食管癌风险增加相关，这里 90% 的患者都曾饮用盐茶[12]。盐茶致癌活性机制的原因是亚硝基化合物的存在，该类物质由于这种饮料独特的酿造方式和盐的存在而具有活性。在高温下饮用而对食管黏膜造成的热损伤也可能是原因之一[13]。在克什米尔地区普遍食用的晒干蔬菜和辣椒中的亚硝酸胺水平很高[31]。作者所在的医疗中心开展的研究发现，饮茶会将风险增加 4 倍[20]。他们还发现，食用鲜鱼可将这种风险降低 20%。

在查谟开展的一项有 200 对病例的对照研究评估了作为食管癌风险因素的饮食特点的作用[14]。在膳食和生活方式风险因素中，鼻烟最高（OR=3.86，95% CI=2.46～6.08），其次是盐茶（OR=2.53，95% CI=1.49～4.29）、吸烟（OR=1.97，95% CI=1.18～3.30）、晒干的食物（OR=1.77，95% CI=1.10～2.85）和红辣椒（OR=1.76，95% CI=1.07～2.89）[14]。在印度南方进行的一项研究中，泡菜消费的优势比为 2.5[21]。

16.2.2.4 较低的社会经济地位

一些研究发现了食管鳞状细胞癌风险与较低的社会经济地位之间的联系。在克什米尔地区开展了一项病例对照研究，以评估多个社会经济地位指标与食管鳞癌之间的关系[15]。按照年龄、性别和居住区，共将 703 例经过组织学确认的 OSCC 病例与 1664 例对照病例匹配。运用多因素相关分析，按照是否拥有多种家电，构造了综合财富评分。高等教育、住设计建造的房子、用液化气与电做饭和更高的财富评分与食管癌风险呈负相关。与农民相比，在政府机构或工商部门工作的人的食管鳞状细胞癌风险更低。他们还发现，不良口腔卫生习惯与食管癌发病风险增加之间呈负相关，这表明可将口腔卫生作为社会经济地位的替代指标[15]。

16.2.2.5 遗传因素

克什米尔地区一项分析了 55 名食管鳞状细胞癌患者 TP53 突变的研究发现，在 36.4% 的（20/55）肿瘤中存在突变。另一项研究分析了在诱导多种肿瘤抑制基因启动子高甲基化中，各种习惯性因素及 GSTM1/GSTT1 基因多态性之间的交互作用[33]。在有 130 例对照病例的 112 例病例中，在嚼烟使用者中观察到比非嚼烟使用者高得多的研究基因的高甲基化率（$p < 0.01$）[33]。

其他的研究还发现，在食管鳞癌患者受试者中，p53 基因蛋白过度表达和改变的发生率很高，并将更高的表达率与更高的辣椒摄入量关联起来[34]。这些结果得到了其他工作人员的证实，他们发现，克什米尔河谷的单纯种族人群中食管癌患者的体细胞染色体突变（尤其是在 TP53 基因的外显子 6 中）与持续暴露于各种常见的饮食风险因素（尤其是热烫盐茶、肉、烤面包和"Hakh"，其中亚硝胺含量高）和家族癌症病史密切相关。

16.2.2.6 人乳头瘤病毒（HPV）的影响

人乳头状瘤病毒在诱发食管癌中的作用尚不清楚。各种研究表明，在 15%～80% 的食管癌标本中存在 HPV[36]。印度很少量的研究显示出中、高程度的 HPV 阳性率，但这些结果存在冲突，且这种病毒的致病作用尚不清楚。一项小规模的研究评估了有配对样本的 23 名患者的 OSCC 肿瘤及邻近黏膜中的 HPV 感染发生率 [37]。他们发现，食管癌患者中的 HPV 阳性率为 87%，在吸烟者中该发生率更高 [37]。另一项研究在 46% 的食管非角化性鳞状细胞癌中发现了 HPV-DNA，而在食管角化性鳞状细胞癌或腺癌中未发现，因此假设与这种亚型的 OSCC 存在病因学关系是合理的 [38]。

16.2.3 诊断

在印度，大多数患者在就医时已处于疾病进展期 [39, 40]。印度使用的食管癌诊断和分期检查方法包括双重对比吞钡、上消化道胃镜检查及活检、胸部与上腹部增强 CT（CECT）扫描、PET–CT 扫描、超声内镜（EUS）和光导纤维支气管镜检查。在疑似食管癌患者的诊断和分期过程中，印度使用的随诊常用检查方法包括疾病的内窥镜成像、组织病理学确认和采用胸部和腹部增强 CT（CECT）的分期。仅有具有相应基础设施和专业知识的医疗中心使用内镜超声、PET/PET–CT 等其他诊断方法。光导纤维支气管镜检查用于排除预定接受治愈性治疗的中上段食管癌患者气管支气管没有受侵。

16.2.3.1 吞钡

在印度，对许多吞咽困难患者的初步诊断检查方法就是吞钡。虽然吞钡能提供病变部位、长度和范围的有关信息，但无助于获取组织学诊断，并且正常的吞钡检查结果可能导致漏诊。因此，作者所在的医疗中心很少在疑似食管癌患者的诊断评估中采取吞钡手段。然而，在内镜诊断手术前却在初级健康中心例行采取这种检查。

16.2.3.2 内窥镜检查

纤维上消化道内镜检查，可对从环咽部到胃食管结合部、胃和十二指肠进行全程可视化观察明确病变范围，帮助制订治疗计划（外科手术或腔内近距离放疗），并且还有助于通过对异常部位和肿瘤的活检，明确组织学诊断。作者所在的和其他一些医疗中心还用这种方法来同步引入鼻胃管，对患有 3 级以上吞咽困难的患者进行肠内营养。

对于通过内窥镜检查进行食管癌细胞学和病理诊断，印度已经开展过许多研究。一项研究评估了刷片细胞学检查在有上消化道症状的 100 名患者中的实用效果及其与活组织检查的关系 [41]。在超过 80% 的病例中发现了细胞病理学相关性，并且这项研究还得出结论，刷片细胞学检查是评估和筛选上消化道病变的一种有效方法，可以用于快速诊断，将给患者造成的不适感控制在最低限度 [41]。另外两项研究比较了细胞学检查和活检在证实食管癌诊断方面的敏感性和特异性 [42, 43]。两项研究均得出结论，细胞学检查可提高诊断效能，但也强调，不能用单独细胞学检查取代组织学检查，因为其假阳性率较高 [42,43]。一项小规模研究评估了 48 名食管癌患者，以评估获得最高检出率所需的最佳活检标本数量[44]。从每个患者收集了 8 份标本，用前两份标本得出的病例阳性诊断率为 95.8%，第五和第六份标本将阳性率增加到了 100%。

16.2.3.3 超声内镜

治疗计划的制订离不开对食管癌的准确分期。超声内镜有助于看清食管壁的各个层面，与 CT 和（或）PET 组合是一种实用的分期方式。超声内镜引导下的细针穿刺活检可获得可疑转移淋巴结（如腹腔内淋巴结）的组织病理学诊断。但对于发生梗阻的患者不能实施超声内镜检查。内镜下黏膜切除术可用于肿瘤未侵及固有层而仅限于黏膜的浅表性食管癌。超声内镜对局部肿瘤浸润和区域淋巴结受累的分期效果优于 CT。超声内镜在评估新辅助化疗或放化疗后的残余食管疾病方面的作用还没有得到充分的证实，因为这种技术不能可靠地鉴别炎症和残留 / 复发性疾病引起的纤维化。然而对确诊的食管癌患者常规使用超声内镜仍有争议，因为其在所有情况下影响治疗决策的作用尚未得到证实。此外，由于设备和基础设施的普及率有限，所以许多医疗中心尚未开展这项技术。

16.2.3.4 胸部和上腹部增强 CT 扫描

胸部和上腹部 CECT 扫描被广泛用作食管癌的基础分期手段。在印度，CECT 扫描可在食管癌的治疗前评估中，非常准确地探明肿瘤的"T"分期、对周围结构的侵袭和远处转移，但不能有效地确定淋巴结转移[45]。对气管支气管树侵袭的诊断准确率达到了 96%，而对主动脉和心包侵袭病例的预测率可达 85% 以上。以前的研究也表明，对接受外科手术的食管癌患者使用 CT 是有效的[46, 47]。

16.2.3.5 正电子发射断层扫描（PET/PET-CT）

将 CT 与 PET 相结合获得了比单独的任何一种方式更好的特异性和敏感性，并且这种组合方法可在一次检查中同时提供功能和形态方面的详情。局部晚期食管癌的治疗方法包括行新辅助治疗（单独化疗或联合放疗）后行外科手术。准确的分期很重要，因为这可以避免在转移性疾病的治疗中由治疗引起的不必要的并发症和毫无获益的胸廓切开术。一项小规模的研究采用增强 CT 及 2 周后施行的 PET/CT 的方法，评估了 28 名食管癌患者[48]。相比于 CECT，PET/CT 将 9 名患者升期，其中 7 名（25%）被正确升期，两名（7.14%）被错误升期。他们的结论是，PET/CT 提高了分期的能力，可以检测出 CECT 漏掉的 25% 患者的远处转移[48]。在没有任何形态学疾病证据的情况下，检测到了肌肉转移等罕见转移部位[49]。

表 16.1 汇总了各种成像方式[50]在食管癌诊断中的临床实用性和准确性。

表 16.1　各种食管癌分期方式的临床实用性和准确性

检查方法	临床实用性	总体准确性（%）
CT（胸、腹部）	对局部结构（气管、主动脉）的侵袭	≥90
	转移性疾病	≥90
内镜	局部肿瘤（T）分期（取决于手术员）	80～90
超声内镜（使用或不使用淋巴结细针穿刺活检）	局部肿瘤（N）分期（取决于手术员）	70～90
正电子发射断层扫描	转移性疾病，评估对新辅助治疗的反应	≥90

16.2.4　分期

TNM 分期是最重要、最可靠的预后变量之一。标准化和准确的癌症分期对于统一地报告和比较来自各个医疗中心的结果很重要。这还决定了采取根治性还是姑息性的治疗意向。其基础是临床检查和通过成像手段获得的信息：CT/PET–CT 和（或）超声内镜（EUS）。AJCC 第七版 TNM 分期于 2009 年生效[51]。

对第六版的主要修改包括：

1. 纳入胃食管结合部肿瘤和侵及食管的近端 5cm 范围内的胃肿瘤。

2. 将 T4 细分为 T4a（可切除肿瘤侵袭）和 T4b（不可切除癌症侵袭）。

3. N 分期依据阳性局部淋巴结数量进一步细分（N1，1～2 个结；N2，3～6 个结；N3，≥7 个结）。

4. 根据远处转移的存在重新定义了 M 分期，并删除了非区域淋巴结这个术语。

5. 加入了组织学分级和肿瘤位置。

6. 腺癌和鳞状细胞癌的单独分期。

新的分期系统已经显示出相同分期组内的显著同质化和不同分期之间良好的生存曲线分离。作者也欢迎区分可手术切除（T4a）和不可手术切除肿瘤（4B）的做法。然而，虽然第七版在预测上具有明显的优越性，但其不是非常适合基线临床分期或接受过围手术期治疗的患者的分期。这是因为对淋巴结数目而非解剖位置的重视和组织学分级的引入给可手术切除的分期带来了极大的困难，极有可能产生不准确的结果。此外，分期划分所依据的大多数数据来自以腺癌为主的西方国家，同样的分期预后分离是否也适用于食管鳞癌还有待观察。

16.2.5　塔塔纪念中心的经验

作者所在的单位塔塔纪念中心是印度最大的三级癌症中心，也是治疗食管癌的高手术量中心。每年接诊新食管癌患者数介于 1200 和 1300 之间，大多数患者就诊时已处于疾病晚期或消瘦状态，已经用不上可治愈性治疗。食管鳞癌以 80：20 的比率占主导，最常见的肿瘤部位是食管的下段。对具有良好功能状态的患者采取的典型诊断检查包括含疾病与活检匹配的详细纤维上消化道内窥镜检查、使用了造影剂的 PET–CT 扫描、含一氧化碳弥散系数（DLCO）的肺功能测试和心功能评价。在中上段食管病变以及有明显声音改变的患者中施行纤维支气管镜检查；对于在 CECT 扫描（确定适合前期手术的早期疾病）早期病变的患者或在新辅助治疗后有临界可切除病变的患者，选择性地施行了内镜超声扫描检查。对于已经消瘦和不适合根治性治疗的患者，以及有明显转移性疾病的患者，则不采取这种诊断检查方法。因并发症而有高手术风险的患者接受彻底的心肺功能评估，并在"高危患者多学科会诊小组"特别会议上讨论该患者的术前最佳检查手段，该小组包括外科医生、重症监护医师与重症监护专业人员、麻醉师和肺病科医生。本章下一小节将讨论首选的治疗方法。

16.3　印度食管鳞癌的治疗

16.3.1　治疗

印度是一个幅员辽阔、人口众多、资源严重不足的国家。不同地区的设施和专业技术拥有情况参差不齐，要实现治疗过程的标准化很困难。虽然在全国建立的 27 个地区癌症中心部分解决了这个问题，但是城乡差别和各中心之间的治疗差异仍然很大。作者们所在的医疗中心和印度医学研究理事会（ICMR）做出了最大努力，专门针对印度的专业知识和基础设施的地区差别，制定统一的食管癌治疗指南。该指南的核心建议之一就是建立多学科的食管癌管理小组。印度一些大型癌症中心有包括外科、肿瘤内科和放射肿瘤科医生的多学科小组，但是多家其他医疗中心都没有。最大的难题之一是无论患者的初诊医生是外科医生、胃肠病科医生、肿瘤内科或放射肿瘤科医生，都保持相同的治疗和决策标准。

16.3.1.1　患者评估

对患者的初步评估包括身体（ECOG 评分）状况、口腔卫生、营养和心肺状态的评估。鉴于印度的情况，这是特别重要的，因为患者在就诊时，一般已经处于晚期和很差的健康状况。一般仅选择 ECOG 评分（PS）为 0 或 1 的患者进行根治性治疗。有必要评价口腔卫生，因为印度很流行嚼烟 [27, 29]，并且有可能存在共存的口咽恶性肿瘤。由于大多数患者就诊时有明显的吞咽困难和某种程度的营养不良，因此营养状况的评估及尽早启动康复至关重要。肠内途径是首选的营养康复途径，因为这具有保持肠道功能的内在优势，并且这种给药方式很容易，并发症发生率低于肠外营养方式 [52]。所有被安排接受根治性治疗的患者均接受全面的心肺状况评估，包括肺功能测试（PFT）、二维超声心动图和仅在特定病例中采取的心脏负荷试验。对于被安排接受根治性治疗的所有患者，在胸科医生和物理治疗师的积极参与下，从一开始就启动肺康复。一旦诊断出食管癌，总会尽早启动胸部物理治疗，并建议戒烟、戒酒。

16.3.1.2 管理原则

一般而言，治疗决定依据病变的解剖位置、疾病分期和患者的功能状态。作者们一再强调患者的功能状态，这主要是因为在印度，对于很大比例的健康状况差的患者，都排除在治愈性治疗之外。对于食管上段（即距环咽部5cm以内）的病变，根治性同步放化疗是一种首选的治疗策略，而对于食管中段和下段的病变，则外科手术是首选的治疗方法。对食管中、下段的早期病变（T1/T2，N0）通常采取单纯外科手术治疗方式。虽然内镜下黏膜切除术（EMR）引起的并发症少，但在印度没有被广泛采用，这主要是因为只有极少数患者在就诊时处于适合该手术的疾病期，并且仅在全国少数几家医疗中心的有限的专家掌握这项专业技术。局部晚期疾病（T3/T4，N+）患者会接受综合治疗，一般是新辅助化疗[53, 54]或新辅助放疗后行手术。转移性疾病患者一般接受姑息性放疗或食管支架植入或两者联合的疗法，很少接受姑息性化疗。

16.3.2 外科手术

外科手术是中、下段食管癌的首选治疗方式[55-58]。印度大多数早期（T1/T2，N0）患者接受的是直接手术，而局部晚期患者接受新辅助治疗后行外科手术的治疗方式。在罕见情况下，对接受根治性放化疗后有残余疾病的患者进一步采取食管切除术，但这样做的代价是术后并发症明显增加。尽管外科手术在食管癌根治性治疗中的作用得到了证实，但关于规范的食管癌切除术中淋巴结清扫的方法、范围和标准尚未形成共识。这其中的部分原因可能是印度没有针对特定器官的外科手术培训项目。在印度，施行食管切除术的外科医生来自各种专科，包括普通外科[55, 56]、胃肠外科[57]、胸外科[58]和肿瘤外科[59]。

16.3.2.1 方法

大多数胸外科医生和肿瘤外科医生认为，标准的方法是主要通过改良McKeown三切口手术完成的经胸食管切除术，而大多数普通外科医生和胃肠外科医生则首选经裂孔方法，对于下段食管肿瘤尤其如此[55-59]。在一个包括18年间在全印度多个医学中心施行的367例经裂孔食管切除术的大系列研究中，5年总生存率为38%，术后死亡率为12%。因为没有强有力的证据可以表明一种方法比另一种方法好，所以在印度，这两种方法都被广泛应用。高手术量肿瘤中心更倾向于经胸手术，在这些医疗中心，对于肺功能低下或有大面积肺纤维化因而不能接受经胸切除术的患者，施行了作为妥协手术的经裂孔切除术。

16.3.2.2 淋巴结清扫术

跟在世界上其他许多地方一样，施行淋巴结清扫术来治疗食管癌是一个有争议的话题[60]。主要施行经胸食管切除术的肿瘤外科医生更重视大范围的淋巴结清扫。大多数做经胸食管切除术的外科医生均认为隆突下淋巴结清扫或标准二野清扫是淋巴结清扫的标准。在印度，仅有极少数高食管外科手术量的中心常规施行三野淋巴结清扫术。需要权衡更多范围的根治性淋巴结清扫术增加术后并发症发生率，主要是喉反神经麻痹和肺部并发症的增加。相反，通过经裂孔食管切除术获得的淋巴结数量较低，通常仅限于食管周围淋巴结。不过如前所述，在高手术量的医疗中心，仅施行妥协性经裂孔食管切除术。

16.3.2.3 微创手术

印度外科医生很早就采用了微创食管切除术。少数高手术量的医疗中心公布的数据显示，微创方法在减少肺部并发症和术中出血量方面的效果更好[57, 59, 61–63]。比较微创食管切除术与开放式切除术的一项前瞻性研究显示，在淋巴结清扫（9.5 与 7.3）、手术时间（312 分钟与 262 分钟）、平均出血量（276 mL 与 313 mL）和并发症（26.5% 与28.6%）方面，两种方法的效果相似。一个包含 463 例胸腔镜食管切除术的更大系列研究[57] 显示，并发症发生率（16%）和手术后死亡率（0.9%）更低。然而，这些研究均没有提供远期（生存）的结果数据。印度不同的手术小组使用不同的患者手术体位来施行胸腔镜食管切除术，包括侧卧、俯卧位，近来外科医生还更愿意选择半俯卧位。俯卧或半俯卧位的优点是，不需要分隔肺即可进行胸腔镜手术，而侧卧位则提供了进行上纵隔根治性淋巴结清扫的更好方式。作者更愿意选择侧卧方法施行微创食管切除手术。食管癌机器人手术已经开始在印度得到使用，但目前仅有少数医疗中心采用。一项含 32 例机器人食管切除术[64] 的系列研究显示，其结果与胸腔镜食管切除术相当。不过，也没有显示出相对于胸腔镜食管切除术的明显优势。

16.3.2.4 重建

胃是重建的首选器官，在不能使用胃的情况下，首选的替代是结肠，左右均可。后纵隔是最常用的重建路径，只有在考虑对患者行术后纵隔放疗或医生采取从腹部开始的经胸食管切除术时，才使用胸骨后路径。一项小规模随机研究共包含 49 名患者，比较了后纵隔和胸骨后重建方法[65]，该研究发现，这两种路径的结果相似。通常采取吻合器或手缝的方法，在颈部施行吻合术[66]。这两种方法都在印度得到了全面采用，具体选择取决于外科医生的偏好和费用限制。本章下文中的一个小节描述了一些吻合方法。

16.3.3　多学科综合治疗

印度对食管癌进行多学科综合治疗的时间较晚。主要原因可能是多学科团队的建立时间较晚，以及担心印度患者一般都比较虚弱，不能很好地耐受多种治疗方式。由于当前支持新辅助治疗的证据非常有力，对可手术的局部晚期食管癌患者采取了新辅助化疗[53, 54]或新辅助放化疗。常用的化疗方案包括由顺铂联合氟尿嘧啶或顺铂联合紫杉醇的双联疗法，少数医疗中心甚至使用顺铂、氟尿嘧啶和紫杉醇或多西紫杉醇的三联疗法，后者反应率较高，但问题是并发症发生率也较高。普遍遵循的时间表是每3周一次给药3个疗程，在最后一个化疗疗程后4～6周用CT扫描成像进行再评价并施行外科手术。从耐受性和预定治疗完成情况看，新辅助化疗的结果都很鼓舞人，但是没有远期效果数据。新辅助放化疗在印度也正在迅速普及。最常用的方案是CROSS方案，即在5周内，分割为23次、每次1.8 Gy，给予41.4 Gy的放疗，同步每周给予化、50 mg/m^{2}紫杉醇和AUC 2的卡铂。大多数中心在选择这一方案的患者时都是很严格的，早期结果非常令人满意。

在食管切除术后，并不例行采取术后放疗或放化疗。辅助放疗仅用于切缘阳性患者，偶尔也用于新辅助化疗后有明显残余转移性淋巴结的患者。

16.3.4　放化疗

放化疗是上段食管癌和不能手术切除的中、下段局部晚期癌症的主要治疗方式。这也是医学上不能手术或不愿接受手术治疗的患者的首选治疗方法。使用得最广泛、并得到良好耐受的治疗方案包括在6.5周内分33次的66 Gy放疗，同时给予5～6个疗程的每周一次的35 mg/m^{2}顺铂[67]。在有腔内近距离治疗设施的医疗中心内，放疗方案可改为5周内分为25次的50Gy的远距离疗法，然后在2周后，接受2次12Gy高剂量近距离治疗，而化疗方案不变。施行的并行化疗方案有多个，包括每3周一个疗程的顺铂联合氟尿嘧啶，以及每3周一个疗程的紫杉醇联合顺铂再加标准剂量的放疗。

16.3.5　姑息治疗

对就诊时有转移性食管癌的患者的管理重点是吞咽困难的早期缓解治疗。对于有转移性疾病，但吞咽困难为3级或以下的患者，采取联合或不联合支架置入的姑息性放疗[68]。对需要立即缓解的绝对吞咽困难患者采用食管支架治疗，使用得最普遍的是自膨式金属支架[69]。一些医疗中心对转移性和局部晚期食管癌采取腔内放射治疗，更快和持续地缓解了吞咽困难[70]。很少对患有阻塞气管支气管树和食管的大块病变的患者采用双支架，即气管和食管支架。

16.3.6 塔塔纪念中心的经验

在作者所在的医疗中心，可对早期（T1或T2，N0）疾病患者采取直接手术治疗，而对较晚期（T3或T4a或N+）疾病患者采取新辅助化疗（NACT）或放化疗后手术切除（NACTRT）的治疗方式。虽然对大多数患者采取的默认选项是NACT，但目前对于符合条件的患者，则在一个比较两种策略的Ⅱ期试验中，将其随机分组。图16.1汇总了诊断检查和治疗指南。在过去10年中，施行了超过1700例食管癌外科手术。首选的手术是三切口的经胸食管切除术，对于边缘状态适合手术或大面积肺纤维化的患者，也偶尔施行作为妥协手术的经裂孔食管切除术。对于所有病变位于隆突以上的患者，以及有影像学或代谢转移性隆突以上淋巴结转移的患者，均行选择性三野淋巴结清扫术。没有这些特征的患者被随机安排参与一项比较标准二野和选择、根治性三野淋巴结清扫术的试验。对大约一半的接受经胸食管切除术的患者施行了微创食管切除术[胸腔镜和（或）腹腔镜]。首选的替代器官是胃，后纵隔是最常见的重建途径，在颈部行胃食管三角吻合，在术中放置鼻肠管以便进行术后肠道喂养。

术前准备包括胸部物理疗法、激励肺量测定法和营养康复，并同步戒烟。在手术前12小时开始预防深静脉血栓形成（DVT），并持续到手术后。在术前给予预防性抗生素，并在术中每3小时重复一次，但在术后并未规律性地持续给予。对大多数患者在术后立即拔管，并将其转移到恢复病房，而不是重症监护室。在转到恢复病房后，很快开始物理治疗和主动活动。术后第一天的早晨开始肠内（鼻肠）营养，到手术后第二天晚上，逐渐增加到全量肠内营养。术后的第二天夹闭鼻胃管，如果胸片显示无胃管扩张，则在当晚拔除。术后第五天常规喉镜检查声带状况，术后第六天开始使用口服流质。开始口服之前不做造影，术后第八天进食固态食物。无并发症的患者在术后第10天出院。术后严重并发症发生率和死亡率分别为19.9%和5.9%。常见的术后并发症有肺部并发症（27.1%）、吻合口瘘（8.8%）、声带麻痹（31.4%，其中6.3%为永久性麻痹）和胸导管损伤（1.3%）。患者行完全食管切除术后的5年生存率为42%，中位生存期36个月（95%置信区间，25.5～46.5个月）。

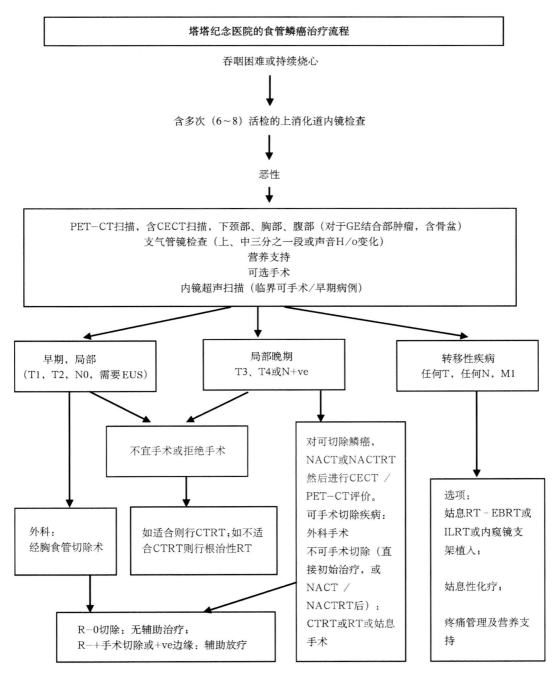

图 16.1 塔塔纪念医院的 OSCC 治疗方案

16.4 印度的食管癌研究

印度食管癌的研究历史很长。食管癌研究主要关注可能的病因和与食管鳞癌的关系、该病的主要治疗方法、外科手术方法的改进、新辅助与辅助治疗的作用和姑息治疗选项。

16.4.1 流行病学研究

克什米尔河谷是食管鳞癌的高发区，在此开展的流行病学研究证明，较低的社会经济地位是一个独立的风险因素[15]。一项经过年龄、性别和地区匹配的大型对照研究显示，更高的教育和财富状况与 OSCC 风险呈很强的负相关关系。这项研究同时还证实了吸"水烟"和"NASS 咀嚼"对食管鳞状细胞癌的可能病因作用，优势比分别为 1.85 和 2.88 的[17]。在一项评价 OSCC 中的人乳头瘤病毒（HPV）菌株发生率的小规模研究中，研究人员发现，高比例（87%）的 OSCC 患者携带有高危型 HPV 菌株[37]。HPV 病毒株和 OSCC 之间的关联已经得到证实，研究为持久性致癌病毒导致癌症形成的假说找到了证据，但是仍然需要一项更大规模的研究，以便充分证实这种因果关系。在一项关于 OSCC 中表观遗传学、遗传和环境相互作用的研究中，发现嚼烟者的研究的所有 4 种基因（P16、DAPK、BRCA1 和 GSTP1）的甲基化频率均高于不使用烟的人[33]。逻辑回归分析发现，嚼食槟榔、饮酒和 GSTT1 空白基因型具有最大的无启动子高甲基化 OSCC 风险，而嚼烟、吸烟和空白 GSTT1 变体与有启动子高甲基化的 OSCC 有关[33]。

16.4.2 主要治疗方法

作者所在的医疗中心开展了旨在比较局部食管癌的手术与根治性放射治疗的两项随机试验[71,72]之一。虽然这项试验的主要目的是评估接受手术或放疗的患者的生活质量，但其证实了甚至在总生存率方面，外科手术也远胜于放射治疗[72]。这项研究将 99 名患者随机分配到单纯手术组（n=47）或单纯放疗组（n=52）。手术组的关于疾病特有症状的效果（主要效果）始终都更好；具体而言，手术组的吞咽质量（食管癌治疗的一个重要终点）明显优于放疗组。手术组的次要终点——生存率远远优于放疗组（p=0.002）[72]。到目前为止，这是为了解决这个重要问题的仅有的两项随机试验[71,72]之一。

16.4.3 新辅助治疗

一项小规模随机试验比较了联合或不联合新辅助化疗的经裂孔食管切除术后的生活质量（QOL）效果[54]。作者们利用经过验证的 EORTC QLQ C-30 和 OES-18 问卷，发现所有患者的生活质量（QOL）在术后均有改善，包括功能、总体健康和症状量表；此外，结果还表明，接受新辅助化疗和手术的患者的生活质量比接受单纯手术治疗的患者更好[54]。目前，作者所在的医疗中心正在开展一项 II 期随机试验，比较新辅助化疗和新辅助放化疗（然后均行根治性手术）。

16.4.4 外科试验

已经进行过关于外科技术及其不同方法的大量试验。其中包括用带蒂大网膜加强食管—胃吻合[73]、各种吻合方法[74]和重建路径[65]。此外，还开展了对微创食管切除术[57, 59, 61-63]和机器人食管切除术[64]的观察性研究。

对 49 名患者进行了一项小规模的随机试验[65]，比较前纵隔（胸骨后）（$n=24$）与后纵隔（$n=25$）重建路径的效果。两个组的手术持续时间（235 分钟与 225 分钟）和失血量（531mL 与 538mL）相似。同样，胸骨后和后纵隔路径之间也无以下各方面的显著差异：手术刚结束后的肺部（45.8% 与 48%）和心脏并发症（25% 与 20%）发生率、吻合口瘘（16.7% 与 16%）、住院时间（15 天与 17 天）和死亡率（12.5% 与 4%）[65]。两个组的狭窄率、吞咽困难、误吸、反流和体重下降等远期效果也相似[65]。一项小规模研究包含的患者接受过食管切除术和颈部吻合术，这些患者被随机分配到主要终点为无幽门引流组或含胃排空的幽门成形术组[75]。这项研究表明，两组的胃排空均延迟，不过幽门成形术组的延迟现象稍微轻一些。两组均有胃排空延迟的后遗症，作者们认为，胸胃导致胃排空延迟，而幽门成形术未能防止这种现象的出现[75]。

16.4.4.1 吻合技术

一项随机试验[73]评估了在食管—胃吻合术中增加带蒂大网膜包裹是否会降低吻合口瘘的发生率。接受根治性切除术的患者（63% Ivor Lewis，37% 经裂孔食管切除术）被随机分到带（$n=97$）或不带（$n=97$）大网膜包裹的传统吻合术（手工方法行食管—胃端侧吻合）。有大网膜包裹的患者的吻合口瘘发生率明显降低（3.1% 与 14.4%，$p=0.005$）[73]。Ivor Lewis 和经裂孔食管切除术组均有这种差别。另一项随机试验评估了在吻合口部造一个较宽的横截面积是否会降低吻合口瘘和狭窄的发生率[74]。将 100 名患者随机分到对照组（在胃前壁上施行端侧食管—胃吻合，不去除新月形胃壁）或实验组（在从胃前壁去除新月形胃壁后，施行端侧食管—胃吻合）。在采取改进（更宽吻合）方法的情况下，吻合口瘘（4.3% 与 20.8%，$p=0.03$）和狭窄发生率（8.5% 与 29.2 %，$p=0.02$）显著下降[74]。另一项随机试验比较了端侧吻合器吻合术和手缝方法，吻合口瘘和狭窄分别是主要和次要终点[66]。在被随机分组的 174 名患者中，两组的吻合口瘘发生率相似（114/87 与 16/87，$p=0.33$）；但吻合器吻合组的术后狭窄明显降低（17/82 与 7/81，$p=0.045$）[66]。

16.4.4.2 围手术期管理

作者所在的医疗中心进行了 2 项较大的围手术期管理随机试验。首先，一项随机试验评估了缩短食管切除术后鼻胃管引流的时间是否安全[76]。150 名患者接受了含胃管重建术的改良 McKeown 三切口或经裂孔食管切除术，他们被随机分到常规（6 ～ 10 天）

或缩短（2 天）鼻胃管引流组。主要复合终点是吻合口瘘和 / 或肺部并发症，两个组的这些结果类似（21.3% 与 18.7%）；更早去除引流组的患者不适评分明显降低[76]。该试验证明，在食管切除术和颈部吻合术后两天，取走鼻胃引流管是可行和安全的，无任何不良影响[76]。作者们进行了另一项随机试验，以评估术中、术后有限的输液对术后严重肺部并发症的影响[77]。这项研究最初计划招募 320 名患者，但在招募到 183 名患者后，在一个独立的数据监测委员会的建议下，提前终止。将符合条件的患者随机分配到传统（自由）输液或有限术中和术后输液组。在招募到 183 名患者后的预定临时分析中，术后主要并发症发生率相同，DSMC 觉得继续试验已无益处，因为证明两组之间存在重要差异的可能性很低[77]。作者所在医疗中心开展了另一项随机试验，评价围手术期红霉素（胃动素受体激动剂）在减少手术刚完成和中期胃排空延迟的发生中的作用。这项实验已经完成，并在等待数据分析[78]。

16.4.5　姑息治疗

一项随机试验评估了对于晚期不能手术的食管癌，食管支架植入术和放疗组合治疗是否优于单纯支架植入术[68]。这项研究随机对照了 84 名患者，其结论是，自膨式金属支架植入后行 30 Gy 放疗（10 次，2 周以上）的联合疗法与单独支架植入相比，更长时间地缓解了吞咽困难（7 个月与 3 个月，$p=0.002$），并延长了生存期（中位 180 天与 120 天，$p=0.009$）[68]。

16.4.6　正在开展的研究

有多项专注于食管癌筛查和治疗的各个方面的临床试验正在进行中。作者所在的医疗中心目前正与一家农村地区的医院配合，在印度西部的勒德纳吉里农村地区开展一项大型筛查试验，通过整群随机化设计，将 110 万人随机分配到单独健康教育组或健康教育与上消化道（口腔、下咽和食管）癌症筛查结合组。接受过培训的卫生工作者走访各个村庄，筛查高危个人（烟和酒使用者）。他们用的方法是用目测口腔检查与双对比吞钡法分别早期检测口腔和下咽 / 食管癌。预计将在 8 年左右出结果。作者所在的机构正在开展另一项大型随机试验，评估根治性淋巴结清扫术在可手术食管癌患者中的作用[79]。在术中将可手术食管癌患者随机（确认可手术和没有大块隆突上淋巴结转移后）分配到标准二野或根治性三野淋巴结清扫术组——目前已经招募到 700 名目标患者中的 430 名。

16.5　未来方向

在印度，至今已在没有组织框架的情况下，在具有管理食管癌的丰富经验的医疗中心开展食管癌的治疗。食管癌患者总体疗效的改善还面临一些棘手问题：提供的癌症治疗质量参差不齐，全国各地合格的训练有素的专家很缺乏，基础设施相对短缺。印度医疗服务的提供分为多个层次，初级保健中心只有基本的医疗设施，三级治疗中心拥有最先进的基础设施和高素质的医疗及辅助医疗人员，在高级政府和私人机构内尤其如此。未来的工作将包括食道癌管理的循证治疗指南的推广，培养足够的人力，治疗的集中化，多学科治疗小组及综合治疗方案的普及，协作网络的创建，以及标准化的数据采集。

我们医疗系统中的一个缺陷是，没有一个协调工作组来应对上述棘手问题。因此印度最近成立了食管胃疾病学会（ISES），以弥补这种差距。ISES 的紧迫任务包括制订和采用统一的食管疾病管理指南，更系统地采集数据，开展协作性的多中心研究。预计该学会将为外科医生和肿瘤科医生提供一个论坛，以讨论食管癌的治疗，并将帮助识别亚洲国家需要回答的独特的问题和疑问。作者们还认为，日本、中国、伊朗和印度等国家需要开展食管鳞癌的合作研究。这些国家的这种疾病远比腺癌更常见。可能需要回答的问题包括新辅助化疗或放化疗的困境、指导如何选择新辅助治疗的个性化的疗法、理想的外科手术方法、淋巴结清扫范围和生活质量问题。

参考文献

[1] Siegel R, Naishadham D, Jemal A .Cancer statistics[J].CA Cancer Clin,2012,62:10–29

[2] Ferlay J, Shin HR, Bray F,et al.GLOBOCAN2008,Cancer Incidence and Mortality Worldwide: IARC CancerBase No. 10.Lyon, France: International Agency for Research on Cancer; Year. http://globocan.iarc.fr.Accessed 14 Sept 2013

[3] Kamangar F, Dores GM, Anderson WF.Patterns of cancer incidence, mortality and prevalence across five continents: defining priorities to reduce cancer disparities in different geographic regions of the world[J]. Clin Oncol,2006,24:2137–2150

[4] Vaughan TL, Davis S, Kristal A,et al.Obesity, alcohol and tobacco as risk factors for cancer of the esophagus and gastric cardia: adenocarcinoma versus squamous cell carcinoma[J]. Cancer Epidemiol Biomarkers Prev,1995,4:85–92

[5] Devesa SS, Blot WJ, Fraumeni JF Jr.Changing patterns in the incidence of esophagealand gastric carcinoma in the United States[J]. Cancer,1998,83:2049–2053

[6] Vizcaino AP, Moreno V, Lambert R,et al.Time trends incidence of both major histologic types of esophageal carcinomas in selected countries, 1973–1995[J].Int Cancer,2002,99:860–868

[7] Bhome R, Desai D, Abraham P, et al.Esophageal adenocarcinoma versus squamous cell carcinoma: retrospective hospital-based analysis of a12 year temporal trend[J]. Indian Gastroenterol,2012,31:340–342

[8] Tony J, Kumar SK, Thomas V.Time trends and pathological profile of carcinoma loweroesophagus and gastro-oesophageal junction over the last 20 years-an experience from SouthIndia[J].Trop Gastroenterol,2007,28:113–116

[9] Cherian JV, Sivaraman R, Muthusamy AK,et al.Carcinoma of the esophagus inTamil Nadu(South India):16-year trends from a tertiary center[J]. Gastrointestin Liver Dis,2007,16:245–249

[10] Pandith AA, Siddiqi MA.Burden of cancers in the valley of Kashmir:5 year epidemiological study reveals a different scenario[J]. Tumour Biol,2012,33:1629–1637

[11] Phukan RK, Chetia CK, Ali MS,et al.Role of dietary habits in the development of esophageal cancer in Assam, the north-eastern region of India[J]. Nutr Cancer,2001,39:204–209

[12] Khan NA, Teli MA, Mohib-UlHaq M,et al.A survey of risk factors in carcinoma esophagus in the valley of Kashmir, Northern India[J]. Cancer Res Ther,2011,7:15–18

[13] Mir MM, Dar NA.Esophageal cancer in Kashmir(India): an enigma for researchers[J]. Int Health Sci(Qassim),2009,3:71–85

[14] Sehgal S, Kaul S, Gupta BB,et al.Risk factors and survival analysis of the esophageal cancer in the population of Jammu, India[J]. Indian Cancer,2012,49:245–250

[15] Dar NA, Shah IA, Bhat GA, et al.Socioeconomic status and esophageal squamous cell carcinoma risk in Kashmir, India[J]. Cancer Sci,2013,104:1231–1236

[16] Dar NA, Islami F, Bhat GA, et al.Poor oral hygiene and risk of esophageal squamous cell carcinoma in Kashmir[J].Br Cancer,2013,109:1367–1372

[17] Dar NA, Bhat GA, Shah IA, et al.Hookah smoking, nass chewing, and oesophageal squamous cell carcinoma in Kashmir, India[J].Br Cancer,2012,107:1618–1623

[18] Nayar D, Kapil U, Joshi YK, et al.Nutritional risk factors in esophageal cancer[J].Assoc Physicians India,2000, 48:781–787

[19] Nandakumar A, Anantha N, Pattabhiraman V, et al.Importance of anatomical subsite in correlating risk factors in cancer of the oesophagus–report of a case–control study[J].Br Cancer,1996,73:1306–1311

[20] Ganesh B, Talole SD, Dikshit R.Tobacco, alcohol and tea drinking as risk factors for esophageal cancer: a case–control study from Mumbai, India[J]. Cancer Epidemiol,2009,33:431–434

[21] Chitra S, Ashok L, Anand L, et al.Risk factors for esophageal cancer in Coimbatore, southern India: a hospital-based case–control study[J]. Indian Gastroenterol ,2004,23:19–21

[22] Gupta PC, Ray CS.Smokeless tobacco and health in India and South Asia[J]. Respir-

ology,2003,8:419–431

[23] Znaor A, Brennan P, Gajalakshmi V, et al.Independent and combined effects of tobacco smoking, chewing and alcohol drinking on the risk oforal, pharyngeal and esophageal cancers in Indian men[J].Int Cancer,2003,105:681–686

[24] Sankaranarayanan R, Duffy SW, Padmakumary G,et al.Risk factors for cancer of the oesophagus in Kerala, India[J]. Int Cancer,1991,49:485–489

[25] Srivastava M, Kapil U, Joshi YK, et al.Nutritional risk factors in carcinoma esophagus[J]. Nutr Res,1995,15:177–185

[26] Joshi SC, Saxena SR, Satyawali VN,et al.Oesophageal carcinoma–a study of risk factors(emphasis on nutrition) in a teaching hospital of Kumaon region of Uttarakhand[J].Assoc Physicians India,2009,57:631–635

[27] Rani M, Bonu S, Jha P,et al.Tobacco use in India: prevalence andpredictors of smoking and chewing in a national cross sectional household survey[J]. Tob Control,2003,12:e4

[28] Bennett LA, Campillo C, Chandrashekar CR,et al.Alcoholic beverage consumption in India, Mexico, and Nigeria: a cross-cultural comparison[J]. Alcohol Health Res World,1998,22:243–252

[29] Neufeld KJ, Peters DH, Rani M,et al.Regular use of alcohol and tobacco in India and its association with age, gender and poverty[J]. Drug Alcohol Depend,2005,77:283–291

[30] Sinha R, Anderson DE, McDonald SS,et al.Cancer risk and diet in India[J].Postgrad Med,2003,49:222–228

[31] Siddiqui MA, Tricker AR, Kumar R,et al.Dietary sources of Nnitrosamines in a high-risk area for oesophageal cancer–Kashmir, India[J]. IARC Sci Publ,1991,105:210–213

[32] Mir MM, Dar NA, Gochhait S,et al.p53 mutation profile of squamous cell carcinomas of the esophagus in Kashmir(India): a high-incidence area[J]. Int Cancer,2005,116:62–68

[33] Talukdar FR, Ghosh SK, Laskar RS,et al.Epigenetic, genetic and environmental interactions in esophageal squamous cell carcinoma from northeast India[J]. PLoS One,2013,8:e60996

[34] Gaur D, Arora S, Mathur M,et al.High prevalence of p53 gene alterations and protein overexpression in human esophageal cancer: correlation with dietary risk factors in India[J]. Clin Cancer Res,1997,3:2129–2136

[35] Murtaza I, Mushtaq D, Margoob MA, et al.A study on p53gene alterations in esophageal squamous cell carcinoma and their correlation to common dietary risk factors among population of the Kashmir valley[J]. World Gastroenterol,2006,12:4033–4037

[36] Liyanage S, Segelov E, Garland S,et al.The role of human papillomaviruses in esophageal squamous cell carcinoma[J]. Asia Pac Clin Oncol,2013,9:12–28

[37] Vaiphei K, Kochhar R, Bhardawaj S,et al.High prevalence of human papillomavirus in esophageal squamous cell carcinoma: a study in paired samples[J]. DisEsophagus,2013,26:282–287

[38] Gupta N, Barwad A, Rajwanshi A,et al.Prevalence of human papilloma virus in esophageal carcinomas: a polymerase chain reaction-based study[J]. Acta Cytol,2012,56:80–84

[39] Ali I, Wani WA, Saleem K.Cancer scenario in India with future perspectives[J]. Cancer Ther,2011,8:56–70

[40] Dinshaw KA, Rao DN, Hospital Cancer Registry Annual Report.Division of epidemiology & biostatistics, vol 2000[J].Tata Memorial Hospital, Mumbai, p 43

[41] Karmarkar P, Wilkinson A, Manohar T,et al.Diagnostic utility of endoscopic brush cytology in upper gastrointestinal lesions and its correlation with biopsy[J]. IOSR Dental Med Sci,2013,5:32–36

[42] Sharma P, Misra V, Singh PA,et al.A correlative study of histology and imprint cytology in the diagnosis of gastrointestinal tract malignancies[J].Ind Pathol Microbiol,1997,40:139–146

[43] Batra M, Handa U, Mohan H,et al.Comparison of cytohistologic techniques in diagnosis of gastroesophageal malignancy[J]. Acta Cytol,2008,52:77–82

[44] Lal N, Bhasin DK, Malik AK,et al.Optimal number of biopsy specimens in the diagnosis of carcinoma of the oesophagus[J]. Gut,1992,33:724–726

[45] Sharma OP, Chandermohan, Mashankar AS,et al.Role of computed tomography in preoperative evaluation of esophageal carcinoma[J]. Indian Cancer,1994,31:12–18

[46] Chowdhury V, Gulati P, Kakkar A,et al.Computed tomography evaluation of esophageal carcinoma[J]. Indian Cancer,1992,29:172–176

[47] Sharma OP, Subnani S.Role of computerized tomography imaging in staging oesophageal carcinoma[J]. Semin Surg Oncol,1989,5:355–358

[48] Kumar P, Damle NA, Bal C.Role of F18-FDG PET/CT in the staging and restaging of esophageal cancer: a comparison with CECT[J].Ind Surg Oncol,2011,2:343–350

[49] Mallarajapatna GJ, Kallur KG, Ramanna NK,et al.PET/CT guidedper cutaneous biopsy of isolated intramuscular metastases from postcricoid cancer[J]. Nucl Med Technol,2009,37:220–222

[50] Kim TJ, Kim HY, Lee KW,et al.Multimodality assessment of esophageal cancer: preoperative staging and monitoring of response to therapy[J]. Radiographics,2009,29:403–421

[51] Sobin LH, Gospodarowicz MK, Wittekind C,et al.TNM Classification of malignant tumors, 7th edn[M]. Hoboken, NJ: Wiley-Blackwell,2010

[52] Parshad R, Misra MC, Joshi YK,et al.Role of enteral hyperalimentation in patients of carcinoma oesophagus[J]. Indian Med Res,1993,98:165–169

[53] Lone GN, Sheikh AA, Sheikh ZA, et al.Role of preoperative chemotherapy in squamous cell carcinoma of esophagus in kashmir, a cancer belt- a pilot study[J]. Asian Pac Cancer Prev,2011,12:465–470

[54] Kataria K, Verma GR, Malhotra A,et al.Comparison of quality of life in patients undergoing transhiatal esophagectomy with or without chemotherapy[J]. Saudi Gastroenterol,2012,18:195–200

[55] Rao YG, Pal S, Pande GK,et al.Transhiatal esophagectomy for benign and malignant conditions[J]. Am Surg,2002,184:136–142

[56] Gupta NM.Oesophagectomy without thoracotomy: first 250 patients[J].Eur Surg,1996,162:455–461

[57] Rajan PS, Vaithiswaran V, Rajapandian S,et al.Minimally invasive oesophagectomy for carcinoma oesophagus–approaches and options in a high volume tertiary centre[J].Ind Med Assoc,2010,108:642–644

[58] Kawoosa NU, Dar AM, Sharma ML, et al.Transthoracicversus transhiatal esophagectomy for esophageal carcinoma: experience from a singletertiary care institution. [J] World Surg,2011,35:1296–1302

[59] Puntambekar SP, Agarwal GA, Joshi SN,et al.Thoracolaparoscopy in the lateral position for esophageal cancer: the experience of a single institution with 112 consecutive patients[J]. Surg Endosc,2010,24:2407–2414

[60] Lerut T, Coosemans W, DeLeyn P,et al.Is there a role for radical esophagectomy? [J].Eur Cardiothorac Surg,1999,16(Suppl 1):S44–S47

[61] Palanivelu C, Prakash A, Parthasarathi R,et al.Laparoscopic esophagogastrectomy without thoracic or cervical access for adenocarcinomaof the gastroesophageal junction: an Indian experience from a tertiary center[J].SurgEndosc,2007,21:16–20

[62] Palanivelu C, Prakash A, Senthilkumar R, et al.Minimally invasive esophagectomy: thoracoscopic mobilization of the esophagusand mediastinal lymphadenectomy in prone position–experience of 130 patients[J].Am CollSurg,2006, 203:7–16

[63] Kothari KC, Nair CK, George PS,et al.Comparison of esophagectomy with and without thoracotomy in a low-resource tertiary care center in adeveloping country[J].Dis Esophagus,2011,24:583–589

[64] Puntambekar SP, Rayate N, Joshi S,et al.Robotic transthoracic esophagectomy in

the prone position: experience with 32 patients with esophageal cancer[J].Thorac Cardiovasc-Surg,2011,142:1283–1284

[65] Khiria LS, Pal S, Peush S,et al.Impact on outcome of the routeof conduit transposition after transhiatal oesophagectomy: a randomized controlled trial[J].DigLiver Dis,2009,41:711–716

[66] Saluja SS, Ray S, Pal S,et al.Randomized trial comparing side-to-side stapled and hand sewn esophagogastric anastomosis in neck[J].Gastrointest Surg,2012,16:1287–1295

[67] Kumar S, Dimri K, Khurana R,et al.A randomised trial ofradiotherapy compared with cisplatin chemo-radiotherapy in patients with unresectable squamouscell cancer of the esophagus[J]. Radiother Oncol,2007,83:139–147

[68] Javed A, Pal S, Dash NR, et al.Palliativestenting with or without radiotherapy for inoperable esophageal carcinoma: a randomized trial[J].Gastrointest Cancer,2012,43:63–69

[69] Madhusudhan C, Saluja SS, Pal S, et al.Palliative stenting for relief of dysphagia in patients with inoperable esophageal cancer: impact on quality of life[J]. Dis Esophagus,2009,22:331–336

[70] Sharma V, Mahantshetty U, Dinshaw KA,et al.Palliation of advanced/recurrent esophageal carcinoma with high-dose-rate brachytherapy[J].Int RadiatOncol Biol Phys,2002,52:310–315

[71] Fok M, McShane J, Law SYK,et al.Prospective randomized study on radiotherapy and surgery in treatment of oesophageal carcinoma[J]. Asian Surg,1994,17:223–229

[72] Badwe RA, Sharma V, Bhansali MS,et al.The qualityof swallowing for patients with operable esophageal carcinoma: a randomized trial comparingsurgery with radiotherapy[J]. Cancer,1999,85:763–768

[73] Bhat MA, Dar MA, Lone GN,et al.Use of pedicled omentum in esophagogastric anastomosis for prevention of anastomotic leak[J]. Ann Thorac Surg ,2006,82:1857–1862

[74] Gupta NM, Gupta R, Rao MS,et al.Minimizing cervical esophageal anastomotic complications by a modified technique[J]. Am Surg,2001,181:534–539

[75] Chattopadhyay TK, Gupta S, Padhy AK,et al.Is pyloroplasty necessaryfollowing intrathoracic transposition of stomach?Results of a prospective clinical study[J].Aust N Z Surg,1991,61:366–369

[76] Mistry RC, Vijayabhaskar R, Karimundackal G,et al.Effect of shorttermvs prolonged nasogastric decompression on major post esophagectomy complications: aparallel-group, randomized trial[J]. Arch Surg,2012,147:747–751

[77] Pramesh CS, Patil V, Karimundackal G,et al.Impact of perioperative fluid restriction on

postoperative pulmonary complications following esophagectomy for cancer – a parallel-group randomized controlled trial. Presented at the 13th world congress of the international society for diseases of the esophagus, Venice, Oct 2012

[78] Pramesh CS, Mistry RC, Karimundackal G,et al.Three field radicalesophagectomy versus two field esophagectomy – a prospective randomized trial. Registeredat Clinicaltrials.gov; Identifier NCT00193817.Accessed at Clinicaltrials.gov on 15 Aug 2013

[79] Pramesh CS, Karimundackal G, Jiwnani S, Rangarajan V, Purandare N, Shah S et al.A randomized trial of the impact of intra and postoperative oral erythromycin on gastrictube motility in patients undergoing esophageal resection (unpublished data)

（龚太乾　译）